Loretta Graziano Breuning

Die CHEMIE des Glücks

Loretta Graziano Breuning

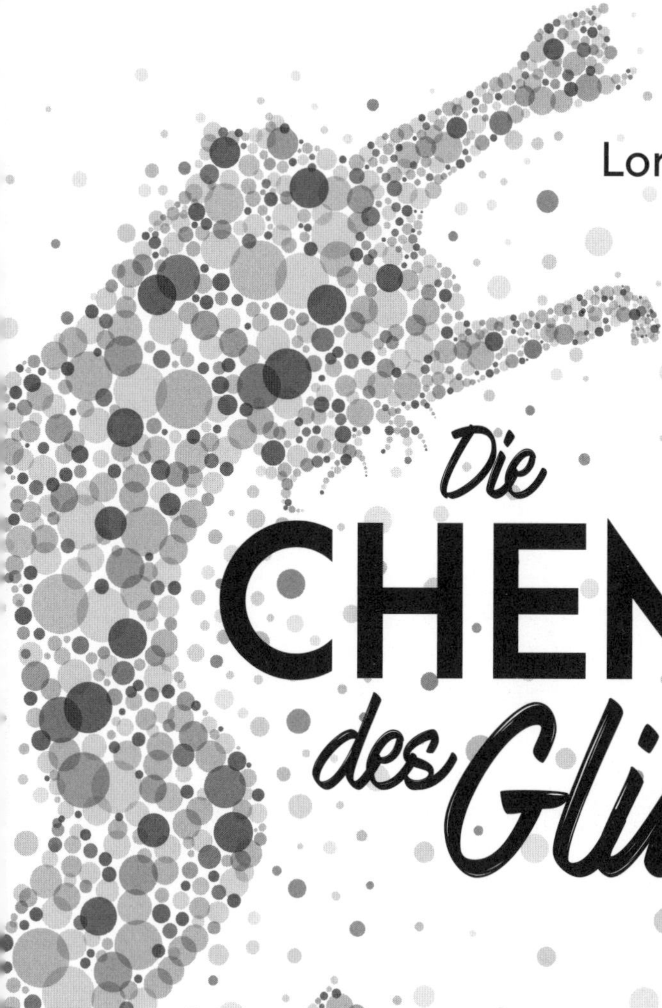

Die CHEMIE des Glücks

Wie wir unsere Hormone beeinflussen und das Gehirn dauerhaft auf Glücklichsein einstellen

mvgverlag

Bibliografische Information der Deutschen Nationalbibliothek:
Die Deutsche Nationalbibliothek verzeichnet diese Publikation in der Deutschen Nationalbibliografie; detaillierte bibliografische Daten sind im Internet über http://d-nb.de abrufbar.

Für Fragen und Anregungen:
info@mvg-verlag.de

Wichtiger Hinweis
Dieses Buch ist für Lernzwecke gedacht. Es stellt keinen Ersatz für eine individuelle medizinische Beratung dar und sollte auch nicht als solcher benutzt werden. Wenn Sie medizinischen Rat einholen wollen, konsultieren Sie bitte einen qualifizierten Arzt. Der Verlag und die Autorin haften für keine nachteiligen Auswirkungen, die in einem direkten oder indirekten Zusammenhang mit den Informationen stehen, die in diesem Buch enthalten sind.

Die Übersetzung dieses Buchs erfolgte mit freundlicher Unterstützung des Europäischen Übersetzer-Kollegiums und der Kunststiftung NRW.

1. Auflage 2019

Nymphenburger Straße 86
D-80636 München
Tel.: 089 651285-0
Fax: 089 652096

Übersetzung: Alfons Winkelmann
Redaktion: Petra Holzmann
Umschlaggestaltung: Laura Osswald
Umschlagabbildung: © shutterstock.com/pikolorante
Satz: Daniel Förster, Belgern
Druck: CPI books GmbH, Leck
Printed in Germany

ISBN Print 978-3-86882-961-7
ISBN E-Book (PDF) 978-3-96121-270-5
ISBN E-Book (EPUB, Mobi) 978-3-96121-271-2

Inhalt

Für David Attenborough, der die Wahrheit
über den Konflikt in der Natur erzählte,
und für meinen wunderbaren Ehemann Bill

Einführung

Wenn Sie sich gut fühlen, schüttet Ihr Gehirn Dopamin, Serotonin, Oxytocin oder Endorphin aus, die sogenannten »Glückshormone«. Naturgemäß wollen Sie sich mehr und öfter gut fühlen, weil Ihr Gehirn so angelegt ist, danach zu streben. Aber Sie bekommen dieses Wohlgefühl nicht immer, und das ist ebenfalls »natürlich«. Denn unser Gehirn schüttet ein Glückshormon erst dann aus, wenn es eine Möglichkeit sieht, einem zum Überleben notwendigen Bedürfnis nachzukommen, wie zum Beispiel dem nach Nahrung, Sicherheit oder sozialer Unterstützung. Aber auch dann erhalten Sie nur einen kleinen Schwall, bevor Ihr Gehirn in seinen Neutralzustand zurückkehrt, damit es auf die nächste »Überlebensgelegenheit« vorbereitet ist. Deswegen verspüren Sie Hochs und Tiefs. So funktioniert das Betriebssystem der Natur!

Viele Menschen haben Gewohnheiten, die sich ungünstig auf das Überleben auswirken. Aber wie ist das möglich, wenn doch unser Gehirn Verhaltensweisen belohnt, die gut für das Überleben sind? – Wenn ein Schwall Glückshormone abgeebbt ist, haben Sie das Gefühl, etwas stimme nicht. Sie suchen dann nach einer zuverlässigen Möglichkeit, sich gut zu fühlen, und zwar schnell. Alles, was zuvor diesbezüglich funktionierte, hat einen Pfad in Ihrem Gehirn angelegt. Wir alle haben Angewohnheiten, die uns glücklich machen: angefangen vom Naschen bis hin zum Trainieren, vielleicht auch Geld-Ausgeben oder Geld-Sparen, Partys-Feiern oder Für-sich-Bleiben, Streiten oder

Aussöhnen. Aber keine dieser Angewohnheiten kann uns auf Dauer glücklich machen, weil unser Gehirn so nicht funktioniert. Jeder Schwall Glückshormone wird rasch verstoffwechselt, und wir müssen mehr tun, um mehr zu erhalten. Am Ende können wir des Guten zu viel tun und aus einer glücksbringenden Gewohnheit eine machen, die letztlich ins Unglück führt.

Wäre es nicht großartig, wenn Sie Ihre Glückshormone auf neue Art und Weise einschalten könnten? Wäre es nicht schön, wenn Sie sich gut fühlen, weil Sie etwas tun, was tatsächlich gut für Sie ist? Das können Sie, wenn Sie Ihr Säugetiergehirn verstehen. Dann werden Sie wissen, was die Glückshormone in der Natur auslösen und wie Ihr Gehirn alte Gewohnheiten durch neue ersetzen kann. Sie können eine neue Gewohnheit entwickeln, die Sie glücklich macht, und sie mit Ihren Neuronen vernetzen. Dieses Buch hilft Ihnen, das binnen 45 Tagen zu tun.

Sie brauchen nicht viel Zeit oder Geld, um einen neuen neuronalen Pfad anzulegen. Sie brauchen Mut und Konzentration, weil Sie eine neue Gewohnheit 45 Tage lang wiederholen müssen, ob sie sich gut anfühlt oder nicht.

Warum sollte es sich nicht gut anfühlen, eine neue Gewohnheit anzunehmen? – Ihre alten Gewohnheiten sind wie gut geteerte Autobahnen in Ihrem Gehirn. Neue Gewohnheiten sind schwer zu aktivieren, weil sie lediglich schmale Pfade in Ihrem Dschungel aus Neuronen sind. Unbekannte Pfade erwecken ein Gefühl von Gefahr und sind anstrengend zu begehen, also sind Sie versucht, stattdessen auf Ihren vertrauten Autobahnen zu bleiben. Aber mit Mut und Hingabe werden Sie eine neue Autobahn bauen, und am Tag 46 wird sie sich so gut anfühlen, dass Sie eine weitere bauen werden.

An dieser Stelle eine Warnung: In diesem Buch geht es um *Ihr* Gehirn, nicht um das anderer Menschen. Wenn Sie die Gewohnheit haben, anderen die Schuld an Ihren neurochemischen Hochs und Tiefs zu geben, werden Sie hier keine Unterstützung finden. Aber Sie müssen sich auch keine Vorwürfe deswegen machen, Sie können Frieden mit

Ihrer Säugetier-Neurochemie schließen, statt sich über sie zu ärgern. Dieses Buch zeigt Ihnen den Weg dorthin.

In diesem Buch werden wir die chemischen Substanzen des Gehirns erforschen, die uns glücklich und unglücklich machen. Wir werden sehen, wie sie bei Tieren funktionieren und warum sie eine Aufgabe zu erledigen haben. Dann werden wir sehen, wie das Gehirn Gewohnheiten annimmt und warum schlechte Angewohnheiten so schwer zu ändern sind. Schließlich entwerfen wir einen 45-Tage-Plan, der erklärt, wie man eine neue Gewohnheit auswählt und wie man den Mut und die nötige Konzentration aufbringt, um sie auf jeden Fall zu wiederholen. In dieser Ausgabe des Buchs finden sich viele neue Übungen, die Sie bei jedem Schritt unterstützen. Das Ergebnis wird Ihnen gefallen: ein glücklicheres, gesünderes Ich!

1

Ihr inneres Säugetier

Unser Gehirn: Aufs Überleben konzentriert

Ihr Gehirn haben Sie von Menschen geerbt, die überlebt haben. Das mag Ihnen offensichtlich erscheinen, aber wenn Sie die gewaltigen Herausforderungen für das Überleben in der Vergangenheit genauer unter die Lupe nehmen, erscheint es wie ein Wunder, dass sämtliche *Ihrer* unmittelbaren Vorfahren ihre Gene am Leben erhalten haben. Die Folge: Sie haben ein Gehirn geerbt, das auf das Überleben konzentriert ist. Sie glauben vielleicht nicht, dass Sie auf das Überleben konzentriert sind, aber Sie können es erkennen, wenn Sie beispielsweise Sorge haben, zu spät zu einer Konferenz zu kommen oder das Falsche zu essen: Dann ist ihr Überlebens-Gehirn am Werk. Wenn Sie sich darum sorgen, dass Ihre Frisur nicht richtig sitzt, wenn Sie zu einer Party eingeladen sind, dann erkennt Ihr Überlebens-Gehirn darin das Risiko sozialer Ausgrenzung, was für Ihre Vorfahren eine sehr reale Bedrohung dargestellt hatte. Denn seit Sie unmittelbaren Bedrohungen wie Hunger, Kälte und Raubtieren nicht mehr ausgesetzt sind, sucht Ihr Gehirn nach anderen möglichen Bedrohungen. – Es ist nicht leicht, ein Überlebender zu sein!

Natürlich ist Ihnen klar, dass eine schlecht sitzende Frisur keine Bedrohung für das Überleben darstellt. Es ist nur so, dass Gehirne, die »besser« auf ihre gesellschaftliche Umgebung abgestimmt waren, sich in der Evolution durchgesetzt haben. Durch natürliche Selektion wurde ein Gehirn »aufgebaut«, das den Menschen mit einem guten Gefühl belohnt, wenn er eine gute Gelegenheit für das Überleben seiner Gene erkennt, und das ihn alarmiert durch ein schlechtes Gefühl, wenn er eine Gelegenheit verpasst. Er muss auch nicht bewusst die Absicht haben, seine Gene zu verbreiten, damit eine geringfügige gesellschaftliche Zurückweisung sein natürliches Alarmsystem auslöst.

Diese Reaktionen wurzeln im Verlangen unseres Gehirns zu überleben, aber sie sind nicht vorprogrammiert. Wir sind nicht dazu geboren, spezielle Nahrungsmittel zu suchen oder bestimmte Raubtiere zu meiden, wie es bei Tieren oft der Fall ist. Wir sind dazu geboren, uns selbst anhand unserer Lebenserfahrung zu vernetzen. Wir fangen mit der Anlage dieser Vernetzung im Augenblick unserer Geburt an. Alles, was ein gutes Gefühl in uns hervorgerufen hat, legte zu unseren Glückshormonen Pfade an, die uns sagen: »Das ist gut für mich.« Alles, was sich schlecht angefühlt hat, legte Pfade an, die sagen: »Das ist schlecht für mich.« Bis zu unserem siebten Lebensjahr sind unsere Kern-Schaltkreise aufgebaut. Sieben Jahre mag jung erscheinen, da ein siebenjähriges Kind nur wenig Einsicht in seine langfristigen Überlebensbedürfnisse hat. Aber sieben Jahre sind für ein Wesen, das in der Natur praktisch hilflos ist, eine lange Zeit. Am Ende dieser Zeit verfügen wir über neurochemische Kern-Schaltkreise, die allerdings nicht immer mit unseren Überlebensbedürfnissen in Einklang stehen. Kurz gesagt: Unser Gehirn hat ein paar Marotten:

1. Es sorgt sich um das Überleben unserer Gene ebenso dringlich wie um unseren Körper.
2. Es vernetzt sich selbst anhand früher Erfahrungen, obwohl sich dadurch nur eine unvollkommene Anleitung für das Überleben als Erwachsener ergibt.

Deswegen erscheinen uns unsere neurochemischen Hochs und Tiefs manchmal so wenig sinnvoll.

Wie machen uns chemische Substanzen glücklich?

Das Gefühl, das wir »Glück« nennen, beruht auf vier bestimmten chemischen Substanzen des Gehirns: *Dopamin, Endorphin, Oxytocin* und *Serotonin*. Diese »Glückshormone« werden ausgeschüttet, wenn unser Gehirn etwas sieht, was gut für unser Überleben ist. Anschließend versiegt die Quelle wieder, und sie stehen bereit, erneut ausgeschüttet zu werden, wenn uns etwas Gutes widerfährt.

Jedes Glückshormon löst ein anderes gutes Gefühl aus:

- **Dopamin** ruft die Freude hervor, Dinge zu entdecken, die unseren Bedürfnissen entsprechen – das Gefühl von: »Heureka! Ich hab's!«
- **Endorphin** erzeugt Vergessen, das Schmerz überdeckt – oftmals Euphorie genannt.
- **Oxytocin** erregt das Gefühl, sich unter anderen Menschen geborgen zu fühlen – heutzutage »Bonding« genannt.
- **Serotonin** verleiht das Gefühl, bei anderen Menschen angesehen zu sein – vergleichbar mit Stolz.

»Ich definiere Glück nicht mit diesen Worten«, sagen Sie vielleicht. Das liegt daran, dass neurochemische Substanzen – oder Neurotransmitter – ohne Worte funktionieren. Aber Sie erkennen leicht, wie stark diese Motivationen bei anderen sind. Und die Forschung an Tieren illustriert diese Impulse. Ihnen selbst kann Ihre verbale innere Stimme zunächst vielleicht wie Ihr gesamter Denkprozess vorkommen, jedoch nur so lange, bis Sie die Chemie Ihres inneren Säugetiers kennengelernt haben.

Vier Glückshormone

Dopamin: Die Freude zu entdecken, was Sie suchen
Endorphin: Das Vergessen, das Schmerz überdeckt
Oxytocin: Das Wohlgefühl durch gesellschaftliche Bindungen
Serotonin: Die Sicherheit durch gesellschaftliche Bedeutung

Wie funktionieren Glückshormone?

Glückshormone werden von winzigen Gehirnstrukturen kontrolliert, die allen Säugetieren gemeinsam sind: dem Hippocampus, der Amygdala, der Hypophyse, dem Hypothalamus und den anderen Teilen, die man allgemein unter dem limbischen System zusammenfasst. Das limbische System des Menschen ist von einem riesigen Kortex, der Hirnrinde, umgeben. Das limbische System und der Kortex arbeiten stets Hand in Hand, um die DNS am Leben zu erhalten. Beide haben spezielle Aufgaben:

- Ihr Kortex sucht nach Mustern in der Gegenwart, die mit Mustern übereinstimmen, die Sie in der Vergangenheit miteinander verbunden haben.
- Ihr limbisches System schüttet Neurotransmitter aus, die Ihrem Körper mitteilen, dass »dieses gut für Sie ist, also gehen Sie hin«, und »dieses nicht gut für Sie ist, also bleiben Sie weg«. Ihr Körper verhält sich nicht immer gemäß dieser Botschaften, weil Ihr Kortex sich darüber hinwegsetzen kann. Wenn der Kortex sich über eine Botschaft hinwegsetzt, erzeugt er eine Alternative, und Ihr limbisches System reagiert darauf. Also kann Ihr Kortex Ihr limbisches System kurzfristig blockieren, aber Ihr Säugetiergehirn ist der Kern dessen, was Sie sind. Ihr Kortex lenkt die Aufmerksamkeit und sichtet Informationen, aber Ihr limbisches Gehirn zündet die Handlung.

Jedes Hormon hat eine Aufgabe

Ihr inneres Säugetier belohnt Sie mit guten Gefühlen, wenn Sie etwas Gutes für Ihr Überleben tun. Es schüttet Glückshormone aus. Und jedes dieser Glückshormone motiviert einen anderen Typus des Überlebensverhaltens:

- **Dopamin** motiviert Sie, das zu bekommen, was Sie benötigen, selbst wenn es einige Anstrengung erfordert.

- **Endorphin** motiviert Sie, den Schmerz zu ignorieren, damit Sie die Flucht ergreifen können, wenn Sie verletzt sind.
- **Oxytocin** motiviert Sie, anderen zu vertrauen, Sicherheit in der Gemeinschaft zu suchen.
- **Serotonin** motiviert Sie, Anerkennung zu suchen, was Ihre Gelegenheiten zur Fortpflanzung begünstigt und Ihre Nachkommen schützt.

Ihr verbales Gehirn kann sich andere Motive ausdenken, aber Ihr inneres Säugetier entscheidet, was sich gut anfühlt.

Motive zum glücklichen Überleben

Dopamin: Belohnungen suchen
Endorphin: körperlichen Schmerz ignorieren
Oxytocin: soziale Bindungen aufbauen
Serotonin: von anderen Anerkennung erhalten

Das Säugetiergehirn motiviert einen Körper, auf Situationen zuzugehen, die das Ausschütten von Glückshormonen auslösen, und Situationen zu meiden, die Stresshormone – gewissermaßen »Unglückshormone« – auslösen.

Sie können sich selbst daran hindern, auf einen neurochemischen Impuls hin zu handeln, aber dann erzeugt Ihr Gehirn einen weiteren Impuls und sucht die nächstbeste Art und Weise, um Ihrem Überlebensbedürfnis zu entsprechen. Sie sind kein Sklave Ihrer tierischen Impulse, aber Sie handeln auch nicht ausschließlich »selbstständig«, selbst wenn Sie es glauben. Sie sind immer auf der Suche nach einer Möglichkeit, sich gut zu fühlen, aber Sie entscheiden, ob Sie danach handeln, und suchen dann die nächstbeste Möglichkeit, sich gut zu fühlen.

Gute Gefühle helfen Tieren, ihre Bedürfnisse zu befriedigen

Tiere akzeptieren ihre neurochemischen Impulse, ohne eine verbale Rationalisierung zu erwarten. Deswegen können Tiere uns dabei helfen, unsere eigenen Neurotransmitter zu verstehen. Unser Ziel hier soll allerdings nicht sein, Tiere oder primitive Impulse zu glorifizieren, sondern zu wissen, was unsere Glückshormone auslöst.

So ist zum Beispiel eine hungrige Löwin glücklich, wenn sie ein Beutetier sieht, das in Reichweite ist. Das ist kein philosophisches Glücksgefühl, sondern ein körperlicher Zustand der Erregung, der Energie für die Jagd freisetzt. Löwen missglückt oft die Jagd, also wählen sie ihre Opfer sehr sorgfältig, damit ihnen nicht die Energie ausgeht und sie nicht verhungern. Wenn eine Löwin eine Gazelle sieht, von der sie weiß, dass sie sie erreichen kann, ist sie aufgeregt. Ihr Dopaminspiegel steigt an, was ihren »Motor« hochjagt, sodass sie losspringen kann.

Ein durstiger Elefant ist glücklich, wenn er Wasser findet. Das gute Gefühl, seinen Durst stillen zu können, löst Dopamin aus, das zwischen seinen Neuronen dauerhafte Verbindungen herstellt, was ihm in der Zukunft bei der Suche nach Wasser hilft. Er muss nicht »versuchen« zu lernen, wo Wasser ist. Dopamin legt einfach einen neuronalen Pfad an. Wenn er beim nächsten Mal Anzeichen für ein Wasserloch sieht, schießt ein elektrisches Signal den Pfad zu seinen Glückshormonen ab. Das gute Gefühl sagt ihm: »Hier ist, was du brauchst.« Wenn er erschöpft und dehydriert ist, löst ein Anzeichen für eine sofortige Belohnung das gute Gefühl aus, das ihn antreibt, sich trotzdem zum Wasser zu begeben. Ohne Bemühung oder Absicht fördern Glückshormone also das Überleben.

Aber Glückshormone fließen nicht dauerhaft. Die Löwin erhält nur dann weitere Glückshormone, wenn sie weitere Beutetiere findet, und der Elefant schüttet sie nur aus, wenn er eine Möglichkeit sieht, sein Bedürfnis zu befriedigen. In freier Natur gibt es keine Glückshormone umsonst. Gute Gefühle haben sich entwickelt, weil sie uns dazu bringen, Dinge zu tun, die das Überleben begünstigen.

Vergleich zwischen limbischem System und Kortex bei verschiedenen Tieren

Tiere treffen Entscheidungen hinsichtlich des Überlebens mit einem sehr kleinen Kortex. Ihr limbisches System reicht für die Entscheidung aus, was für sie gut ist. Es motiviert sie hinzugehen, wenn ein gutes Gefühl ausgelöst wurde, und zurückzuweichen, wenn ein schlechtes Gefühl ausgelöst wurde. Dieses einfache System hat unsere tierischen Vorfahren für Millionen von Jahren am Leben erhalten und funktioniert nach wie vor in uns Menschen.

Die folgende Abbildung zeigt, dass die grundlegende Anlage unseres Gehirns dieselbe geblieben ist, während die Größe der Gehirnteile sich gewaltig verändert hat. Die Natur tendiert dazu, auf bereits Vorhandenem aufzubauen, statt mit einem leeren Blatt neu anzufangen. Säugetiere bauten auf dem Reptiliengehirn auf und menschliche Gehirne auf dem Säugetiergehirn. Wir Menschen haben einen großen Vorrat an zusätzlichen Neuronen, die sich bei einer neuen Erfahrung neu vernetzen können. Reptilien haben einen winzigen Vorrat an Neuronen, also können sie sich selten an neue Erfahrungen anpassen. Aber das Reptiliengehirn ist sehr geschickt darin, die Welt auf Bedrohungen und günstige Gelegenheiten hin zu durchsuchen. Wenn Sie je das Gefühl von Unschlüssigkeit erfahren haben oder jenes, dass Ihre Überlegungen in zwei verschiedene Richtungen gewandert sind, macht es die folgende Tabelle leicht, den Grund dafür zu erkennen.

Vergleich der Gehirnteile	
Kortex 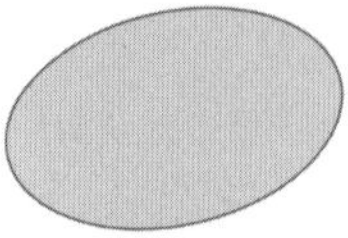	Zusätzliche Neuronen, die Lebenserfahrung speichern, indem sie wachsen und sich untereinander verbinden
Limbisches System 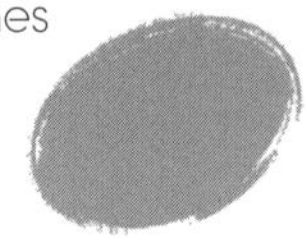	Strukturen, die Neurotransmitter steuern, wie die Amygdala, der Hippocampus, der Hypothalamus
Reptiliengehirn 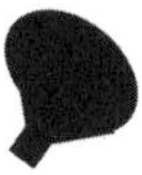	Das Cerebellum und der Gehirnstamm (medulla oblongata und pons), die routinemäßige Körperfunktionen steuern
Menschliches Gehirn	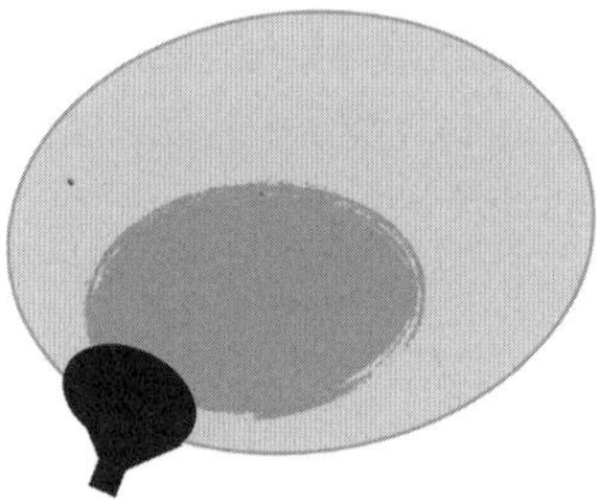
Schimpansengehirn	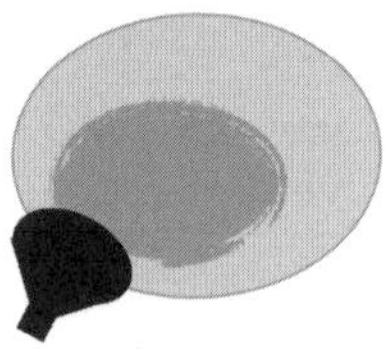
Gazellengehirn	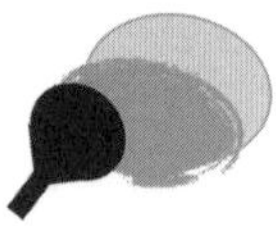
Mausgehirn	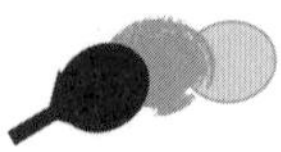
Eidechsengehirn	

Wie das menschliche limbische System und der Kortex zusammenarbeiten

Ihr großer Kortex unterscheidet Sie von anderen Tieren. Sie können jederzeit neue neuronale Pfade anlegen und auf diese Weise ständig Ihre Bemühungen, Ihre Bedürfnisse zu befriedigen, genau abstimmen. Aber Sie als Mensch leben nicht vom Kortex allein. Sie benötigen Ihr limbisches System, um zu wissen, was gut für Sie ist. Ihr Kortex sieht die Welt als ein Chaos aus rohen Details, bis Ihr limbisches System das Gefühl hervorruft, dass etwas gut oder schlecht für Sie ist. Sie könnten vielleicht die Vorstellung gewonnen haben, dass Ihr limbisches Gehirn der böse Junge und Ihr Kortex der gute Junge sei, aber es hilft Ihnen mehr, wenn Sie wissen, dass beide einander brauchen. Ihr limbisches System benötigt Ihren Kortex, um Ihr Lust- oder Schmerzgefühl sinnvoll einzuordnen. Und Ihr Kortex kann keine Glückshormone produzieren. Wenn Sie ein Glücksgefühl erfahren wollen, müssen Sie es sich aus Ihrem limbischen System holen.

Das limbische System kann keine Sprache hervorbringen. Wenn Sie mit sich selbst sprechen, geschieht das einzig und allein in Ihrem Kortex. Deswegen sagt Ihnen das limbische System niemals mit Worten, warum es Glückshormone oder Stresshormone produziert. Beispielsweise denken Sie vielleicht: »Ich fühle nicht so«, nur weil Sie sich nicht verbal entscheiden hören: »Ich werde mich über sie ärgern«, oder: »Ich fürchte mich, das zu tun« – aber Sie *fühlen* das tatsächlich so.

Wie unsere Erfahrungen neuronale Pfade erzeugen

Unsere Gefühle sind einzigartig. Sie schalten unsere Glückshormone über neuronale Pfade ein, die aufgrund unserer individuellen Erfahrungen entstanden sind. Deswegen reagieren wir so unterschiedlich auf dieselbe Situation, obwohl wir alle mit derselben grundlegenden Überlebensausrüstung ausgestattet sind.

Individuelle Pfade anlegen

Glückliche Momente in Ihrer Vergangenheit haben vorhandene Neuronen miteinander verbunden, die bereitstehen, beim nächsten Mal, wenn Sie sich in einer ähnlichen Situation befinden, das Ausschütten weiterer Glückshormone zu zünden. Unglückliche Momente in Ihrer Vergangenheit haben Neuronen miteinander verbunden, die Ihnen sagen, was Sie in Zukunft meiden sollten.

Jedes Mal, wenn Sie eine Erfahrung machen, erfassen Ihre Sinne die Welt und lösen ein elektrisches Signal in Ihrem Gehirn aus. Dieser Strom fließt in Ihrem Gehirn wie Wasser in einem Sturm – er sucht die Wege des geringsten Widerstands. Die Pfade, die Sie bereits angelegt haben, stellen für den Strom einen Weg dar, über den er fließen kann, und das formt Ihre Reaktion auf die Erfahrung.

Neurotransmitter teeren Pfade auf dieselbe Weise, wie Asphalt eine unbefestigte Straße teert. Wiederholung teert Ihre Pfade ebenfalls. Einige Ihrer neuronalen Pfade entwickeln sich zu Superautobahnen, weil Sie sie wiederholt neurochemisch aktiviert haben. So legt beispielsweise ein Kind, das viel Anerkennung bekommt, weil es die Computer seiner Eltern repariert hat, einen Pfad an, mit der Funktion, weitere gute Gefühle darauf zu transportieren, wenn es weiteren Menschen mit ihren Computern hilft. Also wiederholt es das Verhalten, und der Pfad wird gefestigt.

Am Ende verfügen wir über Milliarden solcher Pfade, die unseren Strom leiten können; diese Pfade erlauben uns, die Bedeutung aus der Flut von Eindrücken herzustellen, die unsere Sinne erreichen.

Das neuronale Leitsystem

Die Pfade, die Sie bislang in Ihrem Leben angelegt haben, kombinieren sich zu Ihrem neuronalen Leitsystem. Vielleicht ist dieses System keines, das Sie aktuell entwerfen würden, wenn Sie von Grund auf neu anfangen könnten, aber es steuert Ihre Reaktionen auf die Situationen, denen Sie sich täglich gegenübersehen. Ihr inneres Säugetier hat keinen Grund, die eigenen Reaktionen anzuzweifeln, weil sie auf Ihrer tatsächlichen Lebenserfahrung basieren. Sie bemerken Ihr neuronales Leitsystem nicht, weil Sie es ohne bewusste Absicht aufgebaut haben. Deswegen fällt es so schwer, neue Pfade anzulegen: Sie wissen nicht, wie Sie die alten angelegt haben.

Auf vertrauten neuronalen Pfaden lässt sich angenehm reisen – aber das ist nicht immer gut so

Ihre neuronalen Pfade machen es Ihnen leicht, einige Dinge zu mögen und andere nicht zu mögen. Vielleicht ertappen Sie sich dabei, dass Sie Dinge mögen, die nicht besonders gut für Sie sind, und Dinge fürchten, die eigentlich gut für Sie sind. Aber warum sollte ein Gehirn, das zum Überleben gedacht ist, so schrullige Schaltkreise bilden? – Weil wir so angelegt sind, dass wir Erfahrungen aufbewahren, nicht zerstören. Die meiste Zeit bergen Erfahrungen wichtige Lektionen. Sie unterstützen uns dabei, uns allem zuzuwenden, was uns in der Vergangenheit geholfen hat, und alles zu meiden, was uns Schmerzen zugefügt hat. Aber die Pfade der Vergangenheit können auch in die Irre führen. Sie können uns dazu verleiten, dass wir Schmerzen meiden, die es gar nicht mehr gibt, oder dazu, dass wir zu viel von einer guten Sache suchen. So haben wir vielleicht beispielsweise Mathematik gescheut, weil uns ein Kind vor langer Zeit im Mathematikunterricht ausgelacht hat, oder wir essen zu viel Pizza, weil unsere Eltern uns vor langer Zeit beim Pizzaessen Zuneigung gezeigt haben.

Ihr menschlicher Kortex kann allerdings Ihre alten Schaltkreise mit neuem Input regulieren: Sie können Mathematik angehen oder einer Pizza widerstehen. Aber Ihre alten Schaltkreise sind sehr effizient. Sie neigen dazu, sich auf sie zu verlassen, weil die Welt Sie mit Informationen überwältigt und Ihre Superautobahnen dafür sorgen, dass diese Informationen so gut fließen können.

Aber diese Superautobahnen bringen Sie nicht immer an Ihr gewünschtes Ziel. Manchmal landen Sie bei Stresshormonen, wo Sie doch bloß gehofft hatten, sich gut zu fühlen. Sie können mehr Glückshormone genießen, wenn Sie neue Pfade durch Ihren Dschungel von

Neuronen brennen. Das mag schwerer als erwartet sein, aber es fällt leichter, wenn Sie Ihre Ausrüstung kennen.

Wie können Sie neue Pfade anlegen?

In Ihrer Jugend konnten Sie leicht neue Schaltkreise bilden. Als Erwachsener ist der Aufbau neuer Schaltkreise eine schwierigere Angelegenheit, vergleichbar etwa damit, sich in einem dichten Regenwald einen Pfad zu schlagen. Jeder Schritt erfordert gewaltige Anstrengung, und der neue Pfad, den Sie mit so viel Mühe geschlagen haben, verschwindet wieder im Unterholz, wenn Sie ihn nicht recht bald wieder benutzen. Das Ganze mag sich vielleicht wie eine Zeitverschwendung anfühlen, da Sie doch bereits ein Netzwerk aus Superautobahnen haben, die Sie stattdessen nutzen könnten.

Ihren Neuronen fällt es schwer, elektrische Signale auf einen Pfad zu feuern, den Sie nie zuvor aktiviert hatten. Mit jedem Mal, wenn ein Pfad aktiviert wird, wird das mit dem Feuern allerdings leichter. Wiederholungen entwickeln langsam einen neuronalen Pfad, ebenso wie sich ein Trampelpfad nach Jahren der Benutzung verfestigt. Wiederholungen werden die von Ihnen gewünschten Schaltkreise bilden. Niemand von außen kann sie für Sie aufbauen, und Sie können sie nicht für jemand anderen bauen. Dieses Buch hilft Ihnen dabei, neue Erfahrungen auszuwählen, die Glückshormone stimulieren, und sie zu wiederholen, bis die elektrischen Ströme nur so fließen. Sie fühlen sich dann gut auf eine Weise, die gut für Sie ist.

Der Teufelskreis der Glückssuche

Auch wenn Sie dem Unglücksgefühl auf immer entkommen möchten: Sie sollten wissen, dass Stresshormone für Ihr Überleben ebenso nötig sind wie Glückshormone. Ihr Gehirn benötigt Stresshormone, um auf Bedrohungen und Hindernisse aufmerksam zu machen, ebenso wie es für gute Gelegenheiten Glückshormone benötigt. Sie als Mensch sind so angelegt, dass Sie dadurch überleben, dass Sie Glückshormone suchen und Stresshormone meiden. Sie sind nicht für Abkürzungen angelegt, mit denen Sie Suche und Vermeiden ausschließen können. Lassen Sie uns sehen, wie diese Abkürzungen in einen Teufelskreis führen können.

Die Suche Ihres Gehirns nach dem guten Gefühl

Die Suche nach dem guten Gefühl ist der natürliche Motor des Überlebens. Tiere begeben sich auf die Suche nach Futter, um das schlechte Gefühl des Hungers loszuwerden. Sie suchen Wärme, um das schlechte Gefühl der Kälte loszuwerden. Glückshormone fließen schon, bevor ein Säugetier auch nur frisst oder sich aufwärmt, weil das Säugetiergehirn sie ausschüttet, sobald es eine Möglichkeit entdeckt, sein Bedürfnis zu befriedigen. Das menschliche Gehirn tut dasselbe, wird jedoch zusätzlich von einem Kortex angeschoben, der lange Assoziationsketten aufbaut. Wir meiden Hunger, indem wir Getreide anbauen, und wir meiden Kälte, indem wir Brennstoffvorräte anlegen. Wir nehmen schlechte Gefühle vorweg, um sie zu verhindern. Aber wie sehr Sie Ihren Bedürfnissen auch nachkommen, Stresshormone sind weiterhin vorhanden, weil Ihr Überleben bedroht ist, solange Sie leben.

Begibt sich ein Säugetier auf Futtersuche, geht es das Risiko ein, von einem Raubtier gefressen zu werden. Es riskiert soziale Konflikte, wenn es einen Partner sucht, und es riskiert genetische Auslöschung, wenn es diesen Konflikt völlig meidet. Das Säugetiergehirn hört nie auf, nach möglichen Bedrohungen zu suchen. Wenn Sie sicher vor körperlichen Bedrohungen sind, sucht Ihr Gehirn nach sozialen Bedrohungen. Säugetiere überleben, weil das durch Cortisol erregte schlechte Gefühl sie rechtzeitig auf mögliche Bedrohungen aufmerksam macht.

Cortisol vermittelt Schmerz und die Erwartung von Schmerz. Es motiviert Sie, alles Mögliche zu tun, damit das schlechte Gefühl aufhört. Wenn eine grasende Gazelle einen Löwen riecht, motiviert Cortisol das Tier loszulaufen, obwohl es lieber weitergrasen möchte. Gazellen überleben, weil der Geruch nach Löwe sich schlechter anfühlt als das Gefühl des Hungers. Unsere Vorfahren haben überlebt, weil Cortisol ihre Aufmerksamkeit auf eine Bedrohung nach der anderen gelenkt hat.

Ihre Reaktion auf Cortisolalarm

Auf einen Schwall Cortisol reagieren Sie mit der Überlegung, in welchem Zusammenhang das geschieht. Es könnte niedriger Blutzucker sein oder der Geruch von Gefahr oder sozialer Isolation. Die Lebenserfahrungen bauen eine Unzahl von Schaltkreisen auf, die aufleuchten, wenn sich Ihr Cortisol einschaltet. Manchmal ist die Lösung offensichtlich, wenn Sie zum Beispiel die Hand von einer heißen Herdplatte zurückziehen. Aber oft wissen Sie nicht genau, was den Alarm ausgelöst hat. Sie wissen nicht, wie Sie ihn abstellen können, dennoch fühlt es sich so an, als würde etwas Schreckliches geschehen, wenn Sie nicht sofort »etwas unternehmen«. Ein Beispiel: Während Sie in Ihrem Büro am Schreibtisch sitzen, löst der Gedanke an Ihren Chef ein schlechtes Gefühl aus. Sie möchten das Gefühl loswerden, weil Cortisol Sie so lange stört, bis Sie etwas unternehmen, um es zum Verschwinden zu bringen. Aber Sie wissen nicht genau, was der Auslöser war oder wie Sie Abhilfe schaffen können. Sie wissen aus Ihrer Lebenserfahrung, dass Donuts Ihre Laune heben. Donuts lösen Glückshormone aus, weil Fett und Zucker in der Natur selten sind. Das gute Gefühl lenkt Sie vom schlechten Gefühl ab, sodass es scheint, als wäre die Bedrohung für den Moment vorüber, in dem Sie den Donut essen. Vom Verstand her wissen Sie, dass der Donut Ihre Probleme nicht löst, aber Glückshormone sind Moleküle, die einen neuronalen Pfad anlegen. Wenn Sie das nächste Mal ein ungutes Gefühl wegen Ihres Chefs haben, fließt Strom bei der Überlegung, einen Donut zu verzehren. Wenn Sie einen essen, bauen Sie die Verbindung auf. Sie wissen nach wie vor, dass der Donut Ihr Problem nicht löst und es tatsächlich sogar verschlimmern könnte. Aber wenn Sie dem Strom folgen, verleiht Ihnen das für diesen Moment ein Gefühl von Sicherheit. Wenn das »Tu etwas!«-Gefühl zuschlägt, baut Ihr Gehirn die Vorstellung auf, dass der Verzehr eines Donuts etwas ist, was Sie tun können.

Chemische Hochs und Tiefs

Es wäre schön, könnte man den Cortisolfluss durch eine dauerhafte Lösung eines jeden Problems versiegen lassen. Aber das geht nicht, weil Enttäuschung ebenfalls Cortisol auslöst. Wenn eine Löwin die Gazelle aus dem Blick verliert, die sie beschlichen hat, schaltet sich ihr Cortisol ein. Wenn ein Affe die Nuss nicht knacken kann, an der er arbeitet, schaltet sich sein Cortisol ein. Das Cortisol hilft, auf dem Pfad zur Befriedigung der Bedürfnisse Kurskorrekturen vorzunehmen. Cortisol alarmiert, wenn Plan A nicht funktioniert.

Leider überdauern die Glückshormone nicht lange, auch wenn Plan A funktioniert. Um mehr davon zu bekommen, müssen wir mehr tun. So drängt ein Gehirn unentwegt einen Körper, das zu tun, was er tun muss, um seine DNS am Leben zu erhalten. Glückshormone werden wieder absorbiert, und die Aufmerksamkeit für überlebensbedrohliche Situationen wird wieder geweckt.

Ein Gefühl von »Tu etwas!« beherrscht Ihre Aufmerksamkeit, wenn Sie nicht von Glückshormonen abgelenkt sind. Während Sie nach Methoden suchen, sie wieder hochzuholen – und zwar rasch –, könnten leichte Aktivatoren für Glückshormone Sie in Versuchung bringen.

»Alles, was ich mag, ist illegal, unmoralisch oder macht dick.« Diese alte Redensart birgt einen Kern von Wahrheit in sich, weil alles, was rasch und einfach Glückshormone auslöst, Nebenwirkungen hat. Gute Gefühle wurden wegen ihrer Nebenwirkungen von der Natur selektiert. Das Bedürfnis nach Nahrung wurde diesbezüglich gefördert: Ein Körper wird durch Glückshormone motiviert, alles Nötige zu tun, um Nahrung zu suchen – er fühlt sich dann gut. Auch Sex wurde gefördert: Ein Körper wird durch die Hormone motiviert, alles Nötige zu tun, um einen Partner zu suchen – auch er fühlt sich dann gut. Die Nebenwirkungen von Nahrung und Sex waren in einer Welt der Knappheit wünschenswert. Wir haben uns nicht so entwickelt, um in jedem Moment ein sofortiges Hochgefühl beim Essen und beim Sex zu erfahren. Die Suche nach einem beständigen Hochgefühl kann allerdings in einen Teufelskreis führen.

Übliche Teufelskreise

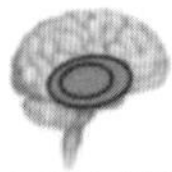
Ein Glücksgefühl stellt sich ein, wenn diese Hormone ausgelöst werden.

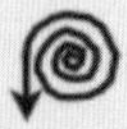
Ihre Auslöser hängen von den neuronalen Schaltkreisen ab, die Sie in der Vergangenheit aufgebaut haben.

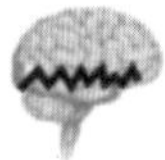
Immer werden auch Stresshormone ausgelöst.

Glückshormone lenken Sie von den Stresshormonen ab.

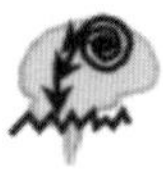
Das gute Gefühl bringt Sie in Versuchung, einen Schaltkreis immer und immer wieder zu aktivieren.

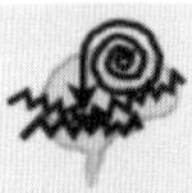
Nebenwirkungen ergeben sich und lösen weitere Stresshormone aus.

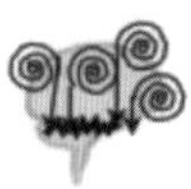
Weitere »Glücksschaltkreise« sind die Antwort. Hier wird gezeigt, wie sie aufgebaut werden.

Teufelskreise gibt es überall.

- Sie beziehen vielleicht äußere Dinge wie Alkohol, Nahrungsmittel, Geld, Sex und Drogen mit ein.
- Oder es handelt sich bloß um innere Gedankengänge wie wütend werden, Anerkennung suchen, fliehen, Nervenkitzel suchen, retten wollen.

Jede dieser Verhaltensweisen kann dafür sorgen, dass Sie sich in einem Augenblick, in dem Sie sich eigentlich schlecht fühlen, doch gut fühlen. Dadurch bekommen Sie das angenehme Gefühl, die Bedrohung überwunden zu haben, also wiederholen Sie das Verhalten. Über die Zeit hinweg entwickelt sich eine neuronale Superautobahn, und diese Verhaltensweise hellt scheinbar mühelos die Stimmung auf. Aber die Nebenwirkungen sammeln sich an und lösen Stresshormone aus. Dann sind Sie noch mehr dazu motiviert, Glückshormone so auszulösen, wie sie, Ihrer Erwartung nach, funktionieren sollten. Aber das ist wie Fahren mit einem Fuß auf dem Gaspedal und dem anderen auf der Bremse – dieselbe Verhaltensweise löst sowohl Glücks- als auch Unglücksgefühle aus.

Wie Sie aus dem Teufelskreis ausbrechen

Sie können im Nu aus dem Teufelskreis ausbrechen: Widerstehen Sie einfach diesem Gefühl von »Tu etwas« und leben Sie mit dem Cortisol. Das fällt schwer, weil Cortisol um Ihre Aufmerksamkeit bettelt. Es hat sich schließlich nicht entwickelt, damit Sie herumsitzen und es akzeptieren. Aber Sie können die Fähigkeit aufbauen, während eines Cortisolalarms nichts zu tun, selbst wenn es Sie anbettelt, es dadurch zum Verschwinden zu bringen, dass Sie etwas tun. Abzuwarten gibt Ihrem Gehirn die Chance, eine Alternative zu aktivieren. In diesem Augenblick entsteht dann eine positive Dynamik.

Jenen Augenblick zu erfassen, ist einfacher, wenn Sie einen alternativen Schaltkreis zur Verfügung haben. Ihr neuer Schaltkreis fühlt sich anfangs vielleicht etwas unbeholfen an. Ihm mangelt es am Schwung durch den elektrischen Blitz, auf den Sie sich zum Erreichen des Gefühls, dass Sie wissen, was los ist, verlassen haben. Einem alten Schaltkreis zu widerstehen, kann Ihnen das Gefühl geben, als würden Sie Ihr eigenes Überleben bedrohen, wenn Sie genau das Gegenteil tun.

Der Schmerz, einer Angewohnheit zu widerstehen, schwindet, sobald sich eine neue Angewohnheit ausbildet. Das lässt sich in 45 Tagen erreichen, wenn Sie einen neuen Gedanken oder ein neues Verhalten jeden Tag ohne Unterbrechung wiederholen. Wenn Sie einen Tag auslassen, fangen Sie wieder von vorn an. Die neu gewählte Gewohnheit wird Sie nicht am ersten Tag glücklich machen, und sie macht Sie vielleicht auch nicht am 40. Tag glücklich. Sogar am 45. Tag kann sie nicht beständig Glückshormone auslösen. Aber sie wird ausreichend elektrischen Strom auslösen, um Sie aus einem Teufelskreis herauszuholen.

Verlangen Sie von Ihrem Gehirn nicht etwas, was es Ihnen nicht geben kann

Es ist nicht leicht, ein Säugetier mit einem großen Kortex zu sein. Wir verfügen nämlich über ausreichend Neuronen, um uns Dinge vorzustellen, die nicht existieren – statt uns bloß auf das zu konzentrieren, was real ist. Aber es gibt uns die Macht, uns Lösungen vorzustellen, bevor es zu spät ist. Wir verbessern dadurch unser Leben, aber wir stimulieren auch schlechte Gefühle.

Um uns besser zu fühlen, stellen wir uns eine »bessere Welt« vor, in der das Glücksgefühl mühelos fließt und schlechte Gefühle ausradiert sind. Aber das ist bei dem Gehirn, das wir haben, keine realistische Erwartung. Unser Gehirn löst Glückshormone nur dann aus, wenn wir Schritte unternehmen, um unseren Bedürfnissen zu entsprechen. Wir können am Ende in einen Teufelskreis geraten, wenn wir uns auf das kurzlebige gute Gefühl einer imaginierten Welt konzentrieren und die Wirklichkeit der Welt ignorieren, in der wir leben.

Konzentrieren Sie sich auf Ihre eigenen Pfade

Es ist leicht, Teufelskreise bei anderen zu erkennen. Deswegen sind wir versucht, uns um das Glück anderer Menschen zu kümmern. Aber wir können nicht in das Gehirn eines anderen Menschen hineingreifen und neue Verbindungen für sie aufbauen, auch können die anderen das nicht für uns erledigen. Wenn Sie sich auf die Gehirne anderer Menschen konzentrieren, können Sie dabei versagen, sie glücklich zu machen, und dabei versagen, sich selbst glücklich zu machen. Jeder Mensch muss selbst mit seinem limbischen System zurechtkommen.

Die moderne Gesellschaft ist nicht die Ursache für Teufelskreise. Unsere Vorfahren hatten ihre eigenen Varianten davon. So brachten sie zum

Beispiel Menschenopfer dar, um Gefühle von Bedrohung abzuwenden, und wenn sie sich wieder schlecht fühlten, brachten sie weitere Opfer dar. Wir haben bessere Methoden entwickelt, um uns gut zu fühlen, aber die Nebenwirkungen plagen uns nach wie vor, also sollten wir darum bemüht sein, es besser zu machen.

Und was ist mit der Liebe?

Wahrscheinlich haben Sie schon gehört, dass Liebe der Schlüssel zum Glück sei, aber es ist nützlich zu wissen, wie Glückshormone dieses Gefühl erzeugen. Liebe ist eine gewaltige Woge von Glückshormonen, weil sie absolut relevant für das Überleben Ihrer Gene ist. Gut, Sie denken nicht an Ihre Gene, wenn Sie verliebt sind, aber sie haben Ihre Gene von Menschen geerbt, die das, was zur Fortpflanzung nötig war, erfolgreich taten. Gehirne, die »reproduktives« Verhalten motivierten, stellen am Ende wesentlich mehr »Kopien ihrer selbst« her. Sex ist da nur ein kleiner Teil der Geschichte. Alles, angefangen vom Wettstreit um gesunde Partner bis hin zum Aufziehen gesunden Nachwuchses, ist für das relevant, was Biologen »reproduktiven Erfolg« nennen. Liebe motiviert sämtliche dieser Verhaltensweisen.

Vielleicht fällt es Ihnen schwer, Ihre Gefühle von Liebe mit der natürlichen Selektion zu verknüpfen. Aber in der Tierwelt ist leicht zu erkennen, wie chemische Substanzen im Gehirn das Paarungsverhalten bestimmen. Das Säugetiergehirn ist stark auf den Fortpflanzungserfolg konzentriert. Sobald die unmittelbaren Bedürfnisse für das Überleben eines Säugetiers befriedigt sind, wenden sich seine Gedanken dem Überleben seiner Gene zu. Tiere sind zudem überraschend wählerisch hinsichtlich ihrer Partner. So vermeidet zum Beispiel jede Tierart auf die eine oder andere Weise Inzucht. Ohne bewusste Sorge um Gene motivieren ihre Neurotransmitter eine andere Wahl. Gehirne, die Inzucht hervorbrachten, starben aus, während Gehirne, die anderes Paarungsverhalten motivierten, gediehen.

Liebe ist ein Cocktail aus verschiedenen chemischen Substanzen im Gehirn

Jedes Glückshormon belohnt Liebe auf andere Weise. Die bekannten Gefühle von Freude und Kummer der Liebe entsprechen merkwürdigerweise den Impulsen von Dopamin, Oxytocin, Serotonin, Endorphin und Cortisol. (Die Geschlechtshormone, wie Testosteron und Östrogen, sind zentral für die Gefühle, die wir mit Liebe assoziieren, aber ihre Behandlung würde den Rahmen dieses Buches sprengen, weil sie nicht das Glücksgefühl auslösen. Sie lösen stattdessen bestimmte körperliche Reaktionen aus.)

Dopamin

Dopamin wird vom »Jagd«-Aspekt der Liebe stimuliert. Es wird ebenfalls in einem Baby ausgelöst, das die Schritte seiner Mutter hört. Dopamin ist das Gehirnsignal dafür, dass ein Bedürfnis vorliegt, das befriedigt werden muss. Von weiblichen Schimpansen weiß man, dass sie eine Vorliebe für Männchen haben, die nach der Jagd das Fleisch mit ihnen teilen. Protein ist im Regenwald rar, und Weibchen benötigen während der Schwangerschaft und zum Stillen jede Menge davon, also ist Fleisch ein großartiger Dopamin-Stimulator. Beim Menschen ist es so, dass Sie, wenn Sie den Richtigen oder die Richtige finden, ein Dopamin-Hochgefühl erleben. Wie Sie auch definieren mögen, was Sie suchen, Dopamin erregt Sie, wenn Sie sich dem/der Gesuchten nähern.

Oxytocin

Oxytocin wird durch Berührung und Vertrauen stimuliert. Bei Tieren gehen Berührung und Vertrauen Hand in Hand. Affen erlauben nur vertrauten Gefährten, sie zu berühren, weil sie aus Erfahrung wissen, dass im Nu Gewalt entstehen kann. Beim Menschen löst alles vom Händchenhalten bis hin zum Gefühl, unterstützt zu werden, Oxytocin aus. Ebenso ein Orgasmus. Sex löst jede Menge Oxytocin auf einmal aus und erzeugt dadurch sehr viel soziales Vertrauen für eine sehr kurze Zeit. Händchenhalten stimuliert eine kleine Menge Oxytocin, aber wenn es über längere Zeit wiederholt wird, wie im Fall eines älteren Paares, baut es einen Schaltkreis auf, der leicht soziales Vertrauen auslöst. Die Geburt löst in Säugetieren einen gewaltigen Oxytocinschwall aus, und zwar sowohl bei der Mutter als auch beim Kind. Auch das Säugen anderer Leute Kinder kann es stimulieren. Freundschaftsbande stimulieren Oxytocin.

Es begünstigt ebenfalls den Erfolg bei der Fortpflanzung. Affen und Menschenaffen mit größeren sozialen Bündnissen haben mehr überlebenden Nachwuchs, und Heranwachsende ziehen gleichfalls eindeutig Individuen mit größeren sozialen Bündnissen vor. Oxytocin steht auf so viele Weise in Beziehung zu Liebe, dass es oft das »Bindungshormon« oder die »Kuschelsubstanz« genannt wird.

Serotonin

Serotonin wird vom Statusaspekt der Liebe stimuliert – vom Stolz, sich mit einem Menschen, der einen gewissen Status hat, zu verbinden. Vielleicht geht es Ihnen gegen den Strich, so von Ihrer oder Ihrem Liebsten zu denken, aber Sie können es leicht bei anderen erkennen. Tiere mit einem höheren Status in ihren sozialen Gruppen haben mehr Erfolg bei der Fortpflanzung, und die natürliche Selektion hat ein Gehirn aufgebaut, das Sie mit dem guten Gefühl durch Serotonin belohnt, wenn Sie Ihren Status anheben. Das zu glauben, fällt vielleicht schwer, aber Untersuchungen bei einer riesigen Spannbreite an Arten haben gezeigt, dass eine gewaltige Menge an Energie auf die Suche nach höherem Status investiert wird. Soziale Dominanz führt zu mehr Paarungsgelegenheiten und zu mehr überlebendem Nachwuchs – und sie fühlt sich gut an.

Wir versuchen zwar nicht mehr länger, dadurch zu überleben, dass wir so viel Nachwuchs haben wie möglich, aber wenn Ihnen in der heutigen Zeit jemand Zuneigung erweist, den Sie als wichtig erachten, steigt Ihr Serotoninspiegel immer noch an.

Endorphin

Endorphin wird durch körperlichen Schmerz stimuliert, aber Sie erhalten ebenfalls ein wenig davon beim Lachen und Weinen. Man weiß von Liebespaaren, dass sie gemeinsam lachen, und es ist interessant zu wissen, dass sie dadurch das Endorphin im jeweils anderen stimulieren. Weinen wird leider ebenfalls mit Liebe in Verbindung gebracht. Liebe und Schmerz durcheinanderzubringen, ist eine schlechte Überlebensstrategie, aber Endorphinpfade können vielleicht die Toleranz mancher Menschen gegenüber schmerzlichen Beziehungen erklären.

Cortisol

Cortisol spielt ebenfalls eine wichtige Rolle beim Fortpflanzungserfolg. Es erzeugt ein schlechtes Gefühl in Ihnen, wenn Sie einen Geliebten verlieren – was das Überleben allerdings fördert, da es Ihnen hilft weiterzumachen. Wenn Sie beispielsweise auf einen Menschen fixiert blieben, der für Sie nicht »verfügbar« ist, wären Ihre Gene zum Untergang verurteilt. Cortisol unterstützt Ihr Gehirn dabei, sich so zu verschalten, dass Sie Ihre alte Liebe mit negativen statt mit positiven Erwartungen verknüpfen, damit Sie damit anfangen, Liebe bei jemand anderen zu suchen. Wir wünschen uns, verlorene Liebe würde sich nicht so schlimm anfühlen, aber es ist interessant zu wissen, dass das schlechte Gefühl eine wertvolle Funktion hat. Zum Beispiel motiviert Cortisol ein männliches Säugetier, Konflikte zu meiden, die es wahrscheinlich verlieren, und Konflikte zu riskieren, die es wahrscheinlich gewinnen würde. Wenn Ihr sozialer Status bedroht ist, warnt Cortisol Sie, weil ein Verlust des sozialen Status in freier Wildbahn Ihre DNS bedroht.

Die Hochs und Tiefs von Liebe und Überleben

Liebe fühlt sich aus einem subtilen Grund, der häufig übersehen wird, auch schlecht an. Wir werden hilflos geboren und benötigen zum Überleben Liebe. Die erste Erfahrung in jedem Gehirn ist das Gefühl von Bedürfnissen, die man nicht selbst befriedigen kann. Wir fühlen uns gut, wenn andere unsere Bedürfnisse befriedigen, am Ende erwarten wir es sogar. Aber wir müssen leider den Übergang von kindlicher Abhängigkeit in erwachsene Unabhängigkeit vollziehen. Das kann sich für den Teil unseres Gehirns, der erwartet, dass man sich um ihn sorgt, wie eine Bedrohung des Überlebens anfühlen. Dadurch werden Menschen motiviert, als Erwachsene Liebe zu suchen, und das wiederum erhält unsere Gene am Leben. Aber die Wechselbeziehung der reifen Liebe kann sich niemals mit der Abhängigkeit der ersten Schaltkreise unseres Gehirns messen.

Liebe fühlt sich gut an, weil es schwer ist, unsere DNS in freier Natur am Leben zu erhalten. Die Überlebensraten sind gering, und Gelegenheiten zur Paarung sind schwerer zu erreichen, als wir vielleicht erwarten würden. Ohne gewaltige Anstrengung würden unsere Gene vom Antlitz der Erde verschwinden. Nun, ich weiß, dass Sie nicht an Ihre Gene denken, und Tiere denken auch nicht daran. Aber jedes Gehirn stammt von Individuen ab, die getan haben, was zur Fortpflanzung nötig war. Liebe sorgte dafür, dass es sich gut anfühlte. In der Natur gibt es keine freie Liebe. Jede Art hat vor der Paarung ihre bestimmten vorausgehenden Rituale. Jedes Wesen arbeitet schwer für jede Gelegenheit zur Paarung, die ihm begegnet.

Gute Gefühle belohnen Sie dafür, dass Sie sich unermüdlich auf die Suche begeben. Schlechte Gefühle warnen Sie davor, dass Ihre Gene ausgelöscht werden, wenn Sie nicht etwas unternehmen. Etwas so Geringfügiges wie der Umstand, dass ein Mensch, den Sie anlächeln, Ihr Lächeln nicht erwidert, kann überraschende neurochemische Reaktionen hervorrufen, weil Ihr Gehirn diesen Umstand mit den Überlebensaussichten Ihrer Gene in Beziehung setzt.

In modernen Zeiten möchten Menschen romantische Liebe für ihr ganzes Leben, aber in der Vergangenheit waren die Erwartungen der Menschen etwas andere. Kinder kamen, sobald ein Paar Geschlechtsverkehr hatte, und diese Kinder schrien, wenn sie nicht gefüttert wurden. Man war zu sehr beschäftigt, als dass man sich wegen romantischer Liebe Gedanken gemacht hätte. Als die Menschen das mittlere Alter erreichten, hatten sie Enkel mit weiteren Bedürfnissen. Die Menschen hatten dieselbe grundlegende Neurochemie, aber ohne Empfängnisverhütung konzentrierten sie sich mehr auf das unmittelbare Überleben.

Heutzutage erforschen wir viele Wege, Glückshormone auszulösen, aber wir müssen weiterhin etwas dafür tun, damit sie kommen. Jeder Schwall eines Glückshormons wird binnen Kurzem verstoffwechselt, also sind wir stets auf der Suche nach mehr. Vielleicht sind deswegen Liebeslieder immer populär. Sie stimulieren Gehirnsubstanzen ohne die chaotischen Nebenwirkungen.

Doch jetzt wollen wir diese Glückshormone selbst etwas näher kennenlernen.

2

Lernen Sie Ihre Glückshormone kennen

Sie sind einzigartig – aber Sie sind ein Mensch

Ihre Gefühle sind einzigartig, aber die chemischen Substanzen, die Ihre Gefühle verursachen, sind dieselben wie bei allen anderen Menschen.

Ihre Lebenserfahrung ist einzigartig, überlappt sich jedoch teils mit der eines jeden anderen, weil dieselben grundlegenden Bedürfnisse für das Überleben die Aufmerksamkeit Ihres Gehirns beanspruchen.

Vielleicht sagen Sie, dass Sie nicht auf Ihr »Überleben« konzentriert sind, und bewusst sind Sie es vielleicht auch nicht. Erhabenere Ziele wie der Weltfriede und soziale Gerechtigkeit halten Ihre Aufmerksamkeit gefangen, wenn Sie Selbstgespräche mit Worten führen. Aber Ihre Glückshormone reagieren so auf Ihre tierischen Überlebensaussichten, wie Ihr Gehirn es gelernt hat, sie zu definieren.

Lernen Sie Dopamin kennen

Dopamin fördert das Überleben dadurch, dass es Ihrem Körper sagt, wo und wann er seine Energie investieren soll. Ihre Vorfahren haben Nahrung gesucht, indem sie langsam dahingingen, bis etwas ihre Aufregung erregt hat. Das Dopamin sagte ihnen, wann sie sich »darüber hermachen« sollten.

Das Säugetiergehirn sucht ständig nach möglichen Belohnungen, und Dopamin ist das Signal, dass es eine Belohnung gefunden hat. Es fühlt sich gut an, was den Menschen wiederum dazu motiviert, weiter zu suchen und zu finden.

Zum Verständnis Ihres Gehirns ist es wichtig, die Nahrungssuche zu verstehen. Unsere Vorfahren wussten nicht, woher ihre nächste Mahlzeit kommen würde. Sie durchsuchten immer ihre Umgebung nach etwas, was lecker aussah, und dann investierten sie Energie auf die Jagd danach. Dopamin ist der Kern dieses Vorgangs.

In der heutigen Welt müssen Sie sich wahrscheinlich nicht auf Nahrungssuche begeben, aber das Dopamin sorgt immer noch dafür, dass Sie sich gut fühlen, wenn Sie Ihre Welt durchsuchen, Hinweise auf etwas finden, was sich früher schon gut angefühlt hat, und sich darüber hermachen. Sie entscheiden ständig, was Ihnen die Anstrengung wert ist und wann es besser ist, Ihre Bemühungen für etwas anderes aufzusparen. Ihre Dopamin-Schaltkreise lenken diese Entscheidung.

Sie wünschen sich vielleicht das gute Gefühl, das ein beständiger Dopaminfluss hervorrufen würde, aber das würde Ihnen nicht wirklich guttun.

Wann spüren Sie Dopamin?

Ein Marathonläufer erfährt einen Kick durch Dopamin, wenn er die Ziellinie sieht. Ein Fußballspieler wird von Dopamin befeuert, wenn er ein Tor schießt und einen Freudentanz vollführt. »Ich hab's geschafft!«, sagt das Gehirn dem Körper. Es fühlt sich so gut an, dass der Mensch nach Möglichkeiten sucht, dieses Gefühl wieder auszulösen.

Natürlich entwickelte sich Dopamin nicht deswegen, weil man irgendwelche beliebigen Linien auf dem Boden überquert hatte. Es entwickelte sich, um Energie freizugeben, wenn man Gelegenheit hat, einem Überlebensbedürfnis zu entsprechen. Ein Menschenaffe, der zu einer Frucht hinaufklettert, erhält Dopamin, wenn er sich seiner Belohnung nähert. Dopamin öffnet den energetischen Reservetank, sodass der Affe seinen Bedürfnissen nachkommen kann. Er sagt: »Ich hab's geschafft«, zwar nicht mit Worten, aber Neurotransmitter erzeugen dieses Gefühl ohne Worte.

Das Dopamin eines Menschenaffen beginnt zu fließen, sobald er eine Frucht sieht, die er erreichen kann. Das liegt daran, dass sein Gehirn einen Dopaminpfad angelegt hat, als er zum ersten Mal eine Frucht kostete. Der Zucker darin rief die Botschaft: »Das stillt deine Bedürfnisse! Besorge dir mehr davon!« Der Dopaminkick verband sämtliche Neuronen, die in jenem Augenblick aktiv waren, wodurch sich sein Dopamin so verschaltete, dass es in der Zukunft jedes Mal freigesetzt wird, wenn er etwas Ähnliches sieht.

Wie Sie Dopamin-Schaltkreise aufgebaut haben

Ihre Dopamin-Schaltkreise wurden aufgrund Ihrer eigenen Dopaminerfahrungen in der Vergangenheit aufgebaut. Stellen Sie sich ein Kind vor, das mit seiner Mutter auf Nahrungssuche ist. Es sieht ihre Aufregung, wenn sie auf ein Feld mit köstlichen Beeren stoßen. Seine Spiegelneuronen (die das Verhalten anderer spiegeln, worüber Sie in Kapitel 3 mehr erfahren) bringen sein Dopamin in Fluss, bevor es auch nur eine Beere gekostet hat. Wenn es sie zum ersten Mal kostet, erregen Geschmacksempfindungen, die in der Natur selten sind, seine Aufmerksamkeit. Weiteres Dopamin wird freigesetzt, das einen Pfad zu den Neuronen anlegt, die gerade im Moment aktiv sind. Das wird ihm dabei helfen, in der Zukunft Anblicke, Geräusche und Gerüche zu erkennen, die mit Beeren verbunden sind.

Ohne Anstrengung oder Absicht baut Dopamin ein neuronales Muster auf, das Ihnen dabei hilft, Belohnungen zu finden. Es stimuliert ebenfalls die Energie, die Sie benötigen, um Belohnungen zu suchen. Wir sind nicht mit Schaltkreisen geboren, die definieren, worin die Belohnungen bestehen, die unsere Bedürfnisse erfüllen. Wir bauen sie aus unserer Lebenserfahrung auf. Deswegen ist der eine Mensch völlig aufregt, wenn er Heuschrecken isst, während der andere sich aufgeregt Kochsendungen im Fernsehen anschaut. Sie können Ihre Bedürfnisse befriedigen, wenn Sie sich auf die Suche nach einer Karrieremöglichkeit begeben und nicht nach einem Feld mit Beeren. Aber Sie tun das mit demselben Betriebssystem, das Überlebensbedürfnisse gestillt hat, bevor es eine Sprache gab.

Die Hochs und Tiefs des Dopamins

Beeren entlocken Ihnen vielleicht kein »Wow!«-Gefühl, weil Süße inzwischen keine seltene Geschmackserfahrung mehr für Sie ist. Ihr Gehirn spart sich seine Energie für Belohnungen auf, die gemäß Ihrer Lebenserfahrung selten sind. Ich bekomme einen Kick beim Anblick der ersten Kirschen in der Saison, aber meine Aufregung hält sich nicht lange. Der Anblick der Kirschen macht mich nicht die ganze Zeit über glücklich. Mein Gehirn spart sich sein Dopamin für Dinge auf, die für meine gegenwärtigen Bedürfnisse relevant sind, statt sie für Dinge zu verschwenden, die bereits »erhältlich« sind.

Soziale Belohnungen sind nicht leicht erhältlich, weil sie nicht in Massen produziert werden können wie Beeren oder Zucker. Das Suchen und Finden sozialer Belohnungen stimuliert die Aufregung durch Dopamin. Menschen strengen sich jahrelang an, um Herzchirurg oder Rockstar zu werden, weil jeder Schritt unterwegs Dopamin auslöst. Selbst wenn Ihr Ziel darin besteht, das perfekte Verbrechen zu begehen oder am Strand zu leben, schüttet Ihr Gehirn Dopamin aus, während Sie Wege suchen und finden, die Sie Ihrem Ziel näher bringen. Die sozialen Belohnungen, die Ihr Dopamin stimulieren, hängen von Ihrer einzigartigen Lebenserfahrung ab. Aber wir alle leben mit der Tatsache, dass Dopamin schnell wieder verstoffwechselt wird und wir wieder auf eine Belohnung zugehen müssen, um mehr zu bekommen.

Untersuchungen zu Dopamin

Die Flüchtigkeit von Dopamin wurde anhand einer bahnbrechenden Studie an Affen nachgewiesen. Die Tiere wurden darauf trainiert, eine Aufgabe zu erledigen, und erhielten als Belohnung Spinat. Nach ein paar Tagen wurden sie anstatt mit Spinat mit Saft belohnt. Das war eine größere Belohnung, als sie erwartet hatten, und der Dopaminspiegel der Affen ging in die Höhe. Aber während sie im Experiment weiterhin mit Saft belohnt wurden, fiel der Dopaminspiegel der Affen binnen weniger Tage auf null zurück. Ihr Gehirn reagierte nicht mehr auf die süße, fruchtige Belohnung. In menschlichen Worten ausgedrückt: Sie nahmen die Belohnung als selbstverständlich hin. Das heißt: Wenn es keine neuen Informationen gibt, besteht keine Notwendigkeit für Dopamin.

Dieses Experiment hatte noch ein dramatisches Finale: Die Forscher schalteten nach einer Zeit wieder zurück zu Spinat – und die Affen reagierten darauf mit Wutausbrüchen. Sie kreischten und bewarfen die Forscher mit dem Spinat. Die Affen hatten gelernt, Saft zu erwarten. Er machte sie nicht mehr glücklich, aber der Verlust machte sie wütend.

Die Verbindung zwischen Kokain und Dopamin

Kokain stimuliert mehr Dopamin als das Alltagsleben. Es schenkt Ihnen denselben Nervenkitzel, wie wenn Sie Beeren finden oder einen Marathonlauf beenden würden, ohne das Sofa zu verlassen. Sie spüren die Erregung, etwas vollendet zu haben, ohne etwas vollendet zu haben. Natürliche Belohnungen fühlen sich dagegen weniger aufregend an, wenn Ihr Gehirn gelernt hat, einen künstlichen Kick zu erwarten.

Solche Untersuchungen verbessern unser Verständnis von der Bedeutung des Dopamins gegenüber ersten Untersuchungen, die aus den Fünfzigerjahren des letzten Jahrhunderts stammen. Wahrscheinlich haben Sie schon von der verdrahteten Ratte gehört, die ihr »Lustzentrum« dadurch stimulieren konnte, dass sie einen Hebel drückte. Diese Ratte drückte unablässig den Hebel, bis sie tot umfiel. Sie unterbrach das nicht für Nahrung, Wasser oder attraktive Gefährten. Wissenschaftler vermuteten, dass die Elektrode Lust auslöste. Aber warum sollte ein Gehirn Lust auf eine Weise definieren, die es dazu motivierte, lieber zu sterben, statt zu fressen, zu trinken oder sich zu paaren?

Heute erkennen wir, dass die *Erwartung* einer Belohnung das Dopamin auslöst. Die unglückliche Ratte hatte ständig Belohnungen von dem Hebel erwartet, weil er mehr Dopamin ausgelöst hat als die Belohnungen der wirklichen Welt.

Dopamin und das Überleben

Eine kleine potenzielle Belohnung löst einen kleinen Schwall Dopamin aus, eine gewaltige potenzielle Belohnung löst einen gewaltigen Schwall Dopamin aus. So gibt es zum Beispiel Berichte über Mütter, die es geschafft haben, ein Auto anzuheben, weil ihr Kind darunter festgeklemmt war. Die Rettung des Lebens des eigenen Kindes ist aus Sicht der Gene die größte Belohnung. Eine Mutter denkt nicht bewusst an ihre Gene, wenn sie ihr Leben riskiert, um ihr Kind zu retten. Sie überlegt überhaupt nicht. Jene oben erwähnten Mütter berichteten, dass sie keine Ahnung hatten, was sie taten. Der verbale Teil des Gehirns wird nicht benötigt, wenn ein Dopamin-Schaltkreis die für die Aufgabe nötige Energie abgeben soll.

Die Verbindung zwischen Dopamin und dem Überleben ist jedoch nicht immer offensichtlich. So stimulieren zum Beispiel Computerspiele Dopamin, obwohl sie keine echten Bedürfnisse befriedigen. Computerspiele belohnen Sie mit Punkten, die Ihr Bewusstsein mit sozialen Belohnungen verbunden hat. Um die Punkte zu erhalten, aktivieren Sie den Suchen-und-Finden-Mechanismus, der sich bei der Nahrungssuche entwickelt hat. Sie genießen weiterhin das Dopamin, während Sie sich den Belohnungen nähern. Das Dopamin legt einen Pfad an, der Ihnen sagt, dass Sie von Computerspielen gute Gefühle erwarten können. Wenn Sie sich das nächste Mal schlecht fühlen, ist das Spiel die Methode, die Ihr Gehirn kennt, um diese schlechten Gefühle zu überdecken. Aus der Perspektive Ihres Säugetiergehirns lässt es die Bedrohung verschwinden, obwohl sich die sozialen Belohnungen wohl eher als trügerisch erweisen.

ÜBUNG: WANN SPÜREN SIE DOPAMIN?

Dopamin ist die Erregung, die Sie spüren, wenn Sie eine Belohnung erwarten. Ein hungriger Löwe erwartet eine Belohnung, wenn er eine einzelne Gazelle sieht. Ein durstiger Elefant erwartet eine Belohnung, wenn er Anzeichen für ein Wasserloch findet. Dopamin öffnet Ihren Reservetank an Energie, wenn Sie eine Möglichkeit sehen, ein Bedürfnis zu befriedigen. Selbst wenn Sie nur still dasitzen, motiviert Dopamin Sie dazu, viele Einzelheiten zu überprüfen, um ein Muster zu finden, das irgendwie Ihren Bedürfnissen nachkommt. Wenn Sie Details finden, die »genau richtig« sind, fühlt es sich gut an; das heißt, das Puzzleteil zu finden, das Sie gesucht haben, fühlt sich wegen des Dopamins gut an.

Was auch immer Ihr Dopamin in Ihrer Jugend ausgelöst hat, es hat neuronale Pfade angelegt, die Ihrem Dopamin sagen, wann es sich in der Gegenwart einschalten muss. Diese Schaltkreise funktionieren ohne Worte, also lässt sich Ihr Dopamin schwer sinnvoll einordnen. Wenn Sie genau hinsehen, werden Sie allerdings die Muster in Ihrer Erregung lernen. Manchmal ist es leichter, sie in anderen zu erkennen (obwohl diese Ihre Beobachtungen nicht gut finden könnten). Investieren Sie ein wenig Zeit herauszufinden, was Sie suchen:

Bei Ihrer Arbeit

....

....

....

In Ihrer Freizeit

....

....

....

Bei jemand anderem

....

....

....

Bei überraschenden Belohnungen, die Sie nicht gesucht haben

....

....

....

Bei Ihrer Suche nach »mehr«

....

....

....

Der Drang nach »mehr« hat nicht in »unserer Gesellschaft« angefangen. Tatsächlich hörten unsere Vorfahren niemals damit auf. Wenn ihre Bäuche voll waren, suchten sie nach neuen Möglichkeiten, ihre Bedürfnisse zu befriedigen, indem sie bessere Pfeile und festere Unterkünfte herstellten. Wir wissen, wie sehr sie nach den richtigen Materialien gesucht haben, weil an archäologischen Stätten oft Materialien aus weit entfernten Gegenden zu finden sind. Dopamin sorgte dafür, dass sich die Suche gut anfühlte, aber das Gefühl schwand bald, und sie suchten immer mehr. Jedes Gehirn lernt, Mühe und Belohnung miteinander zu verbinden, ob materielle Belohnungen, soziale Belohnungen oder Beseitigungen von Gefahren.

Wenn Sie beispielsweise für eine Mathematikarbeit lernen, werden Sie vielleicht von Dopamin angetrieben. Bewusst denken Sie möglicherweise nicht, dass es sich gut anfühlt, aber etwas in Ihrem Leben hat Mathematik wohl mit anderen Belohnungen verbunden. Es könnten materielle Belohnungen sein, soziale Belohnungen oder einfach das gute Gefühl, etwas erreicht zu haben. Mathematische Probleme zu lösen, ist eine andere Art von Suchen-und-Finden-Aktivität. Wenn Sie die richtige Antwort finden, bekommen Sie dieses »Ich hab's!«-Gefühl, das einen Augenblick lang jegliche Cortisolgefühle ausradiert. Wenn Ihre Antwort falsch ist, versuchen Sie es vielleicht erneut, weil Sie immer noch eine Belohnung erwarten.

Ein Sportler verbringt viele Stunden mit Training, weil bei jedem Schritt hin zur erwarteten Belohnung ein wenig Dopamin ausgeschüttet wird. Spiele oder Medaillen zu gewinnen, löst einen gewaltigen Dopaminschwall aus, aber das ist ebenfalls bloß ein Schritt. Ein Athlet hat diese Schritte mit Belohnungen verbunden, die sich relevant zum

Überleben anfühlen, seien es materielle Belohnungen, soziale Belohnungen oder innere Belohnungen. Jedes Gehirn hat Erwartungen hinsichtlich der Belohnungen für das Überleben und der Schritte aufgebaut, die dorthin führen. Wenn Sie sich auf Ihre erwartete Belohnung zubewegen, sorgt Dopamin dafür, dass es sich gut anfühlt.

Lernen Sie Endorphin kennen

»Euphorie« ist eine allgemeine Beschreibung des durch Endorphin hervorgerufenen Gefühls. Aber dieser Neurotransmitter entwickelte sich nicht für gute Zeiten, denn er wird ausgelöst von körperlichem Schmerz. Wenn Sie beispielsweise schwer gestürzt sind und in dem Glauben aufstehen, alles sei gut mit Ihnen, nur um dann zu entdecken, dass Sie ernsthaft verletzt sind: Das ist die Macht des Endorphins.

Endorphine maskieren für kurze Zeit den Schmerz, was das Überleben fördert, zum Beispiel erhält dadurch ein verletztes Säugetier die Chance, sich in Sicherheit zu bringen. Wenn sich unser Vorfahr auf der Jagd das Bein verletzt hat oder vor Hunger oder Erschöpfung zusammengebrochen ist, half ihm das Vergessen durch Endorphin, das Nötige zu tun, um sich zu retten. Das »Runner's High« bzw. »Läuferhoch« ist eine bekannte Endorphin-Erfahrung. Aber Sie können nicht täglich ein Hoch durch Laufen bekommen. Endorphine werden nur dann ausgeschüttet, wenn Sie über Ihre Belastungsgrenze bis zum Punkt der Qual hinausgehen. Sie entwickelten sich nicht, um selbst induzierten Schmerz zu motivieren. Sie entwickelten sich, um dem Schmerz zu entgehen.

Vielleicht haben Sie in einem Dokumentarfilm über das Leben in der Wildnis einmal gesehen, wie sich ein Zebra aus den Zähnen einer Löwin gewunden hatte und trotz offener Wunden immer noch wegrennen konnte. Endorphine maskieren den Schmerz für ein paar Augenblicke, was in dem Fall dem Zebra zur Flucht verholfen hat. Wenn es nicht hätte fliehen können und in den Zähnen der Löwin verendet wäre, wäre es zumindest in einem Endorphin-Dämmerzustand gestorben.

Es ist schön, von den Morphinen der Natur zu wissen. Bitte denken Sie daran, dass Endorphine nicht zum Feiern von Partys da sind, sondern zur momentanen Atempause im Lebenskampf.

Schmerz ist wertvoll

Die Atempause durch Endorphin ist kurz, weil auch der Schmerz wertvoll für das Überleben ist. Schmerz ist das Signal Ihres Körpers, dass etwas absolut nicht stimmt. Wenn Sie Schmerz die ganze Zeit ignorierten, würden Sie heiße Herdplatten anfassen und versuchen, auf gebrochenen Beinen umherzulaufen. Sie würden also keine gute Wahl für das Überleben treffen, wenn Sie immer high durch Endorphin wären. Wir haben uns entwickelt, um Schmerzsignale zu bemerken, nicht, um sie durch Nichtbeachtung zu maskieren.

Als Endorphine entdeckt wurden, sprach man von ihnen als »endogene Morphine«, weil sie den Opiaten so ähnlich waren, jedoch von den körpereigenen endogenen Systemen produziert wurden. Aber es käme der Wahrheit näher, wenn man sagt, dass Morphine die Endorphine der Drogenindustrie sind. Heroin und andere Opiumderivate üben einen Effekt auf uns aus, weil sie auf unsere natürlichen Endorphinrezeptoren passen.

Wir sind nicht so ausgelegt, dass wir die ganze Zeit über Endorphine ausschütten. Beim Training erhalten Sie ein wenig davon, aber ein Trainieren bis zum Punkt des Schmerzes begünstigt das Überleben nicht. Lachen und Weinen lösen innere Zuckungen aus, die Endorphine stimulieren, aber diese Straße zur Euphorie führt ebenfalls nicht weit. Falsches Gelächter löst die inneren Zuckungen nicht aus, und echtes Gelächter dauert nur ein paar Sekunden. Echtes Weinen ist schmerzhaft, falsches Weinen löst den körperlichen Schmerz nicht aus.

Ein gebrochenes Herz löst Endorphin nicht so aus wie ein gebrochener Knochen. Denn das Endorphin entwickelte sich nicht, um sozialen Schmerz zu überdecken. Früher barg das Alltagsleben so viel Schmerz, dass sozialer Schmerz zweitrangig war. Heutzutage leiden wir weniger am Schmerz durch die Arbeit unserer Hände, durch Angriffe von Raubtieren, Unfälle bei der Nahrungssuche und durch schlimme Krankheiten. Deswegen verfügen wir über mehr Energie, um uns auf schmerzliche soziale Enttäuschungen zu konzentrieren. Das hinterlässt in uns das Gefühl, dass das Leben schmerzlich ist – selbst wenn es in Wirklichkeit körperlich weniger schmerzlich ist.

ÜBUNG: WANN SPÜREN SIE ENDORPHIN?

Das Endorphingefühl ist ein deutlich wahrnehmbares Gefühl, das körperlichen Schmerz überdeckt. Endorphin ermöglicht, dass ein verletztes Tier einem Raubtier entkommt, und so sein Leben rettet. Wir sind zum Überleben ausgelegt, nicht für Hochgefühle. Endorphin, das Opium der Natur, wird nur in kurzen Schüben ausgeschüttet, weil Schmerz eigentlich etwas Gutes für uns ist: Er teilt uns beispielsweise mit, dass wir Feuer nicht anfassen oder auf einem gebrochenen Bein laufen sollen.

Training ist etwas Gutes, aber ein »Läuferhoch« zum Beispiel tritt nur dann auf, wenn wir bis zum Punkt des Schmerzes trainieren. Wir sind allerdings nicht dazu ausgelegt, uns selbst Schmerz zuzufügen, damit Endorphin ausgeschüttet wird und wir uns gut fühlen. Zum Glück werden kleine Dosen Endorphin durch Lachen, Weinen und vernünftige Anstrengung stimuliert. Wir können so kein ständiges Gefühlshoch erwarten, aber wir können die Fähigkeit unseres Körpers genießen, mit Schmerzen umzugehen.

Achten Sie einmal darauf, wann Ihr Endorphin am Werk ist:

Haben Sie sich verletzt, aber es ist Ihnen ein paar Minuten lang gar nicht aufgefallen?

....

....

....

Haben Sie sich nach einer gewaltigen körperlichen Anstrengung gut gefühlt?

....

....

....

Haben Sie sich nach einem herzlichen Lachen gut gefühlt?

....

....

....

Haben Sie sich nach echtem Weinen gut gefühlt?

....

....

....

Adrenalin ist nicht dasselbe wie Endorphin

Endorphin unterscheidet sich von Adrenalin. Fallschirmspringen und Bungeejumping lösen ein »Adrenalinhoch« aus. Man erwartet Schmerz, und der Körper schüttet Adrenalin aus, um mit dieser Notsituation zurechtzukommen. Der »Adrenalinjunkie« ist nicht auf der Suche nach Schmerz, sondern nach dem Energiekick, der eigentlich dazu gedacht ist, Schmerz zu vermeiden. Wenn ein Bungeejumper sieht, wie der Grund auf ihn zujagt, erwartet sein Gehirn Schmerz, selbst wenn er sicher an ein Seil gebunden ist.

Das ist so, weil sich Ihr Gehirn in einer Welt echter Bedrohungen entwickelt hat, nicht selbst herbeigeführter, künstlich fabrizierter!

In diesem Buch geht es nicht um Adrenalin, weil dieses kein Glücksgefühl hervorruft. Es verursacht einen Zustand der Erregung, als würde der Körper aufs Gaspedal treten. Einige Menschen lernen, dieses Gefühl zu mögen, aber es ist kein Signal dafür, dass etwas gut für sie ist. Es ist ein Signal, dass etwas extrem relevant für das Überleben ist, ob im Guten oder Schlimmen, und daher Energie erfordert. Wenn Sie zum Beispiel den Nobelpreis vom König von Schweden erhalten, teilt Ihnen ein Adrenalinkick mit, dass der Augenblick wichtig ist, und stellt Ihnen die Energie zur Verfügung, mit der Situation umzugehen. Wenn Ihr Fallschirm sich nicht öffnet, ist das auch wichtig. Adrenalin verstärkt die positive oder negative Botschaft, die von den anderen Neurotransmittern zur Verfügung gestellt wird. Adrenalin bereitet Sie auf eine unmittelbare Aktion vor, aber es sagt Ihnen nicht, ob diese Aktion darin besteht, auf die Gefahr zuzugehen oder von ihr wegzulaufen.

Lernen Sie Oxytocin kennen

Wenn Sie das Gefühl haben, sich auf jemanden verlassen zu können, erzeugt Oxytocin dieses Gefühl. Wenn Sie jemandem vertrauen oder jemandes Vertrauen genießen, fließt Oxytocin. Das Vergnügen, zu jemandem zu gehören oder sich in der Menge geborgen zu fühlen, haben Sie gleichfalls durch Oxytocin.

Die Verbindung zwischen Oxytocin und Vertrauen

Soziales Vertrauen begünstigt das Überleben, also belohnt es das Gehirn mit einem guten Gefühl. Aber allen zu vertrauen, ist wiederum nicht gut für das Überleben. Deswegen entwickelte sich unser Gehirn dahingehend, dass es soziale Allianzen analysiert, statt die ganze Zeit über Oxytocin auszuschütten.

Die Situation, ein Pferd zu füttern, ist ein einfaches Beispiel für die Veranschaulichung des Oxytocin-Gefühls. Wenn ich mich mit dem Futter in der Hand einem Pferd nähere, nehmen wir einander unter die Lupe. Das Pferd fürchtet sich vor Fremden, möchte jedoch das Futter. Ich fürchte mich davor, meine Hand zwischen diese riesigen Zähne zu stecken, aber ich möchte das gegenseitige Vertrauen genießen. Wir beide prüfen uns auf Anzeichen dafür, ob wir einander gefahrlos vertrauen können. Wenn wir beide zu unserer Zufriedenheit feststellen, dass der jeweils andere keine unmittelbare Gefahr darstellt, entspannen wir uns, und das fühlt sich gut an. Jetzt wird Oxytocin ausgeschüttet.

Pferde überleben, weil sie den anderen Herdenmitgliedern vertrauen. Eine Herde ist ein erweitertes Alarmsystem. Jedes Pferd teilt die Last, nach Raubtieren Ausschau zu halten. Das Pferd, das den anderen Pferden vertraut, kann sich ein wenig entspannen und dennoch überleben.

Säugetiere leben in Herden und Rudeln, weil deren große Anzahl für Sicherheit sorgt. Wenn sie von ihren Herdenmitgliedern getrennt werden, fällt ihr Oxytocinspiegel, und sie fühlen sich schlecht. Ein Herdentier gerät in Panik, wenn es nicht wenigstens eines aus seiner Gruppe sehen kann. Wenn es sich wieder mit ihnen vereinigt, überrollt eine Woge von Oxytocin das Cortisol.

Oxytocin und Fortpflanzung

Säugetiere gehen das Risiko ein, sich von ihrer Gruppe zu entfernen, wenn es der Fortpflanzung zugutekommt. Junge Säugetiere wechseln beim Erreichen der Geschlechtsreife zu einem neuen Rudel, um die Gelegenheiten zur Paarung zu vermehren. (Je nach Art verlassen entweder die männlichen oder die weiblichen Tiere in der Geschlechtsreife das Rudel.) Dieses Fortpflanzungsverhalten löst mehr Oxytocin aus als die bloße »Gesellschaft«, was das Säugetier dazu motiviert, die Gruppe zu verlassen, um seine Gene zu verbreiten. Auch ein Muttertier verlässt seine Gruppe, um ein verloren gegangenes Junges zu suchen oder zum Gebären.

Wenn ein Muttertier wirft, steigt sein Oxytocinspiegel an. Wenn der Geburtsvorgang vorüber ist, wird weiteres Oxytocin durch Festhalten oder Lecken stimuliert, das hilft der Tiermutter, ihr Junges ständig zu überwachen, und zwar zusätzlich zur Mühe des Unterstützens und Säugens. Dies ebnet den neuronalen Pfad, der den Fluss von Oxytocin unter ähnlichen Umständen erleichtert. Oxytocin erreicht im Gehirn des Neugeborenen gleichfalls Spitzenwerte, daher klammert sich ein junges Säugetier an seine Mutter, ohne die Gefahr zu verstehen, die es bedeuten würde, sie zu verlassen. Die Bande der Zuneigung sorgen für den Aufbau von Oxytocin-Schaltkreisen. Im Lauf der Zeit erweitert sich die Zuneigung zur Mutter auf die Herde oder das Rudel.

Eine Berührung löst Oxytocin aus. Primaten lassen sich oft dabei beobachten, dass sie mit ihren Fingern durch das Fell eines Herdengenossen fahren, um das zu entfernen, was da nicht hingehört. Oxytocin sorgt dafür, dass es sich sowohl für den Gebenden als auch für den Nehmenden gut anfühlt. Affen und Menschenaffen investieren viel Zeit in die Fellpflege von anderen, dadurch entsteht anscheinend eine soziale Gemeinschaft. Wissenschaftler fanden heraus, dass Affen und Menschenaffen mit mehr sozialen Gemeinschaften bessere Gelegenheiten zur Paarung erhalten und mehr überlebenden Nachwuchs haben. Wenn es in einem Rudel Streit gibt, neigen Primaten dazu, den Individuen beizustehen, mit denen sie Fellpflege betreiben. Soziale Allianzen können sie in Streitigkeiten verwickeln, aber Oxytocin sorgt dafür, dass es sich gut anfühlt.

Der Gruppe vertrauen oder sich selbst?

Eine Herde beschützt Sie nur dann, wenn Sie der Menge folgen und rennen, wenn die anderen rennen. Wenn Sie darauf beharren, die Löwin selbst zu sehen, bevor Sie loslaufen, werden Sie weniger wahrscheinlich überleben. Die natürliche Selektion hat ein Gehirn aufgebaut, das dem Urteil anderer vertrauen kann. Aber Herdenverhalten hat eine Kehrseite, die für Menschen offensichtlich ist: Wir haben Bedenken, über die Klippe zu springen, wenn andere Lemminge springen. Wir machen uns Sorgen über Gruppendenken und Banden und Co-Abhängigkeit. Wir setzen uns über unsere Herdenimpulse hinweg und schlagen auf uns selbst gestellt zu. Aber wegen unseres Bedürfnisses nach Oxytocin fühlen wir uns oft wie ein Lamm unter Löwen.

Reptilien hegen keine warmen oder kuscheligen Gefühle gegenüber anderen Reptilien. Sie halten alleine Wache, statt die Last auf viele

Augen und Ohren zu verteilen. Eine Eidechse vertraut niemals anderen Eidechsen. Ihr chemisches Analogon zu Oxytocin wird nur während der Begattung und der Eiablage ausgeschüttet.

Reptilien sind vom Augenblick ihrer Geburt an auf sich selbst gestellt. Statt sich auf elterliche Fürsorge zu verlassen, läuft eine junge Eidechse in dem Augenblick los, in dem sie ihr Ei verlässt. Wenn sie nicht schnell genug rennt, wird sie von einem Elternteil gefressen. – Es ist besser, die Energie für ein weiteres Geschwisterkind zu recyclen, als es von einem Raubtier fressen zu lassen. Fische warten nicht einmal ab, bis der Nachwuchs das Ei verlässt. In dem Augenblick, in dem ihre Eier befruchtet sind, schwimmen sie davon und verfolgen andere Interessen. Pflanzen schicken ihre Samen in den Wind, ohne je zu wissen, ob sie heranwachsen.

Säugetiere andererseits verbinden sich mit ihrem Nachwuchs, weil Oxytocinrezeptoren sie darauf vorbereiten, sich dabei gut zu fühlen. (Vögel verfügen ebenfalls über ein gewisses elterliches Fürsorgegefühl und sie haben ein molekulares Analogon zu Oxytocin.) Die elterliche Bindung revolutionierte die Biologie des Gehirns. Sie ermöglichte Säugetieren, geboren zu werden, ohne die Fähigkeit zum Überleben zu besitzen und stattdessen aus lebenslanger Erfahrung zu lernen. Anders als Reptilien, Fische und Pflanzen, die mit sämtlichem Wissen zum Überleben geboren werden, werden Säugetiere zerbrechlich und dumm geboren. Das Säugetiergehirn entwickelt sich nicht vollständig in der Sicherheit des Uterus oder Eies. Es entwickelt sich durch Interaktion mit der ihn umgebenden Welt. Ein Säugetier braucht Schutz, während sich sein Gehirn weiterentwickelt, aber diese Investition bringt einen gewaltigen Vorteil: Jede Generation vernetzt sich, um in der Welt zu überleben, in der sie tatsächlich lebt, statt in der Welt ihrer Vorfahren.

Die Gehirngröße zählt

Je kleiner das Gehirn eines Tieres, desto mehr ist es auf seine vorvernetzten Überlebensfähigkeiten angewiesen. Das vorvernetzte Gehirn ist an eine bestimmte ökologische Nische angepasst – außerhalb dieser

Nische stirbt es rasch. Je größer das Gehirn eines Tieres, desto mehr baut es Überlebensfähigkeiten aus Lebenserfahrungen auf. Ein großes Gehirn zieht Verbindungen, statt mit Verbindungen geboren zu werden.

Je größer das Gehirn eines Wesens, desto länger bleibt es allerdings nach der Geburt hilflos. Es braucht Zeit, ein solches Gehirn mit nützlichen Verbindungen zu füllen. Ein großes Gehirn stellt also ein gewaltiges Überlebensdilemma dar, weil ein schwaches Neugeborenes mit einem solchen Gehirn leicht von Raubtieren gefressen werden kann. Ein Pavian oder Elefant mit einem großen Gehirn kann keine Hunderte von Nachkommen zeugen, damit ein paar überleben, wie es eine Schlange oder Eidechse mit kleinem Gehirn tut. Ein Jungtier mit großem Gehirn zur Reife zu bringen, ist schwierig, also kann eine Mutter nur wenige während ihres Lebens aufziehen. Wenn sie diese Jungtiere an Raubtiere verliert, sind auch ihre eigenen Gene erloschen. Also tut sie ihr Möglichstes, um ihren Nachwuchs am Leben zu erhalten.

Oxytocin und Verbundenheit

Aber je mehr man in jedes Kind investiert, desto mehr verliert man, wenn es stirbt. Mithilfe von Verbundenheit funktioniert diese Strategie zum Überleben trotzdem. Muttertiere bewachen jedes Neugeborene unentwegt, und Herden helfen ihnen dabei. Wenn ein Raubtier ein Jungtier schnappt, verliert das Muttertier ein Stück ihrer »Kapazität zur Vermehrung«, die sie in ihrem Leben hat, aber Oxytocin hält sie weiterhin zur Verbundenheit an.

Im größten Teil der menschlichen Geschichte haben Menschen ihr Leben in dem Netzwerk aus engen Beziehungen verbracht, in das sie hineingeboren wurden. Sie sind vielleicht zur Paarung in eine neue Gruppe übergeben worden, aber solche Übergaben fanden nur begrenzt statt. Heutzutage ist eine solche Verbundenheit weniger bevorzugt und wird oft verächtlich gemacht. Ohne sie haben wir jedoch das Gefühl, dass etwas nicht stimmt. Wir kennen den Grund dafür nicht, aber wir haben Sehnsucht nach dem Ort, wo »jeder deinen Namen kennt«.

Oder nach der vollen Sportarena oder dem Konzertsaal, wo Tausende von Menschen aus demselben Impuls heraus handeln. Oder nach der politischen Gruppierung, die den eigenen Ärger teilt. Oder nach dem Onlineforum, das die eigenen Kommentare begrüßt. Diese Dinge fühlen sich gut an, weil soziale Beziehungen Oxytocin stimulieren. Natürlich sind das nur kurze Augenblicke des Vertrauens – kleine Kicks, die rasch vorübergehen. Und deswegen sucht das Gehirn immer nach einer Möglichkeit, mehr davon zu stimulieren.

ÜBUNG: WANN SPÜREN SIE OXYTOCIN?

Oxytocin ist das Vergnügen, Ihre Mauer bei denen runterzufahren, denen Sie vertrauen. Es ist nicht die bewusste Entscheidung zu vertrauen, sondern das körperliche Gefühl der Sicherheit, das Sie durch die Nähe zu anderen Vertrauten empfinden. Oxytocin fließt in einer Gazelle, die von ihrer Herde umringt ist, und in einem Affen, dem das Fell gepflegt wird. Soziale Allianzen begünstigen das Überleben, und Säugetiere entwickelten ein Gehirn, das dafür sorgt, dass sich diese Allianzen gut anfühlen.

Ein menschliches Gehirn kann abstrahieren, also können wir das Gefühl sozialer Unterstützung empfinden, ohne dass andere physisch anwesend sein müssen. Unsere Oxytocinpfade bauen sich durch Lebenserfahrung auf. Wir Säugetiere werden bei der Geburt mit Oxytocin überschwemmt, das unsere innersten Schaltkreise der Beziehung aufbaut. Wir vernetzen uns selbst dazu, allem zu vertrauen, was wir erfahren, während unser Oxytocin fließt. So überträgt ein junges Säugetier seine Beziehung von seiner Mutter auf seine Herde. Wir Menschen verlassen oft die Herde, in der wir aufgewachsen sind, aber unser Gehirn verlangt es immer noch nach Oxytocin.

Achten Sie auf das gute Gefühl, das durch die folgenden Gelegenheiten stimuliert wird, bei denen Sie Ihre Wachsamkeit aufgegeben haben:

Jemand beschützt oder unterstützt Sie.

....

....

....

Sie beschützen oder unterstützen jemanden.

....

....

....

Jemand, dem Sie vertrauen, berührt Sie.

....

....

....

Jemand, dem Sie vertrauen, ist Ihnen körperlich nah.

....

....

....

Mit Vertrauensverrat zurechtkommen

Das gute Gefühl des sozialen Vertrauens führt manchmal zum schlechten Gefühl des verratenen Vertrauens. Da wir schlechte Gefühle meiden, treffen wir vorsichtige Entscheidungen dahingehend, wann wir Vertrauen schenken und wann wir Vertrauen verweigern. Primaten haben genügend Neuronen, um wählerisch bei ihren Freunden zu sein. Affen und Menschenaffen gehen individualisierte Beziehungen ein anstelle von Alles-oder-Nichts-Bindungen an eine Herde. Mit jeder sozialen

Interaktion bringen sie ihre Schaltkreise mit Oxytocin oder Cortisol auf den neuesten Stand. Über die Zeit hinweg wissen sie also, »wer ihre Freunde sind«, weil ihre Neurotransmitter auf »Individuum gut für ihr Überleben« oder »Individuum schlecht für ihr Überleben« reagieren.

Oxytocin und langfristige Bindungen

Monogamie ist selten in der Welt der Säugetiere, obwohl sie bei Arten mit hohem Oxytocinspiegel vorkommt. Die meisten Säugetiere fühlen sich eher mit futtersuchenden Partnern als mit Sexualpartnern verbunden. Vielleicht haben Sie gegenüber den Menschen, mit denen Sie zusammen essen und arbeiten, gemischte Gefühle. Eventuell vertrauen Sie ihnen nicht und fragen sich sogar, warum Sie sie dulden. Aber wenn Sie sie verlassen, sinkt Ihr Oxytocinspiegel, und Ihr Säugetiergehirn teilt Ihnen mit, dass etwas nicht stimmt.

Primaten, zu denen auch der Mensch gezählt wird, handeln stets soziale Bündnisse aus. Das können Sie leicht in Ihrem Alltag beobachten, wenn Sie mit Familienmitgliedern, Freunden, Arbeitskollegen oder Nachbarn zu tun haben. Vielleicht finden Sie es ärgerlich, wenn Sie das »Anbandeln« von Bündnissen bei anderen sehen. Aber wenn Sie selbst Unterstützung suchen, haben Sie vielleicht das Gefühl, als würden Sie versuchen zu überleben. Soziale Bündnisse verwandeln dank Oxytocin Gefühle von Bedrohung in Gefühle der Sicherheit.

Lernen Sie Serotonin kennen

Anerkannt zu sein, fühlt sich gut an, weil es Serotonin auslöst. Das gute Gefühl motiviert Sie, weitere Anerkennung zu suchen, und das begünstigt das Überleben. Sie haben vielleicht das sichere Gefühl, nicht auf diese

Weise zu denken, aber Sie sehen diese Dynamik leicht bei anderen. In der Tierwelt begünstigt das Erlangen von Anerkennung eindeutig die DNS eines Individuums. Tiere denken natürlich nicht an Gene. Sie versuchen, soziale Dominanz zu erlangen, weil Serotonin dafür sorgt, dass sich das gut anfühlt. Sie vermeiden Konflikte, weil diese mit Schmerz verbunden sind. Das Säugetiergehirn sucht stets nach Möglichkeiten, das gute Gefühl von Serotonin ohne das schlechte Gefühl von Schmerz zu genießen.

Die Verbindung zwischen Dominanz und Serotonin

Jede Säugetierart verfügt über Gesten, die Dominanz und Unterwerfung signalisieren. Eine dominante Geste signalisiert die Absicht, eine Gelegenheit zur Nahrungsaufnahme oder Paarung zu kontrollieren. Eine Geste der Unterwerfung schützt ein Individuum vor dem Schmerz einer Auseinandersetzung mit stärkeren Individuen. Tiere kämpfen nur, wenn beide Individuen glauben, stärker zu sein. Konflikte werden normalerweise vermieden, weil Tiere ihre relative Stärke sehr gut einschätzen können und das schwächere Individuum sich unterwirft, um Schmerzen zu verhindern.

In der Welt der Menschen wechseln wir im Verlauf jeden Tages fließend von der dominanten in die unterwürfige Position und zurück. Manchmal wahren wir den guten Ruf, indem wir die Führungsrolle übernehmen, und geben dagegen zu anderen Zeiten die Kontrolle ab. Man kann sagen, dass niemand ständig dominieren sollte, aber wenn Sie im Türrahmen zusammenstoßen und sagen: »Nach Ihnen« und der andere auch sagt: »Nach Ihnen«, muss jemand die Initiative ergreifen oder Sie bleiben auf ewig im Türrahmen stehen. Vielleicht gehen Sie als Letzter hindurch, weil Sie stärker darauf beharren, und fühlen sich deshalb überlegen. Das ist dann Ihr Säugetiergehirn, das nach Serotonin sucht.

Säugetiere streben nach der überlegenen Position, weil Serotonin dafür sorgt, dass sie sich gut anfühlt. Eine Studie zeigte dies. Dafür wurde ein Alphamännchen einer Herde Meerkatzen von seinen Artgenossen mittels eines Einwegspiegels getrennt. (Ein Alpha ist das Individuum, dem sich die Gruppenmitglieder routinemäßig fügen.) Der Alpha-Affe vollführte die Dominanzgesten, die für ihn typisch sind, aber seine tiefer gestellten Gefährten reagierten nicht mit den erwarteten Unterwerfungsgesten, weil ihnen der Einwegspiegel den Blick auf ihn verwehrte. Der Alpha wurde aufgeregt, und sein Serotoninspiegel sank. An jedem Tag, an dem das Experiment fortgeführt wurde, sank sein Serotoninspiegel immer weiter, und seine Erregung wuchs. Er benötigte ihre Unterwerfung, damit sein Serotoninspiegel gleich hoch blieb.

Serotonin und Überleben

Sämtliche Lebewesen produzieren Serotonin, sogar Amöben. Einzeller benutzen Serotonin auf eine Weise, die seltsam mit der unsrigen verwandt ist. Wir Menschen haben mehr Serotonin in unserem Verdauungssystem als in unserem Gehirn. Eine Amöbe ist zu klein, um über ein separates Verdauungs- und Nervensystem zu verfügen, also verwendet sie Serotonin auf doppelte Weise, die alles erklärt: Serotonin signalisiert dem Körper der Amöbe, sich auf Nahrung zuzubewegen und sich darauf vorzubereiten, sie zu verdauen. Der Mechanismus ist erstaunlich einfach. Eine Amöbe ist ständig auf Nahrungssuche und durchkämmt ihre Umgebung dabei nach Gefahr, indem sie winzige Mengen von Wasser durch ihre Zellmembran strömen lässt. Wenn die Wasserprobe eine hohe Konzentration an Fremdmaterial aufweist, interpretiert die Amöbe dies als Gefahr und windet sich richtungsmäßig davon weg. Wenn die Probe eine niedrige Konzentration an Fremdmaterial aufweist, nimmt die Amöbe dies als gute Gelegenheit zur Nahrungsaufnahme wahr und schüttet Serotonin aus. Das richtet ihren Schwanz aus, sodass sie direkt nach vorn schwimmt, und es schaltet ihre Verdauungssäfte ein. Serotonin ist das Gefühl, dass man sich gefahrlos voranbewegen und seine Bedürfnisse befriedigen kann.

Bei Säugetieren ist Serotonin das gute Gefühl, gefahrlosen Zugang zu Nahrung oder anderen Ressourcen zu haben. Die stärkeren Tiere einer Herde oder eines Rudels dominieren typischerweise bei Gelegenheiten zur Nahrungsaufnahme oder Paarung. Das steht vielleicht im Widerspruch zum eigenen Blick auf die scheinbar makellose Natur, aber die nähere Beobachtung zahlloser Arten zeigt, dass jede Art auf ihre eigene Weise um Ressourcen kämpft. Viel Zeit verwenden Tiere auf Kämpfe um Nahrung, auf Kämpfe um Gelegenheiten zur Paarung und darum, ihrem Nachwuchs in jeder Hinsicht einen Vorteil zu verschaffen. Menschen sind danach bestrebt, diese Impulse zu zügeln, aber wir haben ein Gehirn geerbt, das dafür sorgt, dass sich soziale Dominanz gut anfühlt. Wir sind beständig auf der Suche nach Möglichkeiten, das gute Gefühl von sozialer Bedeutung zu genießen, ohne das schlechte Gefühl eines Konflikts zu spüren.

Stellen Sie sich ein Ferkel aus einem Wurf von sechzehn Jungtieren vor, deren Mutter nur über zwölf Zitzen verfügt. Jedes Ferkel kämpft vom Augenblick der Geburt an um Nahrung. Komplizierte Entscheidungen sind hierbei erforderlich. Wenn ein Ferkel nicht kämpft, könnte es verhungern, aber wenn es zu heftig kämpft, könnte es bei der Auseinandersetzung mit seinen Geschwistern verletzt werden oder einfach mehr Energie verbrauchen, als es erhält. Serotonin hilft in diesem Fall einem Ferkel, genau das richtige Maß an Selbstbehauptung zu entwickeln. Jedes Mal, wenn ein Ferkel erfolgreich ein anderes dominiert hat, erhält es einen Serotoninschub. Der motiviert es, mehr von diesem guten Gefühl zu suchen, und die zusätzliche Nahrung hilft, dabei erfolgreich zu sein. Manchmal jedoch gelingt es ihm nicht, und sein Serotoninspiegel sinkt. Das motiviert es, nachzugeben und Energie zu bewahren. Serotonin fördert das Überleben, ob der Serotoninspiegel nun hoch oder niedrig ist, indem es den Energieverbrauch mit der Nahrungsaufnahme ausbalanciert.

Der Cortisolspiegel des Ferkels schießt in die Höhe, wenn es ernsthaft unterernährt ist. Das motiviert Aggression, die ihm dabei hilft, seine Nahrung zu erhalten. Aggression ist etwas anderes als soziale Dominanz, weil sich Cortisol schlecht anfühlt, während Serotonin ein gutes Gefühl hervorruft. Soziale Dominanz ist die ruhige, sichere Erwartung, dass man bekommt, was man braucht. Cortisol ist das Gefühl, dass etwas Schreckliches geschehen wird, wenn man nicht sogleich handelt.

Wenn ein Ferkel über zusätzliche Energie verfügt, ist es darum bemüht, eine Zitze zu beherrschen und die anderen Ferkel fernzuhalten. Hat es dabei Erfolg, sucht es nach einer besseren Zitze – eine, die näher am Herzen des Muttertiers liegt. Diese oberste Zitze enthält mehr Nährstoffe und mehr Wärme als die hinteren. Wissenschaftler sind sich in dieser Hinsicht nach wie vor uneins, aber Bauern haben das seit Jahrhunderten beobachtet.

Das Muttertier mischt sich in diesen Konflikt nicht ein, und bis sie ein paar Tage alt sind, haben die Geschwister das Problem unter sich gelöst. Jedes Ferkel lernt aus der Erfahrung von Freude und Schmerz. Jedes Gehirn baut Erwartungen auf, die ihm sagen, wann es weitermachen soll, um seine Bedürfnisse zu befriedigen, und wann es sich zurückhalten soll, um Schmerz zu vermeiden. Bald werden die Ferkel selbst auf Futtersuche gehen und dann mit dem Kampf um Gelegenheiten zur Paarung beginnen.

Konflikte innerhalb der Gruppe

Jedes Gehirn verlangt es nach dem guten Gefühl von Serotonin, aber das lässt sich leichter in anderen erkennen als in sich selbst. Es geht nicht darum, dass Sie sich zur besten Zitze vorkämpfen sollen. Es geht darum, dass Ihr Gehirn ständig Ihren Zugang zu Ressourcen überwacht. Wenn der Zugang sicher erscheint, fühlen Sie sich für einen Augenblick gut, und dann suchen Sie nach Möglichkeiten, ihn noch sicherer zu machen. Es verärgert Sie vielleicht, wenn Sie andere beim Versuch sehen, ihre Position zu sichern. Aber wenn Sie selbst so handeln, denken Sie wahrscheinlich: »Ich versuche bloß zu überleben.«

Die Sicherung von Ressourcen ist eine knifflige Angelegenheit für Wesen, die in Gruppen zusammenleben. Ein einzelnes Reptil kann sich einfach auf die Nahrung stürzen, ohne sich um andere zu kümmern. Wenn ein Säugetier, das in einer Gruppe lebt, sich auf Nahrung stürzt, könnte es auf ein größeres, stärkeres Individuum treffen, das es angreifen würde. Daher ist der Impuls, sich mit anderen zu messen und zu entscheiden, ob man stärker oder schwächer ist, drängender, als der

Impuls zu fressen. Wenn ein Säugetier erkennt, dass es schwächer ist, hält es sich zurück, bis das andere stärkere Tier gefressen hat. Wenn ein Säugetier erkennt, dass es stärker ist, steigt sein Serotoninspiegel und es stürzt sich auf die Nahrung.

Ich will damit nicht sagen, dass wir die Schwachen dominieren sollen. Ich will damit sagen, dass wir unseren eigenen evolutionären Drang erkennen sollten, soziale Vergleiche anzustellen und uns selbst an die Spitze zu setzen. Junge Säugetiere lernen rasch, dass stärkere Individuen sie beißen, wenn sie ihnen bei der Suche nach wünschenswerter Nahrung im Weg stehen. Den Schmerz, wenn es gebissen wird, vernetzt ein Jungtier dahingehend, dass es sich zurückhält. Sie können es »Kooperation« nennen, wenn Sie ein Tier sehen, das sich zurückhält; aber das Tier möchte nur seine Chance erhalten, später zu fressen und sich zu vermehren. Es redet nicht von Kooperation. Es sucht nach gefahrlosen Möglichkeiten, um sein Ziel zu erreichen.

Männliche und weibliche Überlebensstrategien

Jedes Geschlecht sucht Dominanz auf eine Weise, die seine DNS am besten begünstigt. Bei den meisten Arten kümmern sich die weiblichen Mitglieder intensiv um jeden Nachwuchs, sodass die Überlebenschancen ihrer Jungen vergrößert werden – ihren Genen ist so am besten gedient. Dem Fortpflanzungserfolg eines Männchens ist oft durch eine maximale Anzahl an Paarungsgelegenheiten gedient. Innerhalb dieser Strategien dominieren und unterwerfen sich beide Geschlechter, um ihre Bedürfnisse zu befriedigen.

Tiere können kein Geld für schlechte Tage sparen. Die einzige Möglichkeit, wie sie etwas für die Zukunft »beiseitelegen« können, besteht darin, die zusätzliche Energie des einen Tages in soziale Macht zu investieren, die ihnen helfen kann, den nächsten Tag zu überleben.

Deswegen hat jede Säugetierherde oder jedes Rudel seine Hierarchie. Die Organisation erfolgt natürlich nicht bewusst. Jedes Individuum erinnert sich einfach daran, wen es fürchten muss und wem es vertrauen kann, dann entsteht die Hierarchie organisch.

Cortisol sagt beispielsweise einem Säugetier, dass es sich im Kampf mit einem stärkeren Gruppenmitglied ducken soll. Serotonin sagt einem Säugetier, dass seine Brust vor Stolz anschwellen soll (oder mit Luft, je nachdem, wie man es betrachtet), wenn es stark genug ist, um Anerkennung zu bekommen und seine Bedürfnisse zu befriedigen.

Eine Kuh, die sich in die Mitte der Herde drängt, ist sicherer vor Raubtieren als eine Kuh ganz am Rand der Herde. Die drängelnde Kuh verbessert ihre Chancen, zu überleben, sich zu vermehren und ihr Junges am Leben zu erhalten. Bullen meiden typischerweise die Herde bis zur Paarungszeit, und dann kämpfen sie wild mit anderen Männchen um den Zugang. Der dominanteste Bulle drängt sich zur Mitte der Herde, wo er auf die dominantesten Kühe trifft und sie besamt. Bei jeder Art begünstigt soziale Dominanz den Erfolg der Fortpflanzung auf die eine oder andere Weise. Ich befürworte ein solches Verhalten nicht, sondern erkenne einfach die menschliche Anregung an, sich gut zu fühlen, während man Konflikte vermeidet.

Sind Tiere tatsächlich selbstlos?

Sie haben vielleicht von der Meinung gehört, dass Tiere altruistisch seien. Es besteht ein Bedürfnis nach Beweisen dafür, dass die Natur gut ist, und Wissenschaftler neigen dazu, »Studien« zu unterstützen, die diesem Bedürfnis entsprechen. Im Namen der Wissenschaft sind Hunderte von Versuchen unternommen worden, und es wurde von Beispielen berichtet, die als altruistisch aufgefasst werden können. Die Illusion eines tierischen Altruismus beruht oft auf höchst künstlichen Laborszenarien. In der Wildnis werden Tiere Jungtieren, die es gewagt haben, zuerst nach Futter zu greifen, das Futter aus dem Maul wegschnappen, aber das kommt in den Nachrichten nicht vor. In der Tierwelt erhalten männliche Tiere mit höherem Status generell mehr Gelegenheit zur Paarung. Weibliche Tiere mit höherem Status sind tendenziell fruchtbarer, und ihre Jungen haben höhere Überlebensraten. Gehirne, die soziale Dominanz suchen, werden weitervererbt. Wir stammen von ihnen ab.

Zugleich streben wir nach sozialem Vertrauen, um Oxytocin zu stimulieren. Unser Gehirn ist stets auf der Suche nach Möglichkeiten, Serotonin zu genießen, ohne Oxytocin zu verlieren oder den Cortisolspiegel zu erhöhen. Wenn zum Beispiel Ihre Bemerkung in einer Besprechung Anerkennung erfährt, fühlt sich das gut für Sie an. Wenn Sie allerdings die Besprechung dominieren, könnte das für Sie mit einer Art Schmerz enden. Aber jede Erfahrung von Schmerz oder Lust baut Verbindungen auf, die Sie dabei unterstützen herauszubekommen, wie Sie sich gut fühlen und überleben können. Ihr Gehirn versucht dabei ständig, Anerkennung mittels der Schaltkreise zu erhalten, über die Sie verfügen. (Das ist das Thema meines Buchs: *I, Mammal: Why Your Brain Links Status and Happiness [Ich, Säugetier: Warum Ihr Gehirn Status mit Glück verbindet]).*

ÜBUNG: WANN SPÜREN SIE SEROTONIN?

Serotonin ist das Gefühl, wichtig zu sein. Wir sehen, wie sehr es anderen gefällt, sich wichtig zu fühlen, aber wir hassen es, so etwas in uns selbst zu spüren. Doch wir sollten wissen, dass unser Gehirn von Natur aus darauf ausgerichtet ist, nach sozialer Dominanz zu streben, weil Gehirne, die das taten, sich in der Evolution durchgesetzt haben. Wir streben danach, Konflikte zu vermeiden, weil Aggression unsere Gene auslöschen kann. Also berechnet das Säugetiergehirn unentwegt soziale Daten, und wenn es eine gefahrlose Art und Weise entdeckt, sich selbst zu behaupten, belohnt es uns mit Serotonin.

Ein großer menschlicher Kortex versucht, Serotonin mit Abstraktionen statt mit Konfrontationen »einer gegen den anderen« zu stimulieren, wie zum Beispiel »Stolz«, »Zuversicht« oder »Selbstachtung«. Das fühlt sich gut an ... selbst wenn Sie es nur ungern zugeben.

Den eigenen säugetierhaften Drang nach Serotonin zu bemerken, ist eine wertvolle Fähigkeit. Üben Sie das, indem Sie nach Folgendem suchen:

Jemand, den Sie nicht mögen, will wichtig sein.

....

....

....

Jemand, den Sie mögen, will wichtig sein.

....

....

....

Einen Augenblick, in dem Sie sich anerkannt fühlen.

....

....

....

Einen Augenblick, in dem Sie bei einem Wettstreit im Vorteil sind.

....

....

....

Alles ist relativ

Ihre vergangenen Erfahrungen mit Serotonin haben Schaltkreise aufgebaut, die Ihre gegenwärtigen Erwartungen prägen. Wenn Sie allzu hohe Erwartungen an sich haben, beispielsweise der »Master of the

Universe« zu sein, werden Sie vielleicht die meiste Zeit enttäuscht sein. Objektiv gesehen können Sie ein gutes Leben führen, wenn Sie allerdings ständig Bewunderung von anderen erwarten, werden Sie letztlich enttäuscht. Ein Mensch, der seine Sicht auf das Leben anders gewichtet, fühlt sich dagegen befriedigt durch die Anerkennung, die er von der Welt erhält, und erfreut sich des ruhigen, sicheren Gefühls von Serotonin.

Soziale Dominanz ist nicht unbedingt mit sozioökonomischem Status gleichzusetzen. Ein Mensch, der Nummer 3 auf der Liste der Milliardäre der Welt ist, hat vielleicht das Gefühl, sein Überleben sei bedroht, wenn er auf Platz 4 zurückfällt. Im Gegensatz hierzu kann ein Mensch mit geringem sozioökonomischem Status die Menschen in seiner Umgebung stark dominieren und sich gut dabei fühlen.

Viele Strategien zur sozialen Dominanz stehen in keiner Beziehung zu formellem Wohlstand und Status. Das äußere Erscheinungsbild ist dafür ein gutes Beispiel. Der eine Mensch fühlt sich vielleicht wegen seines Äußeren anerkannt, während der andere sich nicht anerkannt fühlt, selbst wenn die beiden genau gleich aussehen. Unsere Neurotransmitter hängen von den Erwartungs-Schaltkreisen ab, die wir aufgebaut haben.

Antidepressiva sind dafür bekannt, den Serotoninspiegel im Gehirn anzuheben. Bei der Einführung von Antidepressiva hatte man die Funktion des Serotonins noch nicht verstanden, ähnlich wie beim Aspirin, das in Gebrauch war, bevor jemand wusste, wie es wirkte. Man hatte damals den Eindruck, dass durch die Einnahme der Antidepressiva ein »korrekter Serotoninspiegel« hervorgerufen werden konnte, der einen Menschen glücklicher macht, und zwar unabhängig von seinen Gedanken und Gefühlen.

Wir stehen erst am Anfang davon, die Verbindung zwischen Serotonin und Glück zu verstehen. Tiere bieten Einblick in unsere neurochemisch bewirkten Hochs und Tiefs, aber diese Einblicke sind beunruhigend. Der Drang nach Dominanz von Säugetieren ist kein Rezept für Glück, aber er ist ein Fenster zur Macht der Selbstachtung.

Jedes Glückshormon schaltet einen bestimmten Grund zum Überleben ein und schaltet ihn dann wieder ab, also ist es an der Zeit, Sie auf eine weitere Möglichkeit zum Überleben aufmerksam zu machen: Stresshormone sind während eines »Glücksschwalls« wenig auffällig, aber sie bekommen unsere Aufmerksamkeit, wenn der Schwall vorüber ist. Es wäre schön, wenn man Stresshormone ausschalten könnte, aber im folgenden Kapitel wird erklärt, warum sie bleiben sollten.

3

Warum Ihr Gehirn das Gefühl des Unglücklichseins erzeugt

Stresshormone sind das Alarmsystem der Natur

Wenn Sie eine Eidechse sehen, die in der Sonne badet, könnten Sie glauben, sie stelle ein Bild der Gelassenheit dar. In Wahrheit jedoch versucht diese Eidechse gerade, dem Tod zu entgehen. Kaltblütige Reptilien sterben an Unterkühlung, wenn sie sich nicht oft sonnen; aber wenn sie draußen in der Sonne sind, riskieren sie, bei lebendigem Leib von einem Räuber gefressen zu werden. Also wechselt eine Eidechse beständig zwischen den tödlichen Bedrohungen in der Sonne und im Schatten hin und her. Sie trifft diese Entscheidungen, indem sie buchstäblich vor ihren schlechten Gefühlen davonrennt.

Sie läuft in die Sonne, wenn ein Absinken der Körpertemperatur ihren Cortisolspiegel ansteigen lässt. Sobald sie der Sonne ausgesetzt und damit gut sichtbar ist, checkt sie ständig die Umgebung nach Raubtieren ab und rennt beim leisesten Anzeichen von Gefahr davon. Sie hat keinen Spaß. Aber sie überlebt, weil ihr Gehirn geschickt die eine Bedrohung gegen die andere abzuwägen vermag.

Der menschliche Gehirnstamm und das Kleinhirn sind dem Reptiliengehirn auf unheimliche Weise ähnlich. Die Natur passt alte Teile lieber an, statt von vorn anzufangen. Wir verwenden unser Reptiliengehirn nach wie vor für die Aufgaben, für die es gut geeignet ist, wie metabolisches Gleichgewicht herstellen und auf möglichen Schaden aufmerksam machen. Säugetiere haben dem Reptiliengehirn eine Schicht übergestülpt, die soziales Leben ermöglicht, und Menschen haben eine Schicht hinzugefügt, die Muster aus der Vergangenheit, Gegenwart und Zukunft miteinander vergleicht. Ihr Reptiliengehirn liegt dort, wo diese höheren Schichten und ihr Körper sich kreuzen, also ist es nicht überraschend, dass Sie Muster in der sozialen Welt finden, die in Ihrem Körper das Gefühl von Bedrohung hervorrufen. Viele Menschen fühlen sich am Ende mehr bedroht, als es ihnen gefällt, also ist es hilfreich zu wissen, wie dieser Bedrohungsdetektor funktioniert.

Wie Cortisol funktioniert

Cortisol ist das Notrufsystem unseres Körpers. Corticoide werden von Reptilien, Amphibien, Fischen und sogar Würmern produziert, wenn sie auf lebensbedrohliche Situationen treffen. Sie erzeugen das Gefühl, das wir Menschen »Schmerz« nennen. Schmerz erregt unsere Aufmerksamkeit. Er fühlt sich schlecht an, weil wir dann unsere Aufmerksamkeit darauf konzentrieren können, alles Erforderliche zu unternehmen, damit er aufhört. Das Gehirn ist bemüht, Schmerz dadurch zu vermeiden, dass es die Schmerzerfahrung in allen Einzelheiten abspeichert, sodass wir wissen, worauf wir in Zukunft achten sollen. Wenn Sie etwas sehen, was mit vergangenem Schmerz assoziiert ist, fließt Ihr Cortisol, damit Sie rechtzeitig etwas unternehmen können, um zukünftigen Schmerz zu vermeiden. Ein großes Gehirn kann viele Assoziationen erzeugen, also kann es viele mögliche Ursachen des Schmerzes vorausahnen.

Wenn der Cortisonspiegel schnell ansteigt, nennen wir das »Angst«, wenn das Cortisol nur tröpfelt, sprechen wir von »Besorgnis« oder »Stress«. Diese schlechten Gefühle teilen Ihnen mit, dass Schmerz kommen wird, wenn Sie nicht rasch etwas unternehmen. Ihr Reptiliengehirn kann nicht sagen, warum es das Cortisol ausschüttet. Es fließt einfach nur elektrischer Strom einen Pfad hinab. Wenn Sie verstehen, wie das geschieht, können Sie leichter zwischen innerem Alarm und äußeren Bedrohungen unterscheiden.

Vielleicht glauben Sie, dass Sie frei von Cortisol wären, wenn die Welt in einem besseren Zustand wäre. Aber Ihr Gehirn sieht in jeder Enttäuschung eine Bedrohung, und diese Reaktion hat ihren Wert. Wenn Sie zum Beispiel meilenweit gehen, um Wasser zu bekommen, und bemerken, dass Sie auf dem falschen Weg sind, bewahrt Sie eine Woge des schlechten Gefühls davor, auf dem falschen Weg weiterzugehen. Sie können nicht die ganze Zeit über richtige Prognosen treffen, also wird Ihr Cortisol immer eine Aufgabe haben. Ihr Cortisol zu verstehen, hilft Ihnen dabei, Ihren Frieden mit der Welt zu schließen.

Cortisol vernetzt sich mit allem, was dem Schmerz vorausgeht

Der sensorische Input, den Sie kurz vor dem Augenblick des Schmerzes erfahren, ist aus der Perspektive des Überlebens eine wesentliche Information. Er ermöglicht Ihnen, das Problem zu erkennen, bevor es eintritt. Das Gehirn speichert solche Informationen ohne bewusste Anstrengung oder Absicht, weil sensorische Inputs einen Moment lang elektrisch aktiv bleiben, bevor sie erlöschen. Dieses »Puffer-Gedächtnis« erlaubt Schmerz-Schaltkreisen, die Ereignisse in sich aufzunehmen, die dem Schmerz vorausgegangen waren. Es ermöglicht Lebewesen, potenzielle Bedrohungen zu entdecken, ohne sie rational analysieren zu müssen.

Manchmal vernetzt sich das Gehirn auf eine Weise, sodass sonderbare Assoziationen zwischen dem Eintreten des Schmerzes und den Augenblicken vor dem Schmerz entstehen. So gab es zum Beispiel ein Mädchen, das in Panik geriet, wenn sie Gelächter hörte. Das Mädchen hatte einen Autounfall überlebt, bei dem einige ihrer Freundinnen umgekommen waren. Sie erwachte aus dem Koma ohne Erinnerung an den Unfall und hatte seitdem Panikattacken beim Geräusch von Gelächter. Ein Therapeut half ihr, sich daran zu erinnern, dass sie im Augenblick des Aufpralls hinten im Wagen gelacht und gefeiert hatte. Ihr Reptiliengehirn verband den Schmerz des Unfalls mit dem Gelächter, das sie in diesem Moment gehört hatte. Natürlich wusste ihr Kortex, dass Gelächter den Unfall nicht verursacht hatte. Aber große Mengen an Schmerz erzeugen große Cortisol-Schaltkreise, bevor sie der Kortex filtern und formen kann. Wenn das Mädchen Gelächter hört, löst ihr Cortisol-Schaltkreis ein dringendes Bedürfnis aus, etwas zu tun, um den Schmerz zu vermeiden, aber sie weiß nicht, was sie tun soll.

Dieses merkwürdige Gefühl von Gefahr begünstigt das Überleben auf erstaunliche Weise. Stellen Sie sich eine Eidechse vor, die von einem Adler gepackt wird. Die Klauen, die sich ihr in die Seite bohren, lösen Cortisol aus, was sämtliche in diesem Moment aktiven Neuronen verschweißt. Darin ist auch alle Information, was *vor* dem Schmerz geschehen ist, weil die elektrische Aktivität ein paar Augenblicke lang dauert. Ein präzises Frühwarnsystem wird so mühelos aufgebaut. Der Geruch eines Adlers, wenn er herabschießt, und die jähe Dunkelheit, die der Adler verursacht, indem er das Sonnenlicht verdeckt, sind jetzt mit dem Cortisol der Eidechse verbunden. Wenn es ihr gelingt, sich zu befreien und zu überleben, wird sie einen sehr effektiven neuen Schaltkreis haben. Daher ermöglichen Cortisol-Schaltkreise einem Reptil, dem Tod zu entgehen, ohne tatsächlich »zu wissen«, was der Tod ist, oder sogar, was ein Adler ist.

Das Schmerzgedächtnis hat einen Sinn

Schmerz vernetzt uns mit Warnhinweisen. Wenn es ein großer Schmerz ist, stellen wir vielleicht große warnende Vernetzungen her, die das Etikett »Phobien« oder »posttraumatischer Stress« aufgeklebt bekommen. Geringerer Schmerz stellt kleinere warnende Vernetzungen her, die nicht immer sinnvoll erscheinen. Es wäre schön, wenn wir einfach eine Vernetzung zerstören könnten, die schlechte Voraussagen trifft. Aber es gibt einen guten Überlebensgrund, warum wir das nicht können.

Stellen Sie sich vor, Ihr Vorfahr beobachtet, wie jemand stirbt, nachdem er eine giftige Beere gegessen hat. Sein Cortisolspiegel würde ansteigen, und er würde sich für immer an diese Beere erinnern. Jahre später, an einem Tag, wenn er sehr hungrig ist, wäre er in der Lage, dem Drang zu widerstehen, diese Beere zu essen. Ihr Vorfahr hat überlebt, weil seine Cortisolnetzwerke überdauert haben.

Überleben in der Gegenwart im Vergleich zu unseren Vorfahren

Ihre Cortisolnetzwerke überdauern und erzeugen Leben-oder-Tod-Gefühle, die sich schwer sinnvoll einordnen lassen. Sie wissen, dass Sie eigentlich nicht sterben, wenn Sie die ersehnte Beförderung nicht bekommen oder wenn jemand Sie auf dem Spielplatz an den Haaren zieht. Sie wissen, dass Sie nicht sterben, wenn vor dem Postschalter eine lange Schlange steht oder Sie beim Parken einen Strafzettel erhalten. Aber Ihre Neurotransmitter entwickelten sich, um Ihnen ein Gefühl von lebensbedrohlicher Dringlichkeit zu verschaffen, wenn Sie sich einem Rückschlag gegenübersehen.

Man gibt oft dem modernen Leben die Schuld an diesem Gefühl, obwohl unsere Vorfahren mit wesentlich brutaleren Herausforderungen für das Überleben zurechtkommen mussten. Wenn Sie in der Vergangenheit gelebt hätten, so hätte Ungeziefer Ihr Haus, Ihre Nahrungsmittel und Ihr Trinkwasser verseucht. Die meiste Zeit hätten Sie Geschwüre auf der Haut gehabt. Sie hätten gesehen, wie Geschwister sterben. Ihre Nachbarn hätten Sie überfallen, vergewaltigt und ausgeraubt. Sie hätten nicht die Freiheit gehabt, sich Ihren Geschlechtspartner auszusuchen. Cortisol hätte Ihnen oft dieses Gefühl von »Tu etwas!« verschafft, und Ihnen hätte nicht immer eine Möglichkeit zur Verfügung gestanden, es abzuschalten.

Cortisol erzeugt den Glauben, dass das Leben heutzutage schlimmer sei. Wenn Sie sich beispielsweise wegen einer Eignungsprüfung oder darum Sorgen machen, dass Sie zu fett sind, erzeugt Cortisol das körperliche Gefühl unmittelbar bevorstehender Auslöschung. Wenn Sie an die Bedrohungen denken, denen sich Ihre Vorfahren gegenüber sahen, wird keinerlei bedrohliches Gefühl durch Cortisol ausgelöst, weil nur die direkte Erfahrung Cortisolnetzwerke ausbaut – und Sie teilen wenig direkte Erfahrungen mit Ihren Vorfahren.

Menschen, die Ihnen erzählen, das Leben heutzutage sei schrecklich, bestätigen Ihre Gefühle von Bedrohung. Es fällt ihnen vielleicht schwer zu glauben, dass Ihre Gefühle von Bedrohung lediglich von kleinen Ärgernissen hervorgerufen werden. Sie suchen unentwegt nach Beweisen für größere Bedrohungen, und viele Menschen werden Ihnen solche Beweise liefern. Wenn Sie sich die Nachrichten ansehen oder politische Reden hören, werden Sie bald sicher sein, dass die Welt am Rande des Zusammenbruchs steht. Die Welt bricht jedoch nicht zusammen, aber darüber freuen Sie sich nicht, weil die Nachrichten

Ihre Aufmerksamkeit sofort auf neue Anzeichen für Katastrophen lenken. Dann fühlen Sie sich noch schlechter, aber Sie haben Angst davor, nicht mehr hinzusehen, weil Sie dann mit Ihren Gefühlen von Bedrohung alleingelassen werden.

Unterschiede zwischen den Generationen

Oft zweifeln wir gerne die Ängste unserer Vorfahren an. Wir könnten uns beispielsweise vorstellen, wie unser Vorfahr heroisch diese Beere, nach deren Genuss jemand zuvor gestorben ist, isst und so beweist, dass sie die ganze Zeit über harmlos war. Das Leben wäre einfach, wenn alte Warnungen immer falsch und die Warnungen unserer Freunde immer wahr wären. Leider ist die Welt jedoch etwas komplizierter, und ein Mensch, der jedes Mal, wenn er hungrig war, Warnungen vor giftigen Beeren ignoriert hätte, wäre gestorben und seine Gene wären dahin. Unsere Gene stammen von Menschen, die sich an ihren gesammelten Erfahrungen ausgerichtet hatten. Dieser Mechanismus mag mangelhaft erscheinen, aber er ist effizienter, als von Geburt an fest vernetzt zu sein. Wir lernen aus Erfahrung, statt so geboren zu werden, dass wir alles fürchten, was unsere Vorfahren bedroht hat. Jede menschliche Generation kann etwas über Gefahren aus den eigenen Cortisolschüben lernen. Wir lernen auch von unseren Eltern etwas über die Gefahren, aber jede Generation neigt dazu, sich über die Ängste der Eltern lustig zu machen und ihre eigenen Ängste aufzubauen.

Ich habe das auf bedrückende Weise gelernt. Meine Mutter erzählte mir einmal, dass sie die ganze Nacht über wegen der Befürchtung wach gelegen hatte, dass die Milch sauer werden würde, weil sie sie auf der Anrichte vergessen hatte. Ich amüsierte mich über ihre Furcht. Aber nach ihrem Tod ging mir auf, dass sie als Kind hungrig geblieben wäre, wenn sie die Milch draußen stehen gelassen hätte. Ihre drei Schwestern wären ebenfalls hungrig geblieben, weil sie dafür verantwortlich war, ihnen zu essen zu geben, als sie selbst erst ein Kind gewesen war. Echter Schmerz baute Verbindungen in ihrem Gehirn auf, die dort immer vorhanden blieben.

Ich wünsche mir, ich hätte das verstanden, als sie noch lebte. Das Beste, was ich tun kann, ist, mich über die Fähigkeit meines Gehirns zu freuen, aus meiner eigenen Erfahrung zu lernen. Die Ängste meiner Mutter waren Teil meiner Erfahrung wegen der Spiegelneuronen. Ich musste dank ihrer Ängste nicht dadurch lernen, dass ich im Straßenverkehr spielte und giftige Beeren aß. Ich baute meinen eigenen Bedrohungsdetektor auf, und vielleicht hat er seine eigenen Macken.

Fortschreibung aus Erfahrungen

Das menschliche Gehirn verallgemeinert anhand von Schmerz aus der Vergangenheit. Manchmal reagieren wir über, aber es erginge uns schlimmer, wenn wir nicht aus Schmerz lernen würden. Quallen beispielsweise verallgemeinern nicht so wie Menschen. Wenn sie sich ein Tentakel auf einer heißen Herdplatte verbrennen, werden sie die Platte mit den anderen Tentakeln trotzdem berühren. Das menschliche Gehirn hingegen ist eine zentrale Dokumentationsstelle, die erlebten Schmerz mit möglichem zukünftigem Schmerz verbindet. Wir Menschen erwarten Bedrohungen sogar so »effektiv«, dass wir uns den Kopf über statistische Berechnungen zerbrechen, die besagen, dass einer von zehn Millionen Menschen in zwanzig Jahren geschädigt werden wird. Wir fühlen uns bedroht, wenn der Chef seine Augenbraue einen Millimeter hebt. Es ist schwer, gut darin zu sein, Schmerz im Voraus zu erkennen.

ÜBUNG: IHRE PERSÖNLICHE ALARMGLOCKE

Alles, was in Ihrer Vergangenheit Cortisol ausgelöst hat, legte neuronale Pfade an, die Sie heute warnen, damit Sie Schaden abwenden können. Sie können es Stress, Besorgnis, Angst oder Panik nennen, je nach Intensität. Cortisol verursacht in Ihnen das Gefühl, als würde gleich etwas Schreckliches geschehen, wenn Sie nicht sofort etwas unternehmen. Es ist nicht leicht herauszufinden, was es anschaltet, weil es nur elektrischer Strom ist, der eine gut entwickelte Kette von Neuronen entlangfließt. Aber wenn Sie genau auf Ihre schlechten Gefühle achten, können Sie Muster entdecken. Das hilft dabei, neue Entscheidungen hinsichtlich der Vermeidung von Schäden zu treffen, statt einfach mit den alten Informationen weiterzumachen. Schlechte Gefühle können immer noch auftreten, weil die Pfade nach wie vor vorhanden sind. Aber wenn Sie wissen, dass es alte Reaktionen auf eine alte Bedrohung sind, hören Sie auf, nach Beweisen zu suchen, um sie weiter zu nähren, also geht das Gefühl einfach vorüber. Erforschen Sie Ihre Gefühle von Bedrohung und entdecken Sie Beispiele für:

ein Gefühl von Bedrohung, das in das Muster der Bedrohungen während Ihrer Pubertät passt

....

....

....

ein Gefühl von Bedrohung, das in das Muster der Bedrohungen während Ihrer frühen Kindheit passt

....

....

....

ein Gefühl von Bedrohung, das in das Muster eines elterlichen Gefühls von Bedrohung passt

....

....

....

ein Gefühl von Bedrohung, das in das Muster von Bedrohungen passt, die Sie an Ihr soziales Netzwerk bindet

....

....

....

Sozialer Schmerz und das Säugetiergehirn

Säugetiere lindern das Gefühl unmittelbarer Bedrohung dadurch, dass sie sich in Gruppen zusammentun. Der Zusammenschluss in Herden macht es für das einzelne Tier leichter, sich zu entspannen, während es auf Gefahren achtet. Das Herdenverhalten hat heutzutage einen schlechten Beigeschmack, aber die Mathematik beweist, dass die Sicherheit durch eine große Anzahl das Überleben besser fördert als der Jedes-Reptil-für-sich-allein-Lebensstil. Säugetiere haben eine höhere Lebenserwartung als die meisten anderen Arten, und ihre Nachkommen haben ebenfalls höhere Überlebensraten. Aber in der Welt der Säugetiere ist nicht alles Friede, Freude, Eierkuchen. Soziale Gruppen lösen schlechte Gefühle ebenso aus wie gute Gefühle. Wenn das Gehirn an das Leben in der Gruppe angepasst ist, entwickelt sich eine neue Art von Unglücksgefühlen: sozialer Schmerz.

Soziale Isolation ist in freier Natur eine Bedrohung für das Überleben. Sie erzeugt sozialen Schmerz, um uns vor einer Bedrohung unserer sozialen Bindungen ebenso zu warnen, wie uns körperlicher Schmerz vor einer Bedrohung unseres Körpers warnt. Wenn Sie Bilder von Herdentieren sehen, glauben Sie vielleicht, dass die Tiere einen guten Sinn für Solidarität haben. Aber wenn Sie näher hinschauen, entdecken Sie, dass jedes einzelne Gehirn darum kämpft, einen sicheren Platz zu finden.

Stellen Sie sich vor, Sie seien ein Gnu, das zusammen mit seiner Herde auf der Suche nach einer grüneren Weide ist. Wenn Sie einen Fluss erreichen, befürchten Sie vielleicht Schmerz durch ein Krokodil, wenn Sie allein hineinspringen, also bleiben Sie stehen und beobachten, was andere tun. Während Sie diese Situation analysieren, baut sich die Herde hinter Ihnen auf, und Sie befürchten, dass sie Sie hineinstößt. Das wäre sogar noch gefährlicher, also treffen Sie eine ganz rasche Entscheidung. Wenn Sie springen, springen andere schnell mit Ihnen hinein – und die Krokodile fressen die Nachzügler. Sie spüren Schmerz durch Hufe und Hörner rings um Sie her. – Diese sozialen Komplikationen sind nicht so offensichtlich, wenn Sie einen Film von Gnus anschauen, die majestätisch in einen Fluss springen. Dort sieht es so aus, als wäre das eine mühelose Sache.

Wir Menschen schätzen unsere Individualität und folgen nicht einfach der Menge. Aber wenn wir uns von der Gruppe entfernen, überraschen uns häufig heftige Cortisolschübe. Unser Gehirn ist eben geerbt von Wesen, die zum Überleben ihre Gruppenmitglieder überwacht haben. Kreaturen, denen die Gruppe gleichgültig ist, wurden aus dem Genpool gelöscht, und ein Gehirn, das soziale Dynamiken überwacht, wurde ausgewählt.

Tiere mit größeren Gehirnen haben größere soziale Hochs und Tiefs. Säugetiere mit kleinem Gehirn neigen dazu, einander ein einziges Mal einzuschätzen und eine dauerhafte Vernetzung aufzubauen. Primaten verfügen über ausreichend Neuronen, um ihre Gefühle füreinander immer wieder zu aktualisieren.

Was sind Spiegelneuronen?

Primaten verfügen über spezielle Neuronen, die soziale Bindungen erleichtern. Diese Spiegelneuronen werden aktiviert, wenn ein Individuum das Verhalten anderer beobachtet. Forscher entdeckten die Spiegelneuronen durch Zufall. Sie studierten die elektrische Aktivität in einem Affenhirn, während das Tier nach einer Erdnuss griff. Nach Ende des Experiments hob ein Forscher die Erdnuss auf, um sie wegzulegen. Zu seinem Erstaunen zeigte das Affengehirn dasselbe elektrische Muster, das zu beobachten war, wenn der Affe die Erdnuss selbst aufhob. Das Beobachten einer Handlung stimuliert denselben neuronalen Pfad wie das Ausführen der Handlung.

Wir spiegeln nicht alles, was wir bei anderen sehen. Spiegelneuronen feuern nur dann, wenn wir jemanden beobachten, der eine Belohnung erhält oder sich einer Bedrohung gegenüber sieht. Das Feuern geschieht wesentlich schwächer, als wenn man eine Handlung selbst ausführt. Aber wenn wir wiederholt einen anderen Menschen beobachten, der eine Belohnung erhält oder sich einer Gefahr gegenüber sieht, bauen sich Verbindungen auf. Sie vernetzen sich bei uns, um selbst die Belohnung zu bekommen oder die Gefahr so zu meiden, wie wir es gesehen haben. Die Untersuchungen darüber stecken noch in den Kinderschuhen, aber man weiß schon jetzt, dass Singvögel über Spiegelneuronen verfügen und sie Lieder lernen, indem sie anderen zuhören.

Die zusätzliche Dimension von Empathie

Spiegelneuronen erlauben uns, den Schmerz anderer Menschen zu empfinden. Das hat einen Vorteil, wie oft von Empathieforschern behauptet wird, aber es hat auch seinen Preis. Wir können dadurch so vernetzt werden, dass wir leiden, wenn wir von leidenden Menschen umgeben sind. Selbst wenn wir ein gutes Leben haben, legt Spiegeln einen Pfad zu unserem Cortisol an. Sobald unser körperliches Gefühl einer Bedrohung eingeschaltet ist, sucht unser Kortex nach Beweisen für eine Bedrohung. Er wird Beweise finden, weil dies das Gefühl von »Tu etwas!« lindert.

Soziale Gruppen bauen einen gemeinsamen Sinn für Bedrohungen auf. Wenn sich Ihre soziale Gruppe bedroht fühlt, bemerken Sie es. Es steht Ihnen frei, den Alarm in Ihrem eigenen Bewusstsein abzutun. Aber Ihre Gruppenmitglieder erwarten vielleicht von Ihnen, dass Sie mit ihren Gehirnmustern mitfühlen. Tun Sie es nicht, könnten Ihre sozialen Bindungen bedroht sein. Ihre Gruppenmitglieder kommen vielleicht zu dem Entschluss, dass Sie »keiner von ihnen« sind. Womöglich sehen sie sogar in Ihnen die Bedrohung. – Es ist nicht leicht, ein Primat zu sein!

Gruppe kontra Individualität

Wir alle sehen uns ständig mit der Entscheidung konfrontiert, entweder allein vorzugehen oder das zu tun, was erforderlich ist, um bei einer Gruppe zu bleiben. Bewusst glauben wir nicht, dass wir ohne soziale Unterstützung sterben werden, aber die neurochemische Reaktion auf diese Aussicht ist überraschend stark. Wenn zum Beispiel Ihre Arbeit bei einem Mitarbeitergespräch kritisiert wird, wissen Sie, dass Ihr Überleben nicht buchstäblich bedroht ist, aber das Cortisol lässt es so erscheinen. Der Alarm teilt Ihnen mit, dass Ihr Kortex auf der Suche nach Bedrohungen ist, und Ihr Kortex kooperiert dadurch, dass er ein paar Bedrohungen findet.

Die Ausgestoßenen der Natur

Manchmal werfen Tiere ein Individuum aus der Gruppe. Die üblichsten Beispiele sind entthronte Alphas und heranwachsende Männchen. In einem geächteten Tier erreicht der Cortisolspiegel Spitzenwerte und tatsächlich geht es oft zugrunde. Tiere fürchten so sehr, ausgestoßen zu werden, dass sie typischerweise alles Erforderliche tun, um in der Gruppe zu bleiben, selbst wenn sie heftig unterdrückt werden.

Ein Säugetier wird allerdings weniger Probleme haben, die Gruppe zu verlassen, wenn das die Fortpflanzung fördert, weil dem großen Cortisolschwall ein großer Schwall an Glückshormonen gegenübersteht.

Unabhängig werden

Sozialer Schmerz ist ein unausweichlicher Teil des Erwachsenwerdens. Wir fangen mit einem gewissen Grad an sozialer Unterstützung an, aber an irgendeinem Punkt lernen wir, dass unsere Eltern uns nicht ewig beschützen können. Das wird schmerzhaft deutlich bei Affen, die als Jungtier ein Büschel weißes Fell haben. Das Rudel ist nachsichtig mit ihnen, bis das weiße Fell im Alter von drei Monaten verschwindet. Dann gelten sie als gleichberechtigt, und erwachsene Affen schnappen ihnen das Futter aus dem Mund. Es mag sich anfühlen, dass etwas mit der Welt nicht richtig ist, wenn die Kindheit endet und wir den Bedrohungen selbst entgegensehen. Dennoch ist das die Methode der Natur. Keine Art könnte überleben, wenn die Jungtiere sich nicht Fähigkeiten aneignen, bevor ihre Eltern sterben. Unser Cortisolspiegel schwillt an, wenn wir uns einer Bedrohung ohne den Schutz unserer Eltern gegenüber sehen. Also vernetzt sich jedes Gehirn selbst beim Schmerz über den Verlust sozialer Unterstützung.

Die Vorteile des sozialen Schmerzes

Dieser Schaltkreis bei sozialem Schmerz ist ein nützliches Instrument. Er hilft uns, zwischen sozialen Belohnungen und anderen Belohnungen zu wählen. Stellen Sie sich vor, Ihnen wird eine großartige Beförderung in einem anderen Bundesland angeboten. Ihnen ist nicht wohl bei dem Gedanken, das Leben zu verlieren, das Sie gerade führen, aber die Vorstellung, sich die Gelegenheit zum beruflichen Aufstieg entgehen zu lassen, erzeugt gleichfalls ein schlechtes Gefühl. Schlechte Gefühle unterstützen das Gehirn dabei, ein Risiko gegen ein anderes abzuwägen. Cortisol hilft Ihnen, Informationen zu interpretieren, selbst wenn Sie die Wahl zwischen zwei guten Dingen haben. Das tägliche Leben ist voller Entscheidungen zwischen dem schlechten Gefühl einer verpassten Gelegenheit, wenn Sie bei der Herde bleiben, und dem schlechten Gefühl, isoliert und ignoriert zu sein. Diese schlechten Gefühle bedeuten nicht, dass die Welt schlecht ist. Sie sind bloß ein Instrument.

Der heutige Fokus auf sozialen Schmerz

Sozialer Schmerz ist in der Welt nichts Neues, aber Ihr Gehirn schenkt ihm weniger Aufmerksamkeit, wenn Sie Hunger, Gewalt, harte Arbeit und Krankheit erfahren und erleiden. Doch sobald Sie losgelöst von körperlichem Schmerz sind, wie es bei vielen von uns täglich der Fall ist, wird Ihre Aufmerksamkeit von sozialem Schmerz vereinnahmt. Jede mögliche Bedrohung Ihrer sozialen Bindungen ragt dann drohend vor Ihnen auf. Alles, was an den sozialen Schmerz in Ihrer Vergangenheit erinnert, wird Ihren gut geteerten Weg fluten und Ihr Cortisol einschalten. Warnzeichen sind vernetzt, also kann der leiseste Hinweis auf diesen alten, vertrauten Schmerz rasch eine gewaltige Woge auslösen.

Sie haben es in der Hand, auf welche Informationen Sie sich konzentrieren. Aber die Wahl ist nicht einfach. Einerseits möchten Sie falschen Alarm vermeiden. Andererseits möchten Sie die Alarmrufe Ihrer Herdenmitglieder respektieren, um die soziale Unterstützung nicht zu verlieren. Noch schlimmer ist, dass lediglich die Zugehörigkeit zur Herde Ihr Säugetiergehirn nicht glücklich macht. Es möchte auch von ihr bemerkt werden.

Warum Ihr Gehirn Aufmerksamkeit mit Überleben gleichsetzt

Ausgeschlossen zu werden, macht Sie unglücklich, aber mit dabei zu sein, muss Sie nicht unbedingt glücklich machen. Sobald Sie Mitglied einer Gruppe sind, sehen Sie beispielsweise, wie andere etwas bekommen, was Sie nicht bekommen. Sie fühlen sich dann deswegen schlecht, obwohl Sie es nur ungern zugeben. Es gibt allerdings einen guten Grund für diese allgegenwärtige Quelle des unglücklichen Gefühls: Die erste Erfahrung in Ihrem Gehirn, der Schaltkreis an der Basis Ihres neuronalen Netzwerks, ist das Gefühl, dass Sie sterben werden, wenn Sie keine Aufmerksamkeit erhalten.

Es fängt früh an

Für die Fragilität eines menschlichen Neugeborenen gibt es in der Natur keine Parallele. Kein anderes Wesen wird so weit entfernt davon geboren, auf sich selbst gestellt überleben zu können. Überlegen Sie einmal:

- Eine Gazelle läuft am Tag nach der Geburt mit der Herde.
- Ein Elefant kann gehen, bevor er seine erste Mahlzeit erhält, damit er zur Zitze gelangen kann.
- Ein Fisch ist Waise von Geburt an, weil seine Eltern davonschwimmen, sobald die Eier befruchtet sind.
- Ein Mensch kann nach der Geburt wochenlang nicht einmal den Kopf heben, und er kann jahrelang nicht für sich sorgen.

Wir Menschen werden aus einem guten Grund mit einem unvollendeten Nervensystem geboren. Wenn wir uns *in utero* voll entwickeln würden, wäre unser Kopf zu groß, um durch den Geburtskanal zu passen. Stattdessen werden wir unreif geboren, mit einem Nervensystem, das nicht vernetzt ist. Herausgefunden hat man das durch einen Vergleich menschlicher Kleinkinder mit unreif geborenen Schimpansen. Ein zu früh geborener Schimpanse ist nicht in der Lage, sich wie ein ausgetragenes Schimpansenjunges an seiner Mutter festzuklammern, wenn sie sich durch die Bäume schwingt. Ein neugeborener Mensch ist wie ein zu früh geborener Schimpanse mit einem viel größeren Gehirn.

Unsere Gehirne wurden immer größer, während unsere Vorfahren immer erfolgreicher darin waren, mehr Protein und Fett zu bekommen. Sie gediehen mithilfe von Knochenmark, das sie aus erbeuteten Knochen holten, noch bevor sie ausgezeichnete Jäger wurden. Größere Gehirne führten zu besseren Jagdmethoden, mehr Nahrung und immer größeren Gehirnen. Also wurden unsere Vorfahren in immer früheren Stadien der Entwicklung geboren, mit vielen Neuronen, jedoch weniger Verbindungen zwischen ihnen.

Ein Schimpanse wird mit Augen und Gliedmaßen geboren, die sofort bereit zum Funktionieren sind. Menschen verbinden ihre sensorischen Organe und das muskuloskelettale System nach der Geburt aus unmittelbarer Erfahrung. Wenn ein Neugeborenes eine Hand vor seinem Gesicht fliegen sieht, weiß es nicht, dass es selbst mit dieser Hand verbunden ist, und genauso wenig kann es sie kontrollieren. Wir werden hilflos geboren, und wir vernetzen unser Gehirn nach und nach während einer langen Periode der Abhängigkeit. Dies verleiht uns den Vorteil, unser Nervensystem an die Umgebung anzupassen, in die wir geboren wurden, aber es bedeutet auch, dass wir das Leben mit einem extremen Gefühl von Verletzlichkeit beginnen.

Zum Glück regt die Verletzlichkeit des menschlichen Babys die Kommunikation an. Ein Baby, das auf seine Bedürfnisse aufmerksam machen konnte, hatte eine erhöhte Wahrscheinlichkeit zu überleben. Mütter, die gut darin waren, die Signale ihres Babys zu interpretieren, hatten häufiger eine »überlebende DNS«. Daher entsteht die Fähigkeit zur Kommunikation aus Gründen der natürlichen Selektion. Wenn wir Erfolg haben, werden unsere Bedürfnisse befriedigt und Glückshormone fließen. Wenn wir keinen Erfolg haben, fließt Cortisol und wir suchen nach einer Möglichkeit, etwas zu tun. Schließlich entwickeln wir komplizierte Kommunikationsnetzwerke, aber sie beruhen auf dem grundlegenden Gefühl, dass man sterben wird, wenn man nicht gehört wird. Wir denken das nicht in Worten, aber wir denken es mit Neurotransmittern.

Bei Ihrer Geburt erfuhren Sie Schmerz, gegen den Sie nichts unternehmen konnten. Das ausgeschüttete Cortisol brachte Sie zum Weinen. – Es funktionierte! Ihre Bedürfnisse wurden befriedigt. Dass ein Neugeborenes schreit, ist kein bewusster Akt der Kommunikation von ihm. Es schreit nicht, weil es weiß, was Milch ist. Es schreit, weil das eines unserer wenigen vorgefertigten Schaltkreise ist. Ein Baby lernt nach einiger Zeit, mit dem Schreien aufzuhören, weil es Hinweise auf Unterstützung aus der Vergangenheit wiedererkennt. Es hört dann auf zu schreien, bevor seinen Bedürfnissen tatsächlich entsprochen wird, weil es den Erhalt von Aufmerksamkeit mit Unterstützung verbunden hat.

Aber ein Baby lernt, dass Aufmerksamkeit so rasch verschwinden kann, wie sie gekommen ist. Soziale Unterstützung verschwindet aus Gründen, die ein Baby nicht versteht. Wenn sich ein Baby geborgen fühlt, wagt es sich hinaus zum Erforschen, und Schmerz schlägt dann erneut auf eine unerwartete Art und Weise zu.

Wir müssen über den Kokon der sozialen Unterstützung hinaus die Welt erforschen, um unser Gehirn zu vernetzen, also erfahren wir

Bedrohung und lernen, damit umzugehen. Kein noch so hohes Maß an Hege und Pflege kann uns vor der Wirklichkeit der menschlichen Verletzlichkeit beschützen.

Ihre ersten Schaltkreise bleiben Ihnen erhalten

Ihre ersten Schaltkreise, entstanden wegen Ihrer Verletzlichkeit, sind nach wie vor vorhanden. Wenn Ihre Gedichte von Ihrer Herzallerliebsten ignoriert werden oder wenn Ihre Ansichten bei einer Besprechung nicht beachtet werden, wird über diese Schaltkreise ein elektrischer Strom zu Ihrem Cortisol geschickt. Wir halten es nicht bewusst für eine Sache von Leben und Tod, gesehen oder gehört zu werden, aber alte Schaltkreise sorgen dafür, dass es sich so anfühlt.

Das schlechte Gefühl, ignoriert zu werden, ist noch schwerer zu ertragen, wenn Sie sehen, dass andere Aufmerksamkeit bekommen. In jeder Schar von Primaten erhalten einige Individuen mehr Aufmerksamkeit als andere. Feldforscher haben dokumentiert, dass Paviane einigen Rudelmitgliedern mehr Aufmerksamkeit widmen als anderen. Laboruntersuchungen haben ergeben, dass Schimpansen Nahrung hergeben, um eine Chance zu erhalten, einen Blick auf Fotos des Alpha-Schimpansen in ihrer Gruppe zu werfen. Ihr Gehirn sucht Aufmerksamkeit, als würde Ihr Leben davon abhängen, weil es in freier Natur auch so ist. Wenn diese Erwartung enttäuscht wird, fließt Cortisol.

ÜBUNG: SORGEN SIE DAFÜR, DASS ES AUFHÖRT

Es ist schwer zu verhindern, dass Ihr Cortisol fließt, weil Ihr Gehirn so angelegt ist, dass es Sie vor Bedrohungen schützen soll. Ihre Vorfahren haben Hunger, Kälte und Raubtiere besiegt, weil Cortisol für ein schlechtes Gefühl gesorgt hat, bis sie eine Möglichkeit fanden, den Cortisolfluss aufzuhalten.

Sobald Ihre körperlichen Bedürfnisse befriedigt sind, bekommen soziale Bedrohungen Ihre Aufmerksamkeit. Deswegen haben Sie das Gefühl, als wäre Ihr Überleben bedroht, wenn etwas Sie an Ihre sozialen Frustrationen erinnert, die Sie in Ihrer Jugend erfahren haben. Es fällt schwer, etwas gegen dieses Cortisol »zu unternehmen«, weil die Quelle der Bedrohung nicht klar ist. Es hilft, Ihre Aufmerksamkeit auf etwas anderes zu konzentrieren, das heißt, Sie können Gewohnheiten entwickeln, die Sie vom Cortisol ablenken. Einige dieser »Glücksgewohnheiten« sind auf lange Sicht gesehen gut für Sie, andere nicht. Sich beispielsweise die Haare auszuzupfen, wenn Sie sich schlecht fühlen, ist nicht nachhaltig, jedoch einen Korb zu flechten schon. Ein Flugzeug nach Vegas zu besteigen, ist auf lange Sicht gesehen nicht nachhaltig, aber mit Ihrer Tante Amanda zu plaudern schon. Achten Sie auf die Angewohnheiten, denen Sie nachgehen, um sich von quälenden Gedanken zu lösen. Betrachten Sie die Konsequenzen jeder Gewohnheit und entscheiden Sie, ob Sie Ihrem langfristigen Wohlergehen dienlich sind.

Cortisol-hemmende Gewohnheiten, die Ihnen auf lange Sicht schaden:

....

....

....

Cortisol-hemmende Gewohnheiten, die Ihnen auf lange Sicht nutzen:

....

....

....

Der unstillbare Durst nach Status

Den meisten Menschen fällt es schwer zu glauben, dass die Ursache ihres Cortisolflusses die Sorge um ihren Status ist. Es ist leicht zu sagen: »Mir ist der Status egal«, obwohl Sie leicht erkennen können, dass er anderen schon etwas bedeutet. Ihnen ist vielleicht ein spezielles Statussymbol egal, wie die neueste technische Spielerei oder die Kleidermarke. Aber Ihr Säugetiergehirn vergleicht Sie stets mit anderen und entscheidet, wer obenauf ist. Wenn es der andere ist, wird Ihr Cortisol ausgeschüttet. In freier Natur wäre das eine Warnung an Sie, sich zurückzuhalten und einen schädlichen Konflikt zu meiden.

Heutzutage bekommen Sie das vage Gefühl, dass Sie von jemandem bedroht werden, den Sie in der höheren Position sehen. Sie denken das nicht bewusst, aber Ihr Säugetiergehirn möchte die untergeordnete Position vermeiden, als würde Ihr Leben davon abhängen. Und daher treibt es Sie dazu, die übergeordnete Position einzunehmen, obwohl Sie sich nie als jemand betrachtet haben, der oben sein möchte.

Diese nagenden Impulse sind schwer, richtig einzuordnen, weil man sie nicht in Worte fassen kann. Viele Menschen schließen Frieden mit ihrem Säugetiergehirn, indem sie zu dem Entschluss kommen, dass ihnen die Welt diesen Umstand aufzwingt. Aber das funktioniert nicht. Ihr Gefühl, untergeordnet zu sein, intensiviert sich, wenn Sie sich von der Welt eingestuft fühlen. Sie sind besser dran, wenn Sie wissen, dass Sie selbst an der Einstufung mitwirken. Wenn Sie wissen, dass Sie das Gefühl von »Tu etwas!« selber hervorrufen, haben Sie Macht darüber.

Der Status in der Tierwelt

Es hilft zu wissen, wie Tiere versuchen, einander zu übertrumpfen. Ein simples Beispiel ist das Bestreben, größer zu erscheinen. Säugetiere sträuben ihr Haar ohne bewusste Absicht, weil Cortisol die Haarfollikel anspannt. (Beim Menschen entspricht das einer Gänsehaut.) Wenn sich ihnen die Haare sträuben, halten Gegner sie für größer, als sie sind. Größere Tiere schnappen sich Nahrung, Partner und sogar Junge von kleineren Gruppenmitgliedern, also fördert größeres Aussehen das Überleben. Diesen Vorgang lösen also schlechte Gefühle aus. (Oft wiederholte Anmerkung: Ich will damit nicht sagen, dass Sie das tun sollen. Ich will nur klarmachen, dass Sie mehr Macht über Ihre Impulse haben, wenn Sie sie kennen.)

Tierisches Statusbewusstsein ist leicht zu verstehen, wenn Sie wissen, wie es zustande kommt. Wenn eine Kuh geschlechtsreif wird oder sich einer neuen Herde anschließt, kämpft sie einmal gegen jede andere Kuh. Wenn sie verliert, assoziiert sie den Geruch dieser Kuh mit Schmerz. Wenn sie gewinnt, fühlt sie sich im Umkreis dieser Kuh sicher. Ihr Gehirn verbindet jedes Herdenmitglied entweder mit ihrem Cortisol oder ihrem Serotonin. Das steuert ihr Sozialverhalten, da sie sich entweder unterwirft, um Schmerz zu vermeiden, oder dominiert, um ihre Bedürfnisse zu befriedigen. Eine Herde wird im Allgemeinen von einer »Alpha«-Kuh geleitet, die die lebenslange Königin ist und nie herausgefordert wird. Wenn sie stirbt, fordern die dominanteren Kühe einander für ihre Position heraus. Dann kehrt alles zur Normalität zurück. Kühe verfügen über nicht genügend Formbarkeit, um neue Schaltkreise aufzubauen.

Primaten jedoch schon. Während Säugetiere mit kleinen Gehirnen normalerweise einen Statusrang ihr Leben lang behalten, fordern Primaten mit großen Gehirnen die Statushierarchie heraus, wenn sie der Ansicht sind, sie könnten gewinnen. Affen und Menschenaffen bemerken rasch, wenn ein Rudelmitglied Schwäche zeigt, und sie fordern es wegen Nahrung, Partnern oder einfach deswegen heraus, um zu sehen, wer den besseren Sitzplatz bekommt. Was nicht bedeutet, dass sie die ganze Zeit über kämpfen – sie vermeiden den Kampf nach wie vor, wenn sie Schmerz erwarten. Sie nutzen allerdings ihre großen Gehirne, um soziale Allianzen zu bilden, die Rivalen mit Schmerzen bedrohen. Die Forschung zeigt, dass jeder Primat in einer Gruppe sich seines eigenen Status im Verhältnis zu jedem anderen Herdenmitglied bewusst ist, ebenso wie des relativen Status jedes Drittbeteiligten. Wenn Konflikte diese Rangfolge verändern, vernetzt sich jedes Gehirn neu, um die neue Statushierarchie zu überdenken. Die Belohnungen für einen bestimmten Status sind oft ziemlich klein, aber sie erhalten die Aufmerksamkeit des Gehirns, wenn es nicht damit beschäftigt ist, ein dringenderes Bedürfnis zu befriedigen. Gehirne, die gut darin sind, einen Status zu suchen, werden häufiger vererbt – der Rest ist Geschichte.

Tiere sind besonders besorgt um den Status ihres Paarungspartners. Jede Art hat ihre eigenen Strategien, um mögliche Partner zu beurteilen, und sie konzentrieren sich immer auf Merkmale, die verblüffend wichtig für das Überlebenspotenzial des Nachwuchses sind. So zum Beispiel:

- Pfauen mit farbenfroheren Schwänzen verfügen tatsächlich über eine höhere Resistenz gegenüber tödlichen Parasiten, was ihrem Nachwuchs einen Vorteil für das Überleben verleiht.
- In der Welt der Schimpansen überwiegt die Statussuche das Balzverhalten. Das ist deswegen so, weil Männchen nur an fruchtbaren Weibchen interessiert sind, was im Durchschnitt eine fünfjährige Wartezeit bedeutet. Weibchen sind nämlich während des Stillens unfruchtbar. Männchen verbringen diese Zeit mit Rangeleien um die Position.

Sie könnten sagen, dass Ihnen Ihr Status gleichgültig ist, aber wenn eine höherrangige Person Sie bemerkt, steigt der Pegel Ihrer Glückshormone. Den Status Ihrer Kinder zu erhöhen, versetzt Ihr Säugetiergehirn in noch mehr Aufregung. Wenn Ihre Besonderheit übersehen wird, steigt der Pegel Ihrer Stresshormone, und wenn die Besonderheit Ihrer Kinder übersehen wird, ist das noch viel schlimmer.

Der Status in der Welt von heute

Sie können »unserer Gesellschaft« die Schuld an diesen Hochs und Tiefs geben, ohne die Universalität dieser Impulse zu erkennen. Wenn allerdings jedes Säugetier im Raum Augen für dasselbe schöne Säugetier hat, haben wir am Ende viele unglückliche Säugetiere. Wenn alle Eltern ihre Kinder auf dieselbe Institution mit hohem Status schicken wollen, wird viel, viel Cortisol fließen. Wenn alle Chef sein wollen, werden unglückliche Gefühle regieren. Solche Impulse lassen sich in jeder Kultur und bei unseren tierischen Vorfahren finden, also ist es vergebens, »unserer Kultur« die Schuld daran zu geben.

Unsere Gefühle hinsichtlich unseres Status sind unabhängig von unseren sozioökonomischen Gegebenheiten. Stellen Sie sich vor, Sie sind ein teurer Anwalt mit einem hohen formellen sozialen Status. Jede Minute Ihres wachen Lebens verbringen Sie damit, vor Mandanten und Seniorpartnern und sonst jedem zu katzbuckeln, der Ihre Karriere fördern kann. Wohin Sie auch schauen, Sie sehen Bedrohungen, die Ihre Karriere zerstören könnten. Sie fühlen sich nicht dominant. Sie wären vielleicht tatsächlich glücklicher, wenn Sie ein Busfahrer wären, der den ganzen Tag lang den Bus lenkt und dann der Herr im Hause ist.

Status entsteht nicht durch bestimmte Etiketten und abstrakte Worte. Er ist das Gefühl, das wir bekommen, wenn wir mit anderen interagieren. Diese Gefühle ändern sich von einem Augenblick auf den anderen, wenn wir unseren Tagesablauf absolvieren, aber sie hängen stark von den Schaltkreisen ab, die wir bereits aufgebaut haben.

Wir reden uns ein, dass Status nichts zählt und alle gleich sind, aber jedes Gehirn überwacht unentwegt, wie es im Verhältnis zu anderen steht. Erwartungen bauen sich aufgrund von Erfahrungen auf. Wenn Ihre Erwartungen übertroffen werden, fließen Glückshormone. Wenn Ihre Erwartungen enttäuscht werden, fühlt es sich an wie eine Bedrohung des Überlebens, selbst wenn Sie es bewusst besser wissen. Jeder ist empfindlich gegenüber Herabsetzungen, weil jeder etwas Besonderes sein möchte. Der Drang nach Besonderheit erscheint bei anderen vielleicht ärgerlich, aber bei sich selbst fühlt er sich nur fair an.

ÜBUNG: DER DRANG, ETWAS BESONDERES ZU SEIN

Etwas Besonderes zu sein, fördert in freier Natur das Überleben. Unser Säugetiergehirn sucht die Besonderheit, als würde unser Leben davon abhängen. Was auch immer in unserer Jugend in uns das Gefühl hervorgerufen hat, etwas Besonderes zu sein, löste Glückshormone aus, die Neuronen miteinander verbanden. Diese Verbindungen lösen Erwartungen hinsichtlich des Überlebens aus.

Wenn unsere Erwartungen in puncto Besonderheit enttäuscht werden, fühlt sich das an wie eine Bedrohung des Überlebens. Es ist leicht, dies bei anderen zu erkennen, aber schwer, es in uns selbst zu sehen. Wir stellen uns selbst vor, dass wir »gute Gründe« für unsere Motive haben, aber eine Suche nach Besonderheit klingt nicht wie ein »guter Grund«. Daher sind wir verwirrt über die Gründe für unsere neurochemischen Hochs und Tiefs. Kleine soziale Enttäuschungen können uns das Gefühl geben, stark in Gefahr zu sein, ohne dass wir den Grund hierfür kennen.

Diese Gefühlswallungen haben weniger Macht, wenn Sie wissen, woher sie kommen. Machen Sie es sich zur Gewohnheit, den Drang, besonders zu sein, zu bemerken, und zwar in Ihnen selbst und bei anderen. Statt diesen Drang zu leugnen, achten Sie auf Ihre Erwartungen und das Unglücksgefühl, das Sie empfinden, wenn Ihre Erwartungen enttäuscht werden. Obwohl die Versuchung groß ist, sich für diese Gefühle zu verdammen, können Sie die säugetierhafte Energie anerkennen, die Ihre Vorfahren am Leben erhalten hat. Achten Sie auf Beispiele für:

den Drang bei anderen, besonders zu sein

....

....

....

den Drang bei sich selbst, besonders zu sein

....

....

....

den Drang bei Ihren Vorfahren, besonders zu sein

....

....

....

Enttäuschungen auf der Suche nach Besonderheit

....

....

....

Unser Gehirn vergleicht sich selbst dann mit anderen, wenn wir uns wünschen, es täte dies nicht. In freier Natur begünstigt der Vergleich von anderen mit sich selbst das Überleben. Es schützt uns davor, in Kämpfe verwickelt zu werden, die wir wahrscheinlich verlieren würden. Wenn unser Gehirn sieht, dass wir schwächer als ein anderes Individuum sind, schüttet es Cortisol aus, um uns an das Risiko zu erinnern. Das hilft uns, uns zurückzuhalten, trotz unseres Drangs, unser Überlebensinteresse zu fördern. Stresshormone helfen uns, unseren Drang nach Dominanz zu zügeln und so mit unseren Gruppengenossen zurechtzukommen. Wir brauchen Stresshormone, sosehr wir auch lieber ohne sie leben wollen.

Die Rolle des Kortex bei der Suche nach Bedrohungen

Der menschliche Kortex erzeugt Abstraktionen, die sich real anfühlen. Wir können uns selbst mit unseren eigenen Gedanken terrorisieren, weil wir über die Fähigkeit verfügen, innerlich Schaltkreise zu aktivieren, statt uns bloß auf Eindrücke zu verlassen, die unsere Sinne erreichen. So können wir zum Beispiel allein schon beim Gedanken an eine bevorstehende Präsentation unserer Arbeit ins Schwitzen geraten, obwohl wir uns nicht real im Präsentationsraum aufhalten und bereit zum Vortrag sind.

Auf diese Weise können wir uns zukünftige Bedrohungen vorstellen und etwas unternehmen, damit sie nicht eintreten. Wir können uns sogar unsere eigene Sterblichkeit vorstellen: Wir wissen, dass etwas uns töten wird, obwohl wir nicht wissen, was das sein wird. Das motiviert uns, ständig nach möglichen Bedrohungen zu suchen, statt einfach darauf zu warten, dass uns unsere Sinne berichten, was dort draußen geschieht.

Die chemische Achterbahn von Bedrohungen

Eine mögliche Bedrohung zu identifizieren, ist ein merkwürdig gutes Gefühl. Wir sind wie eine Gazelle, die einen Löwen riecht und sich nicht entspannen kann, bevor sie sieht, wo der Löwe ist. Einen Löwen zu sehen, fühlt sich gut an, wenn die Alternative schlimmer ist. Wir suchen Beweise für Bedrohungen, damit wir uns sicher fühlen, und wir erhalten einen Dopaminkick, wenn wir finden, was wir suchen. Wegen des Gefühls, recht zu haben, können wir auch einen Serotoninkick bekommen und einen Oxytocinkick, wenn wir uns mit denjenigen zusammentun, die dieselbe Bedrohung spüren. (Deswegen wirken Menschen seltsam zufrieden, wenn sie Beweise für den Weltuntergang finden.) Aber das Vergnügen währt nicht lange, weil das Gefühl von »Tu etwas!« wieder unsere Aufmerksamkeit beansprucht. Am Ende können wir uns ziemlich schlecht fühlen, selbst wenn wir in unseren Überlebensbemühungen erfolgreich waren.

Ein großer Kortex reagiert sehr heftig auf Bedrohungen

Ein kleiner Kortex prüft Bedrohungen, die er tatsächlich erfahren hat, aber ein großer Kortex wie der des Menschen kann aus Teilchen und Teilen von tatsächlichen Erfahrungen Assoziationsketten zusammenfügen. Sie können sich als Mensch beispielsweise eine Zukunft denken, die Sie nicht riechen oder berühren können. Sie können sich Katastrophenszenarien ausmalen, die fernab von Ihrer physikalischen Wirklichkeit liegen. Und Sie können sich vorstellen, wie die Welt sein wird, wenn Sie nicht mehr da sind. Das Wissen, dass die Welt eines Tages ohne Sie weitergehen wird, ist quälender, als Sie sich vielleicht vorstellen. Es ist so bestürzend, dass Sie versucht sind, sich einzubilden, dass die Welt endet, wenn Sie enden. Dann würde Ihnen nichts entgehen.

Mir ist diese schwierige Frage bei einem Vortrag über zukünftige Energiereserven aufgefallen. Als der Redner eine Tabelle präsentierte, auf der die Energiereserven der Erde in hundert Jahren aufgelistet waren, mussten sich alle Anwesenden im Auditorium eine Welt vorstellen, an der sie keinen Anteil mehr haben würden. Die Bedrohung durch einen Zusammenbruch fand ein empfängliches Publikum – in der Tat war es fast eine Erleichterung, weil der Gedanke, in der wichtigsten Zeit der Geschichte zu leben, sich besser anfühlte als der Gedanke, spurlos verschwunden zu sein.

Sich wichtig zu fühlen, ist eine Erleichterung von der Qual – selbst wenn wir glauben, wir seien nur an Fakten interessiert. Doch der Kortex sucht nach Fakten, die dafür sorgen, dass wir uns gut fühlen. Unser Kortex fördert das Überleben dadurch, dass er nach logischen Erklärungen dafür sucht, was unser Säugetiergehirn als wahr empfindet. Wenn Sie zum Beispiel das Gefühl haben, dass alles auseinanderfällt, werden Sie Anzeichen dafür finden, dass alles auseinanderfällt, und Anzeichen dafür übersehen, dass alles gut läuft. Ein großer, an einem Säugetiergehirn angebrachter Kortex kann leicht zu dem Schluss kommen, dass die Welt den Bach hinuntergeht. (Mehr darüber in meinem Buch *Beyond Cynical: Transcend Your Mammalian Negativity*.)

Sie sind sich vielleicht sicher, dass Sie auf Fakten konzentriert sind und kaum so voreingenommen sein können. Aber Ihr Gehirn hat tatsächlich zehnmal mehr Neuronen, die Ihren Augen sagen, wonach sie suchen müssen, als es hat, um Dinge zufällig aufzunehmen. Soll heißen, zehnmal mehr Neuronen schicken Informationen vom Kortex zu den Augen, als von den Augen zum Kortex zurückkehren. Wir sind so angelegt, dass wir nach Eindrücken suchen, die wir bereits als wichtig erfahren haben, und nicht unsere Aufmerksamkeit auf das lenken, was uns gerade über den Weg läuft.

Es hilft zu wissen, wie der Kortex Fakten findet, die zu bestimmten Erwartungen passen. Ein eindeutiges Beispiel hierfür ist die Art und Weise, wie Ihr Kortex diese Buchseite liest. Er nimmt nicht bloß passiv Details auf. Er erzeugt, basierend auf vorangegangenen Erfahrungen,

Erwartungen über das, was als Nächstes kommt. Dopamin wird ausgeschüttet, wenn Sie etwas sehen, was Ihren Erwartungen entspricht. Sie extrahieren Bedeutung und gehen weiter, um eine Erwartung hinsichtlich des nächsten Abschnitts zu erzeugen. Wenn etwas nicht Ihren Erwartungen entspricht, wird Cortisol ausgeschüttet, was Sie dazu drängt, näher hinzusehen, bevor Sie eine Bedeutung erzeugen und weitergehen. Sie sind sich nicht bewusst, dass Sie Erwartungen erzeugen, bevor Sie ein Wort lesen, aber Sie wären andernfalls nie in der Lage zu lesen.

Erwartungen und Realität

Ihre Erwartungen sind neuronale Pfade, die schon vor einem sensorischen Input aufleuchten. Dadurch wird ein glatter Fluss von Bedeutungen ermöglicht. Welche Erwartungen Sie aktivieren, hängt von Ihrem Vorrat an Lebenserfahrung und den Neurotransmittern ab, die im Augenblick bei Ihnen arbeiten.

Ihr Kortex trifft stetig Vorhersagen über zukünftigen Schmerz und zukünftige Belohnungen. Aber erwartete Belohnungen werden nicht immer Wirklichkeit, was eine weitere Quelle für Cortisol ist. Ihr Kortex kann sich eine bessere Welt vorstellen, die Sie die ganze Zeit über glücklich machen würde, aber Sie finden dieses Utopia einfach nicht. Die Realität ist oft eine Enttäuschung, und die Rolle Ihrer Erwartungen ist schwer zu verstehen, weil Ihr Kortex sie so mühelos erzeugt.

Eine Eidechse denkt niemals, dass etwas in der Welt nicht stimmt, selbst wenn sie dabei zusieht, wie ihre Jungen bei lebendigem Leib gefressen werden. Sie sagt sich nicht, dass »etwas mit der Welt nicht richtig ist«, weil sie nicht über genügend Neuronen verfügt, um sich die Welt anders als gegeben vorzustellen. Sie erwartet keine Welt, in der es keine Raubtiere gibt, also verflucht sie die Welt nicht, weil sie es nicht fertigbringt, ihre Nachkommen am Leben zu erhalten. Menschen erwarten mehr, und sie unternehmen etwas. Deswegen sind wir letztlich so auf unsere Enttäuschungen fokussiert, statt unsere Erfolge zu begrüßen.

ÜBUNG: WORIN BESTEHEN IHRE ERWARTUNGEN?

Das Leben fühlt sich gut an, wenn es Ihre Erwartungen übertrifft, und schlecht, wenn es Ihre Erwartungen nicht erfüllt. Ihre Hochs und Tiefs hängen stark von Ihren Erwartungen ab, also ist es wichtig, sie zu verstehen. Erwartungen sind die neuronalen Pfade, die Sie elektrisch aktivieren, wenn Sie erwarten, dass eine Information hereinkommt. Sie aktivieren sie ohne bewusste Absicht, weil Ihr elektrischer Strom fließt, wo er zuvor geflossen ist.

Ihr Gehirn vergleicht stets die Neuronen, die von Ihren Sinnen aktiviert wurden, mit den Neuronen, die Sie zuvor aktiviert haben. Wenn es ein passendes Muster findet, »wissen« Sie, was Sie erfahren und ob es gut oder schlecht für Sie ist. Ihre Gefühle sind leichter sinnvoll einzuordnen, wenn Sie lernen, auf Ihre Erwartungen zu achten. Notieren Sie Beispiele für:

eine Zeit, zu der Sie Schlimmes erwartet haben und sich am Ende schlimm gefühlt haben

....

....

....

eine Zeit, zu der Sie Belohnungen erwartet haben und sich am Ende belohnt gefühlt haben

....

....

....

Wenn Sie mit diesen großartigen Erwartungen fertig sind, machen Sie sich daran, auf kleinere Erwartungen zu achten.

....

....

....

Wenn ein Affe eine Banane an einen Rivalen verliert, fühlt er sich schlecht, aber er macht das Problem nicht dadurch größer, dass er immer wieder darüber nachdenkt. Er sucht eine weitere Banane. Am Ende fühlt er sich belohnt statt geschädigt. Menschen dagegen – um bei diesem Beispiel zu bleiben – verwenden ihre zusätzlichen Neuronen, um Theorien über Bananen aufzustellen, und konstruieren am Ende nur Schmerz. Stellen Sie sich beispielsweise vor, dass ein Rüpel Ihnen einmal im Jahr den Parkplatz wegschnappt. Wenn Sie das Alter von achtunddreißig Jahren erreicht haben, hat Ihr Gehirn zwanzig Beweisstücke dafür abgespeichert, dass die Welt voller Rüpel ist. Dieses Muster in Ihrem Gehirn kann Ihren elektrischen Stromfluss von der überreichlichen Fülle an Menschen ablenken, die gut zu Ihnen waren. Um die Sache noch weiter zu verkomplizieren: Wann waren Sie sich sicher, der Erste am Parkplatz gewesen zu sein? Es ist leicht, eine Situation falsch einzuschätzen, wenn Ihre Augen mit Fahren beschäftigt sind. Dennoch fällt es Ihnen schwer, Ihre Fehleinschätzungen zu erkennen, weil der elektrische Strom so leicht Ihren gut ausgetretenen Pfad hinabfließt. Ein Gehirn kann das Abbild einer schlimmen Welt konstruieren – trotz der überreichlichen Beweise für das Gute.

Den Wert der Unglücksgefühle akzeptieren

Wenn ein menschlicher Kortex auf der Suche nach einem Muster an ein Säugetiergehirn gekoppelt ist, das auf der Suche nach Dominanz ist, dazu an ein Reptiliengehirn, das Gefahren zu meiden sucht, ist es nicht überraschend, dass letztlich häufig Cortisolalarm in uns ausgelöst wird. Es ist nützlich, nicht zu vergessen, dass Cortisol Schmerz sowohl verhindert als auch verursacht.

So laufen zum Beispiel Eidechsen in dem Augenblick vor mir weg, wenn ich vor die Tür gehe. Der größte Teil ihres Alarmsystems ist überflüssig, weil ich nicht auf Eidechsen trete. Aber Reptilien finden nichts an übermäßiger Vorsicht auszusetzen. Falsche positive Meldungen sind Teil des Überlebenssystems von Reptilien.

Wir Menschen hassen falsche positive Meldungen. Wir möchten Kugeln ausweichen, aber wir möchten nicht ausweichen, wenn gar keine Kugeln da sind. Wir möchten, dass unser Alarmsystem jeder Zeit das Heft in der Hand behält. Ich denke dabei an die Meerkatzen im Zoo. Sie laufen in Deckung, wenn ein Flugzeug über sie hinweg fliegt, obwohl kein Flugzeug jemals versucht hat, sie zu fressen. Meerkatzen entwickelten sich nicht für ein Leben in Zoos in der Nähe eines Flughafens, sondern sie entwickelten sich an Orten, wo Greifvögel sie im Nu packen konnten. Sie überlebten wegen ihrer Achtsamkeit auf bestimmte Schlüsselmuster – in diesem Fall fliegende Räuber.

Ich will nicht sagen, dass wir alles fürchten sollten, was unsere Vorfahren gefürchtet haben. Ich weiß schlicht die Selbstakzeptanz der Meerkatzen zu schätzen. Sie ärgern sich nicht über sich selbst wegen ihrer Ängstlichkeit, nachdem das Flugzeug weg ist. Sie beschimpfen einander nicht wegen dieser Fehlalarme. Sie kehren einfach zu dem zurück, was sie taten, bevor das Flugzeug vorüberflog: Sie suchen nach Bedrohungen und günstigen Gelegenheiten.

Cortisol hilft, wenn Sie vorsichtig sind und wenn Sie sich einer Gefahr aussetzen

Übermäßige Vorsicht hilft uns Menschen oft beim Überleben. Vor jeder Mahlzeit wasche ich mir beispielsweise die Hände, obwohl meine Welt ziemlich gepflegt ist. Ich sehe jedes Mal in den Rückspiegel, wenn ich die Fahrspur wechsle, obwohl die meiste Zeit über hinter mir kein anderes Auto fährt. Ein Mensch könnte sein ganzes Leben lang

Sicherheitsgurte anlegen, ohne je in einen Unfall verwickelt zu sein. Bedrohungen im Voraus zu erwarten hilft uns auf lange Sicht gesehen, Unglück zu verhüten. Aber wenn Sie sich übermäßig auf diese Strategie verlassen, kann dies dazu führen, dass Sie endlos Hände waschen und in den Rückspiegel sehen. Manchmal besteht die beste Strategie darin, an eine mögliche Bedrohung heranzugehen und Informationen zu sammeln. Auch dabei hilft Ihnen Cortisol. Es gibt Ihnen die Freiheit, neue Dinge auszuprobieren und trotzdem eine effektive Warnlampe zu haben, wenn Sie zu weit gegangen sind. Das schlechte Gefühl zu akzeptieren, das Cortisol hervorruft, klingt hart, aber die Alternative ist schlimmer. Sie könnten am Ende unglücklich darüber sein, dass Sie unglücklich sind. Stattdessen können Sie Ihr eigenes Warnsystem akzeptieren, obwohl es manchmal bei Mustern überreagiert, die vergangenen Bedrohungen ähnlich sind.

Sie können sich verändern und anpassen

Wenn ich wünsche, mein Cortisolfluss würde versiegen, denke ich an die verwilderten Schweine. (Das sind die Schweine, die Bauernhöfen entkommen und in die Wildnis gelaufen sind.) Sie faszinieren mich, weil verwilderte Schweine die Merkmale von echten Wildschweinen entwickeln, sobald sie sich ihren eigenen Bedürfnissen zum Überleben gegenübersehen. Ihre Schnauzen werden größer, wenn sie mit diesen Schnauzen nach Nahrung wühlen. Ihr Fell wird länger, wenn sie es zum Schutz vor der Kälte benötigen. Kurz gesagt: Das schlechte Gefühl von Hunger und Kälte löst die Kräfte in den Schweinen aus, die sie haben sollten.

Auch Sie können die Kräfte in sich auslösen, die Sie haben sollten, wenn Sie Ihre Reaktionen auf Bedrohungen verstehen.

4

Der Teufelskreis des Glücks

Die Rutschpartie vom Glücksgefühl zur Enttäuschung

Stellen Sie sich vor, Sie würden von einem Institut für Menschliche Großartigkeit einen Preis für Ihr Lebenswerk erhalten. Sie hören prasselnden Applaus, wenn Ihr Name aufgerufen wird. Es fühlt sich großartig an. Wenige Minuten später jedoch ist die Feier vorüber, und Sie sind wieder dort zurück, wo Sie zuvor waren. Warum? Weil Ihre Glückshormone wieder absorbiert wurden. Obwohl Sie noch einige dieser Hormone genießen können, wenn Sie in Erinnerungen schwelgen, wird Ihr Gehirn sich gleichzeitig wieder daranmachen, nach möglichen Bedrohungen zu suchen. Und es wird etwas finden: »Wurde meine Ansprache gut aufgenommen? Was ist, wenn Ihnen mein nächstes Projekt überhaupt nicht gefällt? Warum sind meine Freunde nicht zur Feier gekommen?« Wenn Sie erwartet haben, dass Ihr Preis Ihnen ein dauerhaftes Glücksgefühl verschafft, so werden Sie enttäuscht sein.

Bei allen Menschen sinkt der Pegel der Glückshormone nach einem Hoch wieder, weswegen alle nach Möglichkeiten suchen, um weitere Glückshormone zu stimulieren. So ist unser Gehirn angelegt. Selbst wenn Sie einen neuen Planeten entdeckten, würde die Woge an Glückshormonen wieder abebben. Sie könnten sich Ihren Planeten jeden Tag ansehen, aber Sie würden dann nicht jeden Moment die volle Freude der ersten Entdeckung erfahren – obwohl Sie dieses Gefühl wieder empfinden möchten. Also versuchen Sie, dieses Verlangen mit den vorhanden Pfaden zu befriedigen, was Sie vielleicht dazu motiviert, nach einem weiteren Planeten zu suchen.

Aber wenn Sie einen Planeten genau wie den letzten gefunden haben, würde sich das nicht so gut anfühlen wie beim ersten Mal. Sie müssten einen größeren Planeten finden, um die damals erlebte Woge des Glücksgefühls zu spüren. Dieses Gehirn, das wir geerbt haben, spart die Glückshormone für neue Informationen auf. Dieselben alten Informationen bringen sie nicht in Schwung.

Ich erlebte die Gleichgültigkeit des Gehirns gegenüber alten Informationen einmal in einem örtlichen Blumengeschäft. Als ich durch die Tür in den Laden ging, war ich völlig fasziniert wegen eines wunderbaren Dufts, und ich entschloss mich, einen Strauß der duftenden Blumen zu kaufen, damit ich ihn weiter genießen konnte. Nachdem ich für die Blumen bezahlt hatte, nahm ich einen letzten tiefen Atemzug, bevor ich zu meinem Wagen ging. Ich war überrascht zu entdecken, dass ich kaum etwas roch! – Es war keine neue Information mehr.

Warum frühe Erinnerungen so mächtig sind

Das Schwinden von Glückshormonen motiviert uns, unsere Überlebensanstrengungen immer wieder aufzunehmen, es lässt uns jedoch merkwürdig verletzlich gegenüber Enttäuschungen zurück. Sie werden vielleicht »unserer Gesellschaft« die Schuld an Ihren Enttäuschungen geben, solange Sie die Physiologie des Gehirns nicht verstehen. Es vergleicht die Welt stets mit den frühen Erfahrungen, die Ihre Schaltkreise aufgebaut haben. Als Sie klein waren, war alles neu, also haben Sie Dinge oft als »die beste Sache aller Zeiten« oder »die schlimmste Sache aller Zeiten« erfahren. Dies hat eine neurochemische Woge hervorgerufen, die groß genug war, um eine Vernetzung zu erzeugen. Aber beim nächsten Mal, wenn Sie beispielsweise dieselbe Pizza essen, ist es nicht mehr »die beste, die Sie je hatten«. Beim nächsten Mal, wenn Sie dieselbe öffentliche Erniedrigung erfahren, ist es nicht »die schlimmste, die Sie je erlitten haben«. Das Leben entspricht oft nicht Ihren Erwartungen, weil Sie diese Erwartungen aufgebaut hatten, als die Informationen noch neu waren.

Ich spüre zum Beispiel eine Woge der Freude, wenn ich gemahlenen Kaffee rieche. Aber wenn ich eine Bemerkung über diesen Duft zu den Baristas machte, habe ich oft erlebt, dass sie nicht wussten, wovon ich redete. Wenn ich eine Stelle in einem Coffeeshop bekäme und erwarten würde, die ganze Zeit über Freude zu empfinden, würde ich wohl enttäuscht werden.

Jedes der Glückshormone enttäuscht auf seine eigene Weise. Dieses Kapitel untersucht die Enttäuschung durch Dopamin, Oxytocin, Endorphin und Serotonin. Dann werden wir den Teufelskreis untersuchen, der sich ergibt, wenn wir uns ständig eifrig bemühen, schlechte Gefühle dadurch abzuschwächen, dass wir gute Gefühle stimulieren. Stattdessen könnten wir eine positive Dynamik entwickeln, wenn wir diese Impulse verstehen.

Enttäuschung durch Dopamin

Dopamin wird durch neue Belohnungen ausgelöst. Deswegen fühlt sich das erste Schlecken an einem Eis wie der Himmel an. Nach zehnmal Schlecken schweift Ihre Aufmerksamkeit langsam ab. Sie fangen dann beispielsweise an, über den nächsten Punkt auf Ihrer Tagesordnung nachzudenken, und über den übernächsten. Sie genießen immer noch das Eis, aber Sie spüren den Genuss nicht mehr in dem Maße, weil Ihr Gehirn darin keine neue Information mehr sieht. Ihr Gehirn ist stets auf der Suche nach der nächsten großartigen Möglichkeit, um Ihre Bedürfnisse zu befriedigen. Alte Belohnungen, selbst cremige, köstliche, beherrschen nicht mehr die Aufmerksamkeit Ihres Gehirns. Wissenschaftler nennen das *Habituation.*

Die Freude an Neuem

Wie kann ein Mensch mit einem Gehirn glücklich sein, das sich an gute Dinge gewöhnt? Philosophen haben lange über dieses Dilemma nachgedacht, und jetzt mischen Wissenschaftler und sogar Gastronomen mit. Das Spitzenrestaurant »French Laundry« in Amerika basiert auf der Wissenschaft des Genusses. Es serviert nur kleine Teller, weil ein Gericht, dem Gründer und Chefkoch Thomas Keller zufolge, dem Gaumen nur für die ersten drei oder vier Bissen mundet. Danach füllt man sich bloß noch ab, statt Ekstase zu spüren. Also lässt das berühmte Etablissement aus dem Weinland Kalifornien einen immer wieder erneut genießen, indem es viele neue winzige Teller an den Tisch schickt.

Das Gehirn löst freudiges Empfinden aus, wenn es auf irgendeine neue Art und Weise stößt, seinen Bedürfnissen zu entsprechen. Neues Essen. Neue Liebe. Neue Orte. Neue Techniken. Nach einer Weile reicht die neue Sache nicht mehr aus und Sie denken: »So erinnere ich mich nicht daran.« Sie wünschen sich dann vielleicht, Sie könnten es gegen eine andere neue Sache eintauschen. Aber wenn Sie Ihr Gehirn verstehen, erkennen Sie, dass der Grund für die Enttäuschung in Ihnen selbst zu suchen ist und nicht in der Sache an sich.

Die Rolle des Dopamins beim Überleben

Die Enttäuschung durch Dopamin ist leichter zu akzeptieren, wenn Sie ihren Wert für das Überleben verstehen. Stellen Sie sich vor, dass Ihr Vorfahr einen Fluss voller Fische entdeckt. Er ist sehr aufgeregt, als er zu seinem Stamm zurückrennt, um ihm davon zu berichten. Dopamin erzeugt die Energie, um zurückzurennen, und die Erinnerung, um den Ort wiederzufinden. Damit ist seine Arbeit erledigt. Ihr Vorfahr könnte nun auf andere Art und Weise glücklich sein:

- Sein Serotoninspiegel steigt vielleicht beim Gedanken an die Anerkennung an, die er für seinen Fund erhalten wird.
- Sein Oxytocin könnte sich beim Gedanken an das gemeinsame Vergnügen beim Schmausen einschalten.

Aber sein Dopaminspiegel sinkt, es sei denn, er entdeckt einen noch größeren Schwarm Fische. Er wird immer wieder nach Fischen suchen, weil er weiß, wie gut es sich anfühlt, wenn er einen gefunden hat.

Das Absinken des Dopaminspiegels bemerken

Wenn Ihr Dopaminspiegel absinkt, bemerken Sie plötzlich Ihr Cortisol, also sind Sie sich Bedrohungen bewusster. Sie möchten, dass dieses schlechte Gefühl verschwindet, also suchen Sie nach einer Möglichkeit, »etwas zu tun«. Aus Erfahrung wissen Sie, dass eine sofortige Stimulation von Glückshormonen hilft, wenn auch nur für einen Moment.

Lassen Sie mich das am Beispiel eines Teenagers in einem Spielkasino veranschaulichen. Dieser gewinnt 50 Dollar, und eine riesige Woge Dopamin vernetzt sein Gehirn dahingehend, dass er vom Spielen ein gutes Gefühl erwartet. Beim nächsten Mal, wenn er sich schlecht fühlt, springt ihm die Vorstellung vom Glücksspiel in den Sinn. Aber als er spielen geht, stellt sich das großartige Gefühl nicht ein. Dennoch erwartet er es nach wie vor, also spielt er weiter. Bald hat er ein schlechtes Gefühl wegen des ganzen Geldes, das er verloren hat. Das schlechte Gefühl treibt ihn dazu, nach einer Möglichkeit zu suchen, wie er sich besser fühlen kann, was den Gedanken an ein weiteres Glücksspiel aktiviert. – Sie können in jedem Alter dem Glücksspiel verfallen, aber ein junges Gehirn bildet leichter neuronale Autobahnen aus, die breit genug sind, vielfache Enttäuschungen zu überdauern.

Auch anderes, »gesundes« Verhalten führt zu einem Absinken des Dopaminspiegels. Stellen Sie sich ein Kind vor, das einen Vorlesewettbewerb gewinnt. Plötzlich spürt es größere Anerkennung (Serotonin) und Akzeptanz (Oxytocin) als je zuvor. Es möchte dieses gute Gefühl wieder haben, also verbringt es weiterhin viel Zeit mit Lesen. Sein Dopamin wird jedes Mal stimuliert, wenn es ein neues Buch in Angriff nimmt, weil es das mit einer großen Belohnung verknüpft hat. Der stetige Strom von Dopamin lenkt es von jedem schlechten Gefühl ab, das es vielleicht hat. In einer Welt voller Bedrohungen, die es nicht unter Kontrolle haben kann, ist es schön zu wissen, dass es sich immer gut fühlen kann, wenn es ein Buch zur Hand nimmt. Aber der Tag wird kommen, dass die Gewohnheit zur Enttäuschung wird. Wenn das Kind ein paar weitere Vorlesewettbewerbe gewonnen hat, wird die Aufregung schließlich nachlassen. Um mehr davon zu erhalten, wird es sich einer neuen Belohnung zuwenden. Ob es nun die Talentshow in der Schule oder sonst wo ist oder der Eintritt in einen Sportverein, jeder Schritt wird Dopamin auslösen, sobald es das Kind damit verbindet, dass es seinen Bedürfnissen entspricht.

Dopamin enttäuscht, ob Sie es mit einer gesunden oder ungesunden Gewohnheit verknüpft haben, um Ihren Bedürfnissen zu entsprechen. Wie beim Experiment mit den Menschenaffen in Kapitel 2 nimmt Ihr Gehirn den Saft, den Sie haben, als selbstverständlich hin, statt weitere Glückshormone auszuschütten. Wenn Sie jedoch den Saft verlieren, den Sie als selbstverständlich genommen haben, sind Sie dazu verflucht, unglücklich zu sein. Der Umgang mit einem solchen Gehirn ist nicht leicht, aber die Verantwortung hierfür geht mit dem Geschenk des Lebens einher.

Die ewige Suche nach dem »ersten Hoch«

Drogenabhängige sagen, dass sie immer »dem ersten Hoch« nachjagen. Der erste Gebrauch einer Droge löst mehr Lustgefühle aus, als man jemals aus einer natürlichen Quelle von Glückshormonen erhalten kann. Aber beim zweiten Mal fühlt es sich nicht mehr wie die intensivste je erlebte Erfahrung an – es sei denn, man nimmt mehr Drogen als beim ersten Mal. Man wählt dann ständig zwischen Enttäuschung und »Mehr-Nehmen«. Unser Gehirn ist auf der Jagd nach dem ersten Hoch – ob es eine natürliche Ursache oder eine künstliche hat. Künstliche Hochs bauen künstliche große Schaltkreise auf und haben gewaltige Nebenwirkungen, aber selbst natürliche Glücksstimulanzien haben schädliche Nebenwirkungen, wenn sie zu oft eingesetzt werden. Die Menschen versuchen, ein glücksbringendes Verhalten trotz der Konsequenzen zu wiederholen, weil ein Absinken ihres Glückshormonspiegels sie mit ihrem Cortisol konfrontiert.

Ob Sie auf der Suche nach dem nächsten Margarita oder der nächsten Karrieregelegenheit sind: Ihr Dopamin strömt in dem Moment, wenn Sie sich auf die Suche machen. Aber wenn Sie es erhalten, ist es nicht so erregend, wie Sie erwartet haben.

Der Nervenkitzel der Jagd

Die Suche an sich ist eine größere Belohnung, als Ihnen wahrscheinlich klar ist. Wenn Sie zu dem Entschluss kommen, dass ein Hefeteilchen zu essen die Methode ist, damit Sie sich gut fühlen, strömt Ihr Dopamin schon, während Sie nach einem Parkplatz in der Nähe der Bäckerei suchen. Es ist dieselbe mentale Aktivität wie die Nahrungssuche: Die Welt nach Details absuchen, die zu einer Belohnung führen. Wenn Sie einen Parkplatz finden, schwillt Ihr Dopaminspiegel an. Aber wenn Sie das Hefeteilchen schließlich haben, fällt der Spiegel rasch ab, weil das Dopamin seine Arbeit bereits erledigt hat.

Computerspiele sind wegen dieses Bedürfnisses zu suchen so verlockend. Aber die Enttäuschung kommt rasch, wenn man dieselbe Belohnung immer wieder sucht. Deswegen sind Computerspiele meist so aufgebaut, dass man ein nächstes Level erreicht. Man verspürt dann wieder Aufregung, weil man sich einer neuen Belohnung nähert, obwohl diese keinerlei realen Bedürfnissen entspricht.

Museen und Einkaufszentren als beliebte Institutionen versuchen ebenso das Vergnügen an der Suche zu stimulieren. Sie würden ihre Anziehungskraft verlieren, wenn sie immer gleich aussähen, also werden immer neue Ausstellungen gezeigt und neue Waren herangeschafft. Wenn Sie je das Interesse an einem Einkaufszentrum, einem Museum oder einem Computerspiel verloren haben, dann haben Sie vielleicht gesagt: »Das ist nicht mehr so gut wie früher.« Ihnen ist dann nicht klar geworden, dass die Veränderung in Ihnen selbst geschah: Sie haben kein Dopamin mehr ausgeschüttet, weil es für Ihr Gehirn keine neuen Informationen zu verarbeiten gab.

Sammeln ist ein beliebtes Hobby, weil es die Enttäuschung durch Dopamin überwindet. Ein Sammler hat immer etwas zu suchen. Wenn er es findet, vermeidet er das Absinken des Dopaminspiegels, indem er sich auf die nächste Suche begibt. Eine Sammlung schenkt ihm viele »Bedürfnisse«, die zu erfüllen sind, und er muss viele Details verarbeiten, also ist sein Bewusstsein immer von Stresshormonen abgelenkt. Er kann sich auch mit anderen Sammlern zusammentun, um Oxytocin zu stimulieren. Und wenn er ein führender Sammler ist, genießt er Serotonin. Man hört Sammler niemals sagen: »Ich brauche nichts sonst. Ich genieße meine Sammlung einfach so, wie sie ist.« Sammler müssen auf der Suche bleiben, um das Dopamin zu stimulieren.

Auch die Planung eines Projekts löst Dopamin aus. Ein großes Projekt wie eine Party, der Umbau des Hauses oder eine Lebensveränderung stimulieren bei jedem Schritt Aufregung, weil man dieses Ziel mit seinen Bedürfnissen verknüpft hat. Dopamin bringt einen durch die unausweichliche Frustration eines langfristigen Projekts. Aber sobald die Party vorüber oder das Haus umgebaut ist, fällt der Dopaminspiegel. Man weiß nicht, warum man sich schlecht fühlt, und man glaubt vielleicht, dass etwas nicht stimmt. Wenn man dann ein neues Projekt angeht, fühlt man sich jedoch besser.

Reisen ist ebenso ein großartiger Dopaminstimulator. Es bombardiert Ihre Sinne mit neuen Impulsen, die Sie verarbeiten müssen, um Ihr Ziel zu erreichen, ein weltgewandter Mensch zu sein, oder bloß, um eine so schlichte Aufgabe zu bewältigen wie die Bestellung des Frühstücks. Schon eine Reise zu planen, stimuliert Dopamin, da Sie das großartige Gefühl erwarten, an Ihrem Ziel zu sein. Und wenn Sie an Ihrem Reiseziel eintreffen, durchläuft Sie ein Schwall von Aufregung. Aber nach wenigen Minuten sind Sie bereits eifrig mit der Suche nach Ihrer Zahnbürste beschäftigt. Am folgenden Morgen spüren Sie vielleicht erneut die Aufregung, wenn Sie erwachen und sehen, wo Sie sind. Aber während der Tag dann so vergeht, werden Sie wieder derjenige, der Sie vor dem Urlaub waren.

Dopamin hat menschliche Leistung befeuert. Thomas Edison suchte lange Zeit den geeigneten Glühdraht für eine Glühbirne. Krankheiten wurden geheilt, weil Forscher viele Stunden mit Suchen und Sortieren von Details verbrachten, um Muster zu finden. Als sie fanden, was sie suchten, begaben sie sich typischerweise auf die Suche nach einem neuen Ziel. Unsere Gehirne sind nicht dazu gedacht, herumzusitzen und darüber nachzudenken, was wir bereits haben. Sie schütten nicht umsonst Aufregung aus. Dopamin ist dazu gedacht, nach einem Schwall abzufallen, damit wir wieder etwas unternehmen müssen.

Romantische Liebe ist vielleicht das vertrauteste Beispiel für spätere Enttäuschung durch Dopaminabfall. Wenn Menschen »verliebt« sind, ist ihnen nicht klar, dass sie sich auf einem Hoch aus Dopamin auf eine lange Suche nach Glück begeben. Aber dieselbe alte Belohnung regt das Dopamin nicht auf ewig an. Es fällt irgendwann ab, und dann beanspruchen Stresshormone ihre Aufmerksamkeit. Sie geben vielleicht ihrem Partner die Schuld an den schlechten Gefühlen. Sie glauben möglicherweise, ihr Partner sei »nicht mehr der, der er mal war«. Sie kommen vielleicht sogar zu dem Entschluss, dass ein neuer Partner sie glücklich machen würde, weil der letzte neue Partner eine Woge ausgelöst hat, die einen Pfad anlegte. Aber wenn sie die ganze Zeit über die Aufregung einer neuen Liebe suchen, könnten sie in einen Teufelskreis geraten.

ÜBUNG: WANN FÄLLT IHR DOPAMINSPIEGEL AB?

Wenn Sie ein Stück Kuchen versuchen, und das ist das beste Stück, das Sie jemals gekostet haben, kann das zweite Stück davon nicht »das beste sein, das Sie je gekostet haben«. Der erste Bissen löst eine Woge von Dopamin aus, aber diese Woge verebbt, noch während Sie sich die Krümel vom Mund wischen. Ihr Gehirn spart das Dopamin für neue Informationen auf, statt es für dieselben alten Belohnungen zu verschwenden. Dasselbe gilt, wenn Sie beispielsweise ein Lächeln von jemand Besonderem bekommen oder einen Karriereschub erfahren. Zunächst schwillt Ihr Dopaminspiegel an, aber fortgesetzte Belohnungen lösen nicht fortwährend Dopamin aus. Wenn Ihr Dopaminspiegel fällt, fühlt es sich an, als würde etwas mit der Welt nicht in Ordnung sein – oder auch mit Ihnen. Diese Enttäuschung fühlt sich weniger bedrohlich an, wenn Sie wissen, dass Ihr Gehirn so Platz für Neues schafft. Notieren Sie das Absinken Ihres Dopaminspiegels, wenn:

etwas Sie nicht mehr so positiv aufregt wie früher einmal

....

....

....

etwas sich nicht so gut anfühlt, wie Sie erwartet haben, nachdem Sie es bekommen haben

....

....

....

etwas Neues Sie in Aufregung versetzt, nachdem Sie ein lange gesuchtes Ziel erreicht haben

....

....

....

Enttäuschung durch Endorphin

Das großartige Gefühl durch Endorphin fällt immer nach kurzer Zeit in sich zusammen, weil dies das Überleben begünstigt. Den Schmerz zu maskieren fühlt sich gut an, aber Sie müssen Ihren Schmerz spüren, um Maßnahmen zu ergreifen, ihn zu lindern. Wenn Sie dauerhafte Glücksgefühle von Endorphin erwarten, werden Sie eine Enttäuschung erleben.

Sportliches Training beispielsweise löst ein Gefühl von Euphorie aus, aber wenn Sie dieselbe Übung routinemäßig wiederholen, werden Sie nicht mehr dieselbe Reaktion spüren wie beim ersten Mal. Sie müssen die Übung bis zum Punkt des Schmerzes steigern, um Endorphin zu stimulieren. Wenn Sie also den drastischen Schritt unternehmen, sich selbst Schmerzen zuzufügen, um einen Endorphinkick zu erhalten, wären immer mehr Schmerzen erforderlich, um dasselbe gute Gefühl auszulösen.

Auch freiwilliges Hungern stimuliert Endorphin, aber Sie müssten mit der Zeit immer mehr hungern, um dieses Gefühl zu bekommen.

Hungern löst Endorphin aus, weil es unseren Vorfahren dabei half, in mageren Zeiten nach Nahrung Ausschau zu halten. Die Fähigkeit, mit einem leeren Bauch zu suchen, fördert das Überleben. Wenn Sie jemals ein paar Mahlzeiten ausgelassen haben, haben Sie vielleicht ein leises Hochgefühl verspürt. Das gute Gefühl hörte auf, sobald Sie etwas gegessen haben, aber Sie haben trotzdem gegessen, weil Sie wussten, dass Nahrung notwendig zum Überleben ist.

Selbst zugefügter Schmerz ist nicht der Weg zum Glücksgefühl

Dem Körper Schmerzen zuzufügen, um Endorphin zu genießen, ist ein falscher Weg zum Glück. Er kann bloß in einen tragischen Teufelskreis führen, auf dem man ständig mehr Schmerzen erleiden muss, um denselben Endorphinkick zu erhalten. Diesen Kreislauf aus Enttäuschungen durch Endorphin zu kennen, hilft beim Verständnis dessen, warum Menschen, die sich selbst Schmerzen zufügen, geneigt sind, sich weitere Schmerzen zuzufügen: Wenn das Vergessen durch das Endorphin vorüber ist, sehen sie sich auf einmal der Realität gegenüber. Vielleicht gefällt ihnen ihre Realität nicht, aber wir sind nicht dazu gedacht, Schmerzen zu ignorieren, außer für eine kurze Notfallspanne. Wir sollen mit dem Absinken leben.

Wenn Sie nicht sportlich trainieren, sollten Sie es tun. Aber wenn Sie dabei mit dem Hochgefühl durch das Endorphin rechnen, das Sie beim ersten Training erlebt haben, sollten Sie vielleicht nicht weitermachen. Trainieren fühlt sich auch ohne Endorphin gut an, weil es das Blut mit Sauerstoff anreichert, der einem zu Kopf steigt. Wenn Sie glauben, Sie müssten bis zum Punkt eines Endorphinhochs trainieren, werden Sie sich am Ende verletzen. Wir entwickelten uns nicht dazu, uns absichtlich Schmerzen zuzufügen, um ein Endorphinhoch zu bekommen. Schmerzen warnen uns vor einer unmittelbaren Bedrohung des Überlebens. In der Welt vor Notaufnahmen und Anästhesie war ein schlechtes Gefühl Anreiz genug, Verhaltensweisen zu meiden, die Schmerzen zur Folge hatten.

Hochs durch synthetische Endorphine

Opiumderivate (Heroin, Oxycodon, Morphium, Codein) stimulieren Endorphine, aber sie haben schreckliche Nebenwirkungen:

1. Sie unterminieren Ihren natürlichen Glückshormon-Mechanismus.
2. Sie maskieren jeglichen Schmerz, den Sie empfinden, während Sie sie gebrauchen, was zur gefährlichen Vernachlässigung Ihrer selbst führt.
3. Sie gewöhnen sich an sie, also benötigen Sie mehr, um denselben Effekt zu erzielen. Schädliche Nebenwirkungen kulminieren rasch und führen zu weiteren Stresshormonen, weiterem Drang zum Gebrauch und in eine Abwärtsspirale.

Sozialer Schmerz löst kein Endorphin aus, aber die Euphorie durch Endorphin übertüncht sozialen Schmerz. Deswegen verlockt es Menschen, bis zu dem Punkt zu gehen, an dem sie körperlichen Schmerz erleiden. Die Tragik besteht darin, dass weiterer Schmerz aus dieser Suche nach Vergessen resultiert.

ÜBUNG: WANN FÄLLT IHR ENDORPHINSPIEGEL AB?

Endorphin wird bei Notfällen ausgeschüttet. Die durch Endorphin hervorgerufene Euphorie hat keinen langen Bestand, weil wir Schmerzen empfinden müssen, um gute Entscheidungen zu treffen. Wenn Sie Ihren Körper Schmerzen aussetzen, bloß um Endorphin zu erhalten, definiert Ihr Körper neu, was als Notfall zu zählen ist. Sie müssen sich selbst weiteren Schmerzen aussetzen, wenn Sie das Endorphinhoch beibehalten wollen. Wenn Ihr Endorphinspiegel abfällt, bemerken Sie plötzlich die Realität Ihrer Lebensumstände.

Ihr Gehirn ist so angelegt, dass es diese Realität bemerkt, weil dies das Überleben begünstigt. Es wäre schön, sich lachend durch beständige Endorphinhochs zu bewegen, aber es ist gut zu wissen, dass ein Absinken des Endorphinspiegels etwas Natürliches ist und Sie so angelegt sind, um mit der daraus resultierenden Wirklichkeit umgehen zu können. Achten Sie auf das Absinken Ihres Endorphinspiegels in diesen Situationen:

eine Trainingseinheit, die sich gut anfühlte, nach der Sie jedoch bemerkten, dass Sie es übertrieben haben

....

....

....

ein Witz, der Sie nicht mehr zum lauten Lachen bringt, obwohl er Ihnen immer noch gefällt

....

....

....

ein Schwindelgefühl, das mit einer verschobenen Mahlzeit aufhörte

....

....

....

ein Schmerzmittel, das nicht mehr so gut wirkt wie früher

....

....

....

Enttäuschung durch Oxytocin

Eine gute Möglichkeit, die Enttäuschung durch Oxytocin zu verstehen, ist die, sich vorzustellen, dass Sie eine Massage erhalten. In den ersten Momenten fühlen Sie sich phänomenal. Dann schweifen Ihre Gedanken ab, und Sie können buchstäblich vergessen, dass Sie eine Massage bekommen. Sie genießen sie natürlich, aber die Oxytocinexplosion ist nicht von Dauer. Sie geben vielleicht sogar Ihrem Masseur die Schuld daran, wenn Sie nicht wissen, dass sich Ihr Gehirn an Dinge gewöhnt, sogar an großartige Dinge.

Oxytocin wird bei der Geburt ausgeschüttet und erleichtert den Stress, auf die Welt zu kommen. Aber bald benötigen Sie mehr. Tiere lecken ihre Jungen ab, und Menschen knuddeln sie, um die Ausschüttung des Oxytocins herbeizuführen. Der Oxytocinfluss veranlasst das Kind dazu, dass es dem Elternteil – der Mutter – vertraut, und schüttet Oxytocin unter ähnlichen Umständen aus. Es wäre schön, dieses Gefühl die ganze Zeit über zu genießen, aber wenn Sie der Ansicht sind, Sie können alle Welt überall lieben, würden Sie Süßigkeiten von Fremden annehmen und schließlich Fremden Brücken abkaufen. Ihr Oxytocinspiegel muss absinken, nachdem es Sie aufgeputscht hat, damit Sie auf neue Informationen hinsichtlich ihrer sozialen Umgebung reagieren können.

Verratenes Vertrauen und das Absinken des Oxytocinspiegels

Oxytocin bewahrte Ihre Vorfahren davor, den Stamm jedes Mal dann zu verlassen, wenn ihnen jemand auf die Nerven ging. Es schützte sie vor den Gefahren, die einsamen Individuen in der Wildnis zustoßen. Heutzutage bewahrt Oxytocin Sie davor, Ihren Job in der Minute hinzuwerfen, in der ein Mitarbeiter Sie ärgerlich ansieht. Es bewahrt Sie davor, in der Minute von zu Hause davonzulaufen, in der Ihre Verwandten über Ihr letztes Abenteuer missbilligend den Kopf schütteln. Soziale Bedrohungen werden scheinbar größer, wenn die Oxytocinblase geplatzt ist.

Kinder lernen auf dem Spielplatz soziales Vertrauen. Wenn sie Unterstützung erhalten, vernetzt sie das gute Gefühl so weit, dass sie mehr von dort erwarten, wo sie herkommt. Wenn ihr Cortisol ausgelöst wird, lernen sie, in gewissen Vierteln keine Unterstützung zu erwarten. Wenn ihnen ein Klassenkamerad bei den Hausaufgaben hilft, fühlen sie sich gut, und ein Pfad zu ihrem Oxytocin wird geebnet. Aber wenn ein vertrauter Kumpel darauf besteht, ihre Hausaufgaben abzuschreiben, stehen sie vor einem Dilemma.

Ungesunde Allianzen und Enttäuschung durch Oxytocin

Oxytocin erzeugt die Bindungen, die zu Bandenkriegen, zum Haustyrannenmord (»Battered Spouse Syndrom«) und zum Meineid führen, den Menschen begehen, um Verbündete vor den Konsequenzen ihrer Taten zu bewahren. Menschen unternehmen drastische Dinge, um ihre Oxytocinbande zu erhalten, weil ein Absinken des Oxytocinspiegels sich wie eine Bedrohung für das Überleben anfühlt.

Meine Großeltern stammen aus Sizilien, wo die Mafia unter Androhung von Gewalt soziale Bindungen aufbaut. Die Mafia bietet die Illusion von Sicherheit durch das Versprechen des Schutzes vor Gewalt, wenn man kooperiert. Allerdings ist man nicht lange in Sicherheit, weil die Raubtiere einen als Opfer und weniger als Verbündeten sehen, wenn es ihren Bedürfnissen entgegenkommt. Deswegen lernt man, dass man niemandem vertrauen kann. Dieses Gefühl von Isolation wiederum hinterlässt in einem ein Gefühl solcher Gefährdung, dass man unbedingt jenen vertrauen will, die einem Schutz und Gesten guten Willens bieten. Das Ergebnis ist ein Oxytocinteufelskreis.

In meiner Jugendzeit hat niemand die Mafia erwähnt, und ich hielt sie für eine Erfindung Hollywoods. Als ich jedoch Nachforschungen hinsichtlich meines kulturellen Erbes anstellte, entdeckte ich voller Entsetzen, wie erbärmlich das Leben meiner Vorfahren war. Das Überleben in einer Kultur der Gewalt bedeutet in jedem Augenblick die Wahl zwischen der Bedrohung des Überlebens, wenn man nicht kooperiert, und der Bedrohung des Überlebens, wenn man kooperiert. Vertrauen klingt wie eine Tugend, aber einem Raubtier zu vertrauen, das völlige Unterwerfung erwartet, begünstigt vielleicht nicht das Überleben ... oder doch. Die Unsicherheit ist niederschmetternd.

Banden sind ein besonders tragisches Beispiel für Enttäuschung durch Oxytocin, weil meist junge Gehirne involviert sind. Junge Menschen werden Bandenmitglieder, weil sie vor Aggressionen geschützt werden möchten, sie sind jedoch am Ende weitaus mehr Aggressionen ausgesetzt. Dieser Verhaltensimpuls ist bei Tieren leicht verständlich, weil gemeinsame Feinde eine Säugetierherde trotz innerer Aggressionen zusammenhalten.

- Ein Zebra wird oft von einem Herdenmitglied gebissen, aber es bleibt bei der Herde, weil es leichter von einem Löwen gefressen werden kann, wenn es die Herde verlässt.
- Affen und Elefanten bleiben trotz vielfacher Unterdrückung bei ihren Herden, weil ihre Jungtiere bei lebendigem Leib gefressen werden, wenn sie die Herde verlassen.
- Selbst Löwen und Wölfe bleiben bei ihren Rudeln, weil ihnen ihre Mahlzeiten von rivalisierenden Rudeln gestohlen werden, wenn sie allein umherstreifen.

Banden halten wie Herden trotz gewaltiger interner Aggressionen zusammen, weil sie äußere Aggressionen noch mehr fürchten. Eine Bande benötigt die Aggression rivalisierender Banden, um das Gefühl von Sicherheit aufrechtzuerhalten, das mit der Mitgliedschaft assoziiert ist. Oxytocin sorgt dafür, dass man sich gut fühlt, wenn man »einer von der Bande« ist – bis zum nächsten Verrat. Diese Konfliktsituationen laufen unermüdlich ab.

Auch Kindesmissbrauch ist eine Tragödie aufgrund von Enttäuschung durch Oxytocin. Missbrauchte Menschen decken manchmal ihre Missbrauchstäter, statt ihr eigenes Überleben voranzutreiben. Sie geben sich selbst die Schuld am Vertrauensverrat und suchen verzweifelt nach Möglichkeiten, das Vertrauen wiederherzustellen. Statt neues Vertrauen zu neuen Menschen aufzubauen, versuchen sie weiterhin, das Vertrauen zum Missbrauchstäter aufzubauen, weil sie so gepolt sind, dass sie gute Gefühle von ihm erwarten.

Ein Alkoholiker, der einen Zechkumpanen sucht, ist ein weiteres Beispiel für Enttäuschung durch Oxytocin. Menschen versuchen Vertrauen von denjenigen zu bekommen, von denen sie Vertrauen erwarten. Bulimiker verbünden sich mit Bulimikern, Drogensüchtige verbünden sich mit Drogensüchtigen, Kaufsüchtige verbünden sich mit Kaufsüchtigen und Tobsüchtige verbünden sich mit Tobsüchtigen. Solche Bande helfen ihnen dabei, trotz des Trinkens, Kaufens oder Tobens mit sich im Reinen zu sein. Aber wenn sie sich entschließen, die Kontrolle über ihre Angewohnheit zu gewinnen, sind sie vielleicht schockiert über die Entdeckung, dass diese Verbündeten sie nicht unterstützen. Vielleicht untergraben sie sogar ihre Bemühungen, ihre Angewohnheit zu besiegen. Viele Menschen bleiben letztlich lieber bei ihren ungesunden Gewohnheiten, statt ihre Freundschaften zu riskieren. Alle reden sich ein, dass sie sich bei ihren »Freunden« wohlfühlen. Das schöne, sichere Gefühl des Vertrauens hält natürlich nicht lange an, also suchen sie die Sicherheit sozialer Allianzen auf dieselbe Art und Weise, wie es zuvor schon funktionierte.

Der Schmerz über enttäuschtes Vertrauen beeinflusst das Alltagsleben. Wir alle sind auf der Suche nach der Sicherheit sozialer Bindungen und entdecken gelegentlich, dass wir uns weniger in Sicherheit befinden als gedacht. Deswegen ist es wichtig für Sie, Ihre Informationen über Ihre sozialen Allianzen immer auf dem neuesten Stand zu halten. Vielleicht entdecken Sie, dass Sie viel mehr Wahlmöglichkeiten haben, als Ihnen klar ist. Wenn Sie versuchen, Ihren Oxytocinspiegel um jeden Preis beizubehalten, könnten Sie zudem echte Bedrohungen übersehen. Enttäuschungen durch Oxytocin fühlen sich schlimm an, aber sie befreien Sie, sodass Sie gute Entscheidungen hinsichtlich des Überlebens in der Welt ringsumher treffen können.

Die große, glückliche Familie

Vielleicht sind Sie der Ansicht, als gute Eltern könnten Sie ein Gehirn dazu bringen, endlos Oxytocin auszuschütten und dies zu vernetzen. Oder dass Sie einen endlosen Strom Oxytocin genießen könnten, wenn Sie von einer bestimmten Gruppe akzeptiert werden. Es wäre schön, die ganze Zeit über das sichere Gefühl von Zugehörigkeit zu haben, und es ist verlockend, von einer Welt zu träumen, die das für Sie wahr werden lässt. Aber die Realität macht diesen Traum immer wieder zunichte, weil Menschen Säugetiere sind.

Wenn Ihre Eltern in Ihrer Kindheit Ihre Bedürfnisse an die erste Stelle gesetzt haben, überfällt Sie die Enttäuschung, wenn Sie die Erfahrung machen, dass der Rest der Welt Sie nicht so behandelt. Und wenn Ihre Eltern Ihr Vertrauen nicht wert waren, dann erfahren Sie diese Enttäuschung sogar noch früher. So oder so, das Absinken des Oxytocinspiegels ist quälend, aber es ermöglicht jungen Säugetieren, ihr Zugehörigkeitsgefühl von ihrer Mutter auf ihre Altersgenossen zu verlagern und sich fortzupflanzen.

Sich einfügen

Vielleicht träumten Sie davon, einer Gruppe beizutreten, in der Sie sich ewig wohlfühlen würden, und Sie fühlten sich dann desillusioniert, als Sie schließlich von ihr aufgenommen wurden. Es ist leicht, Menschen aus der Ferne zu idealisieren, insbesondere solche, deren Schutz Sie suchen. Sobald Sie Zutritt zu ihrem Kreis erlangen, erkennen Sie, dass diese Menschen, nun ja, Säugetiere sind. Vielleicht denken Sie, dass eine andere Gruppe oder Organisation Sie ewig glücklich machen würde. Ein Teufelskreis kann daraus resultieren. Neue Wege, Ihr Oxytocin einzuschalten, werden Ihnen dabei helfen, diesen Teufelskreis zu durchbrechen.

Ihre Gruppe kennen

Die meisten Tierarten haben bestimmte Merkmale, die Mitglieder von Nichtmitgliedern unterscheiden. Eine Antilope mit einem schwarzen Streifen auf dem Hinterteil kann sich auf Anhieb von Antilopen mit zwei schwarzen Streifen oder einem schwarzen und einem weißen Streifen unterscheiden. So verhindert sie, dass sie der falschen Art in eine ökologische Nische folgt, an die sie nicht gewöhnt ist. Menschliche Gruppen sind gleichfalls für ihre bestimmten Kennzeichen bekannt. Dazu zählen unter anderem populäre Accessoires, körperliche Merkmale und erlerntes Verhalten.

Konflikte innerhalb einer Gruppe sind unausweichlich, weil jedes Gruppenmitglied ein Säugetiergehirn hat, das sich entwickelte, um seine eigenen Gene zu fördern. Tiere bleiben bei Gruppen, in denen es viele interne Konflikte gibt, weil sie so stark von äußeren Konflikten bedroht sind. Je mehr sich Menschen vom Leben außerhalb der Gruppe bedroht fühlen, desto mehr Schmerz tolerieren sie in der Gruppe. Ihr Oxytocinspiegel fällt und erinnert sie an die Bedrohung durch Isolation.

Trotz des Unbehagens sollen wir das Absinken des Oxytocinspiegels erfahren. Vertrauen ist gut, aber zu viel Vertrauen kann das Überleben wiederum bedrohen:

- Stellen Sie sich ein Kind vor, das allzu lange darauf vertraut, dass ihm seine Eltern die Schuhe zubinden und das Fleisch vorschneiden.
- Stellen Sie sich einen Schüler vor, der darauf vertraut, dass andere für ihn die Hausaufgaben erledigen.
- Stellen Sie sich einen Ehepartner vor, der darauf vertraut, dass sein Partner für ihn sämtliche außerhäuslichen Angelegenheiten erledigt.

Das schöne Gefühl des Vertrauens hindert Sie vielleicht daran, Fähigkeiten aufzubauen, die Sie benötigen, um das eigene Überleben zu fördern. Sie können sich auf andere stützen, um das schlechte Gefühl zu vermeiden, die eigenen Grenzen zu erfahren, aber die Enttäuschungen sind am Ende größer. Dadurch würde der Drang ausgelöst, »etwas zu tun«, woraufhin Sie möglicherweise so reagieren, dass Sie sich erneut auf andere verlassen, statt Fähigkeiten selbst zu entwickeln.

ÜBUNG: WANN FÄLLT IHR OXYTOCINSPIEGEL AB?

Der Oxytocinspiegel fällt ab, wenn Sie sich zu weit von der Herde entfernen. Ob Sie von ihr zurückgelassen wurden oder ob Sie von ihr weggewandert sind: Der Oxytocinabfall warnt Sie vor der Tatsache, dass Ihnen soziale Unterstützung fehlt. Plötzlich fühlt es sich so an, als würden Sie den Bedrohungen des Lebens allein gegenüberstehen. Es wäre schön, das gute Gefühl der sozialen Unterstützung die ganze Zeit über zu genießen, aber wenn Sie jede Minute bei der Herde blieben, würden Ihnen die Dinge dort draußen entgehen. Wir sind so angelegt, dass wir versuchen, unseren Bedürfnissen auf bestmögliche Weise nachzukommen, statt einfach anderen Menschen auf ihrer Suche nach deren Bedürfnissen zu folgen. Der Verlust von Unterstützung ist quälend, aber wir sind nicht dazu geboren, einen ständigen Strom von Oxytocin zu genießen. Wir sollen die Balance halten zwischen dem Drang nach sozialer Unterstützung und unseren langfristigen Bedürfnissen. Sie können lernen, Ihre eigenen Fähigkeiten zu bemerken. Notieren Sie Beispiele von:

einer Zeit, in der Sie sich mangels sozialer Unterstützung gefährdet gefühlt haben

....

....

....

einer Zeit, in der Sie das Vertrauen in Ihre soziale Unterstützung verloren haben

....

....

....

einer Zeit, in der Sie sich von sozialer Unterstützung entfernt haben, um andere Belohnungen zu suchen

....

....

....

Enttäuschung durch Serotonin

Wenn Sie Anerkennung von Menschen erfahren, wallt Serotonin auf, was Sie vernetzen und deshalb weitere gute Gefühle auf ähnliche Art und Weise erwarten. Nach einer Weile jedoch erregt Sie dieselbe alte Anerkennung nicht mehr. Sie suchen nach einer Methode, um mehr zu erhalten, und verwenden dabei zurückliegende Erfahrungen als Leitfaden. Manchmal bekommen Sie die gesuchte Anerkennung auch nicht, obwohl Sie sich alle Mühe geben. Wenn andere Menschen in ihrer Suche nach Anerkennung gefangen sind, ist das leicht zu erkennen – insbesondere, wenn es sich um Menschen handelt, die Sie nicht leiden können. Sie sehen, wie ihre Suche nach Status bald immer größere Ausmaße annimmt. Es fällt schwer zu erkennen, dass auch Ihr eigenes Gehirn in dieser natürlichen Suche gefangen ist. Tiere helfen uns, den Drang des Gehirns nach mehr sozialem Status zu verstehen, sobald der letzte Serotoninkick abfällt. Wenn sich beispielsweise eine Affenmutter behauptet, um eine Banane zu bekommen, ist die Nahrung rasch verdaut, und sie muss sich beim Kampf um Bananen erneut durchsetzen, um genügend Milch für ihre Kinder zu bilden.

Die Suche nach gesellschaftlicher Bedeutung

Wenn Sie ein Geschäft oder Restaurant betreten, behandelt Sie das Personal mit einer Ehrerbietung, wie Sie sie im sonstigen Leben nicht erhalten (wenn es ein gutes Geschäft oder Restaurant ist). Die meiste Zeit über sind die Menschen in Ihrer Umgebung so von ihrer eigenen Sache überzeugt wie Sie von Ihrer. Wenn Sie damit rechnen, Ehrerbietung von anderen zu erhalten, damit Sie sich gut fühlen, könnten Sie am Ende enttäuscht werden.

Wenn Sie sehen, wie Menschen nach dem »besten« Tisch streben, könnten Sie sie für albern halten. Schließlich wissen Sie, dass die Sitzordnung keine Sache des Überlebens ist. Aber wenn Sie *keinen* guten Platz erhalten, sieht die Sache anders aus. Ihr Säugetiergehirn überwacht ständig Ihre soziale Position und reagiert entsprechend. Es entwickelte sich nicht, um zu sagen: »Ich bin jetzt wichtig genug. Ich kann mich einfach entspannen.« Es entwickelte sich, um Ihre Chancen zu erhöhen. Deswegen bemerkt man Folgendes:

- Ein Mensch, der das neueste Statusobjekt besorgt, ist frustriert, wenn andere es ihm gleichtun.
- Ein Mensch, der seinen Traumjob bekommt, konzentriert sich bald auf den nächsten Traumjob.
- Ein Mensch, der die Welt retten will, sieht eine Welt, die immer verzweifelter auf seinen Rettungsversuch wartet. Dass er die Welt schlechter erscheinen lässt, hilft ihm, sich wegen seines Beitrags gut zu fühlen.
- Ein Mensch, der andere kontrolliert, möchte, dass sie eher willkürlichen Befehlen schneller gehorchen.

Die Suche nach Anerkennung kann positive wie negative Konsequenzen haben. Viel von dem, was Menschen erreicht haben, ist dadurch beflügelt worden. Wie Sie auch Ihr Statussymbol erreicht haben mögen, das gute Gefühl vergeht bald und Sie streben nach einem noch größeren Statussymbol. Wenn Ihr Serotoninspiegel fällt, fühlt es sich vielleicht an, als würde etwas mit der Welt nicht stimmen. Wenn Sie das gesuchte Statussymbol erhalten, sieht die Welt wieder richtig aus ... für eine kleine Weile.

Sie glauben beispielsweise vielleicht, dass Sie ewig glücklich wären, sobald Ihr Gedicht in der *New York Times* veröffentlicht würde, aber Sie würden sich dann in Gedanken bald auf die Suche nach der nächsten Anerkennung machen. Das Gehirn lernt, sich in bestimmter Weise wichtig zu fühlen, und dann sucht es nach mehr von diesem Gefühl. Wenn Marlon Brando in *Die Faust im Nacken* jammert: »Ich hätte etwas werden können, zumindest ein klasse Boxer«, könnte man glauben, er wäre glücklich gewesen, wenn er einen Titel gewonnen hätte. Aber aller Wahrscheinlichkeit nach hätte er, sobald er ihn errungen hätte, nach einem weiteren gestrebt. Und wenn Sie sich *Downtown Abbey* oder *Game of Thrones* ansehen, hassen Sie verstandesmäßig vielleicht die Mächtigen, aber Ihre Spiegelneuronen genießen dieses Gefühl der Macht, also suchen Sie nach mehr.

Man hört oft von Hollywoodstars, die völlig ins Schleudern geraten, wenn ihre Popularität schwindet. Bisher hat mich das ziemlich verwirrt. »Reicht ein Megahit nicht aus, um jemanden glücklich zu machen?«, habe ich mich gefragt. Jetzt verstehe ich, dass das gute Gefühl eines Megahits das Gehirn darauf trainiert, diese besondere Art und Weise, sich gut zu fühlen, ständig zu suchen. Wenn sich die Stars am Ende schlecht fühlen, erkennen sie nicht, wie sie die Enttäuschung erzeugt haben. Sie können der Gnadenlosigkeit der Filmindustrie die Schuld geben, der Launenhaftigkeit des Publikums und der Inkompetenz des Managements, und wissen nichts von der Angewohnheit ihres Gehirns, Serotonin auf eine Weise zu suchen, die zuvor funktioniert hat.

Dieses Thema durchzieht das Privatleben ebenso wie die Filmindustrie. Jeder Mensch sucht Anerkennung von seiner Umgebung auf eine Art und Weise, wie es seiner Ansicht nach funktionieren sollte. Einige Menschen stülpen ihre Wünsche den anderen über, nur weil sie Vergnügen daran haben. Und wenn dieses Vergnügen abebbt, stülpen sie es wieder über. Wenn sie keine Verehrung seitens anderer erhalten und sich der Welt ohne einen Serotoninkick gegenübersehen, fallen sie ins Leere.

Die Rettung anderer ist auch eine beliebte Art und Weise, Anerkennung zu suchen. Sich selbst zum Helden zu machen, ist eine relativ zuverlässige Methode, sich wichtig zu fühlen, und sie hilft, Konflikte zu vermeiden, die die Anerkennung untergraben würden. Aber das gute Gefühl geht rasch vorüber, und man muss erneut retten. Retter können so eifrig dabei sein, sich als Held zu fühlen, dass sie schlechtes Verhalten bei anderen belohnen. Das Ergebnis ist weiteres schlechtes Verhalten, was ein Held vielleicht als ein größeres Bedürfnis nach seinen Rettungsbemühungen interpretiert. Der Partner eines Süchtigen ist das bekannteste Beispiel. Der Ehegatte oder ein Elternteil ermöglicht letztlich die Sucht, tut das jedoch, weil andere zu retten die Art und Weise ist, wie sein Gehirn gelernt hat, sich wichtig zu fühlen.

Die Liebe eines Menschen zu erringen, der einen höheren gesellschaftlichen Status hat, ist eine weit verbreitete Strategie, Serotonin zu stimulieren. Wir vermischen Liebe und Status nicht bewusst, aber wenn eine hochrangige Persönlichkeit des richtigen Geschlechts auf uns aufmerksam wird, leuchtet unser Gehirn auf. Sogar Bonobos, die Affen, die für ihre sexuelle Dynamik bekannt sind, wettstreiten heftig um höherrangige Partner. Sobald dieser gewonnene Partner ihnen gehört, wallt ihr Serotonin jedoch nicht mehr auf. Es würde wieder aufwallen, wenn sie ein noch höherrangiges Liebesobjekt finden würden. Wahrscheinlich unterdrücken Sie als Mensch ein solches Bedürfnis, aber es ist leicht zu erkennen, dass andere ihm nachgeben. Der Gefährte eines Superstars zu sein sorgt dafür, dass sich ein Mensch gut fühlt, und das vernetzt das Gehirn dahingehend, dass es das gute Gefühl erwartet, wenn es erneut einen Superstar zum Gefährten ergattert. Einige Menschen wiederholen dieses Muster trotz aller Nebenwirkungen ständig.

Die Suche nach Status ist kein neues Phänomen

Die Enttäuschung durch Serotonin wird oft »unserer Gesellschaft« angekreidet, aber Enttäuschungen wegen des Status sind in jeder Kultur und zu jeder Zeit augenscheinlich. In vielen Kulturen wird Grausamkeit gegenüber Dienern akzeptiert, und Schwiegermütter dominieren Schwiegertöchter mit nacktem Despotismus. Stammesgesellschaften haben oftmals rigide Dominanzhierarchien, trotz ihres egalitären Anscheins. Was aussieht wie Kooperation, ist oft Unterwerfung unter erlernte Erwartungen, um Strafen zu vermeiden. Vielleicht glauben Sie, dass Sie die ganze Zeit über ein Serotoninhoch genießen könnten, wenn Sie in einer anderen Zeit oder an einem anderen Ort lebten, aber wenn Sie dort ankämen, würden Sie entdecken, dass die Menschen nach wie vor Säugetiere sind und dass Sie ebenfalls dazugehören.

Soziale Dominanz fordert unsere Aufmerksamkeit, weil sie unsere Gene in freier Natur begünstigt. Sobald die unmittelbaren Bedürfnisse eines Säugetiers befriedigt sind, richten sich seine Gedanken auf das soziale Vorankommen. Darunter fällt alles vom Fördern des Wohlergehens der Kinder bis zum Anlocken eines mächtigeren Partners. Säugetiere, die immerzu streben, statt zufrieden zu sein, werden mit größerer Wahrscheinlichkeit überleben und ihre DNS weitergeben. Deswegen beunruhigen uns erschlaffte Haut oder die Rückschläge eines Kindes so sehr. Jedes kleine Hindernis auf dem Weg zur Anerkennung fühlt sich wie ein Hindernis für das Überleben an.

Jeder hat beispielsweise einen Cousin, dem es besser geht als einem selbst. Bei jeder Erinnerung an diesen Cousin fällt Ihr Serotoninspiegel, obwohl Sie viel Gutes in Ihrem Leben vorzuweisen haben. Vielleicht haben Sie in Ihrer Jugend gehört, wie Ihre Eltern soziale Vergleiche anstellten und über ihre eigene Position jammerten. Sie haben sich vielleicht dazu konfiguriert, die untergeordnete Position einzunehmen, und fühlen sich bedroht, statt all das Gute zu genießen, das Sie haben.

Enttäuschung durch Serotonin kann heilsam sein

Alle Gehirne suchen Serotonin über Pfade, die sie während der Jugend angelegt haben. Es gibt jedoch keine Pfade, die endlos Serotonin liefern. Wenn Sie mit Menschen aufwuchsen, von denen Sie dominiert wurden, bereiteten Ihre Schaltkreise Sie auf eine bestimmte Art von Frustration vor. Aber wenn Sie mit einer Vielzahl von Bewunderern aufwuchsen, sind Sie für eine andere Art von Frustration vernetzt. Wie Sie es auch drehen und wenden, Ihre Suche nach Anerkennung wird manchmal enttäuscht. Der Umgang mit dieser Enttäuschung begünstigt Ihr Überleben mehr als die Flucht davor. Wenn Kinder es nicht in die Mannschaft schaffen oder keinen Partner für den Abschlussball bekommen, bringen wir ihnen bei, es erneut zu versuchen. Die Suche nach Anerkennung ist Teil eines gesunden menschlichen Lebens, trotz der Möglichkeit von Enttäuschungen.

Sie schützen sich vielleicht vor der Enttäuschung durch Serotonin, indem Sie behaupten, dass Ihnen der Status gleichgültig sei, aber Ihre Neurotransmitter reagieren auf die Hochs und Tiefs Ihres Status, ob Sie es wollen oder nicht. Ihre Reaktionen sind von Zeit und Ort geformt, weil Sie lernen, was Ihnen in Ihrer Welt Anerkennung einbringt. Wenn Sie in einer anderen Zeit oder an einem anderen Ort leben würden, hätten Sie vielleicht Duelle ausgefochten oder wären im Haus eingeschlossen worden, um Ihre Ehre zu verteidigen. Heutzutage können Sie sich Ihres höheren Bewusstseins brüsten. Sie fühlen sich wegen Ihres höheren Bewusstseins in einer höheren Position. Wenn Sie sehen, wie Menschen mit niedrigerem Bewusstseinszustand Anerkennung erhalten, ertappen Sie sich vielleicht dabei, dass etwas in Ihnen auf eine Weise ausgelöst wird, die Sie glauben, hinter sich gelassen zu haben. Und wenn Sie die Anerkennung erhalten haben, nach der es Sie verlangt, macht es Sie nicht auf Dauer glücklich, trotz Ihres höheren Bewusstseinszustands. Ihr Gehirn heckt bald Pläne aus, um mehr zu erhalten.

ÜBUNG: WANN SINKT IHR SEROTONINSPIEGEL?

Wenn Sie ein großer Fisch in einem kleinen Teich sind, könnten Sie sich die ganze Zeit über der obersten Position erfreuen. Aber sobald Sie von einer größeren Welt mit einem größeren Fisch hören, würde Ihr Serotoninspiegel fallen. Ein Gefühl von »Tu etwas!« würde an Ihnen nagen, bis Sie eine Möglichkeit fänden, Ihre Position zu verbessern. Dieses Absinken des Serotoninspiegels sorgt dafür, dass Sie weitersuchen. Es trieb Ihre Vorfahren dazu, nach einer besseren Möglichkeit zu suchen, ein Mammut zu häuten, und andere davon in Kenntnis zu setzen. Vielleicht sind Sie davon überzeugt, dass Sie auf immer glücklich wären, wenn der große Durchbruch kommt, aber jeder Durchbruch, den Sie bisher hatten, führte dazu, dass es Sie nach einem weiteren Durchbruch verlangte. Es ist leicht, dies bei anderen zu bemerken, aber es ist hilfreich, dies auch in sich selbst zu erkennen. Ihren sinkenden Serotoninspiegel zu bemerken hilft Ihnen, ein Krisengefühl zu vermeiden, wenn das Hochgefühl sich Ihrem Griff entwindet. Denken Sie an eine Zeit, zu der Sie:

jemanden gesehen haben, der einen großen Vorteil errang, aber bald das Interesse daran verlor

....

....

....

einen Vorteil errungen haben, aber bald das Interesse daran verloren

....

....

....

einen neuen Vorteil zu erlangen suchten und einen hohen Preis dafür bezahlten

....

....

....

Happy Habits helfen Ihnen, mit Enttäuschungen fertigzuwerden

Wenn Sie Ihr Leben gerettet haben, indem Sie eilig einen Baum hinaufgeklettert sind, weil ein Löwe Sie gejagt hat, wird Ihr Gehirn lernen, sich beim Anblick von Bäumen gut zu fühlen. Alles, was ein schlechtes Gefühl in ein gutes überführt, ist aus der Perspektive Ihres Säugetiergehirns ein Lebensretter, deswegen legt es einen breiten Pfad an. Wenn Sie in einer Welt voller Löwen lebten, wären Sie stets auf der Suche nach Bäumen. Da das nicht der Fall ist, suchen Sie stattdessen nach allem, was einmal dafür sorgte, dass Sie sich in einem Moment gut fühlten, als Sie sich schlecht gefühlt hatten. Das sind Ihre »Happy Habits«: Gewohnheiten, die Sie glücklich machen. Sie treffen die Wahl nicht bewusst, sondern es sind Pfade, welche die Erwartung eines guten Gefühls erzeugen. Das gute Gefühl währt natürlich nicht lange, also greifen Sie am Ende sehr häufig auf Ihre »Happy Habits« zurück.

Oft ist Ablenkung der Kern einer »Happy Habit«. Ablenkung kann dazu führen, dass Sie sich gut fühlen, indem sie einfach den Stromfluss in einer schlechten Schleife unterbricht. Ablenkung funktioniert nicht, wenn Sie einen Löwen riechen und sich mit Parfüm ablenken. Die meiste Zeit über sehen Sie sich jedoch nicht einem Löwen gegenüber – sondern dem Stich der Enttäuschung. Alles, was Ihren elektrischen Strom ablenkt, fühlt sich wie ein Lebensretter an. Wenn beispielsweise Ihre Briefmarkensammlung Sie einst von einem schlechten Gefühl abgelenkt hat, hat Ihr Gehirn eine Verbindung aufgebaut, die Abhilfe durch Ihre Briefmarkensammlung erwartet.

Warum es so schwer ist, alte Gewohnheiten aufzugeben

Ich lernte etwas über die Seltsamkeit von Gewohnheiten von einem Hypnotiseur, der Leuten dabei half, das Rauchen aufzugeben. Er wies mich an, mir einen vierzehnjährigen Jungen auf einer Party vorzustellen. Der Junge sieht ein Mädchen, mit dem er sprechen möchte, aber er hat Angst. Er versucht, seine Nerven dadurch zu beruhigen, dass er eine Zigarette raucht, und es funktioniert! Das Mädchen erwidert seine Zuneigung, und seine Glückshormone strömen. Die Belohnung ist riesig, weil sie so relevant für den »Fortpflanzungsprozess« ist. Der Kick durch die Neurotransmitter erzeugt eine mächtige Verbindung in seinem Säugetiergehirn, die sagt: Zigaretten begünstigen das Überleben. Natürlich denkt der Junge dies nicht in Worten, sondern in seinem Gehirn leuchtet beim nächsten Mal, wenn er angesichts einer »überlebenswichtigen Herausforderung« Unterstützung benötigt, die Idee auf zu rauchen. Mit jeder Zigarette wird der Pfad weiter ausgebaut.

Als er Jahre später versucht, das Rauchen aufzugeben, wallt in ihm die Unsicherheit des Vierzehnjährigen auf einer Party auf, weil sie außer über den Zigarettenpfad nirgendwohin kann. Sein inneres Säugetiergehirn hat das Gefühl, als wäre sein eigenes Überleben in Gefahr, wenn er dem Drang zu rauchen widersteht. Er muss eine neue »Happy Habit« aufbauen, um ohne die alte leben zu können.

Lenken Sie sich ab!

»Happy Habits« geben Ihren Gefühlen von Bedrohung einen Ort, wohin sie gehen können. Wenn Sie vor langer Zeit wegen einer schlechten Mathematiknote enttäuscht waren, legte das, weswegen Sie sich dann besser fühlten, einen Pfad in Ihrem Gehirn an. Wenn Sie deswegen vielleicht auf eine Party gegangen sind und sie genossen haben, »lernte« Ihr Gehirn, dass eine Party Sie glücklich macht, wenn Sie unglücklich sind. Vom Verstand her wissen Sie, dass die Party Ihre Probleme in Mathematik nicht löst, aber wenn das schlechte Gefühl zurückkehrt, ist Ihre Partyvernetzung wieder zur Stelle. Jede Party erweitert sie.

Ablenkung ist keine gute Überlebensstrategie, wenn Handeln erforderlich ist. Aber wenn Sie beispielsweise nur über einen Arbeitskollegen am nächsten Schreibtisch angesäuert sind, ist es vielleicht besser, nichts zu unternehmen. Auch wenn Ihr Gehirn schreit: »Tu etwas!«, folgen Sie der Aufforderung eben so, dass Sie sich ablenken. Das schützt Sie davor, bedrohliche Gefühle zu schüren, und belohnt Sie mit dem Gefühl, dass Sie Ihr Leben gerettet haben.

Die Nebenwirkungen von Gewohnheiten

Jede Gewohnheit hat ihre Nebenwirkung, und je mehr Sie in Ihren Gewohnheiten schwelgen, desto mehr Nebenwirkungen ergeben sich. Anfangs können die Konsequenzen klein sein, also fällt es leicht, sich zu sagen: »Ist nur ein kleines Plätzchen.« »Ist nur ein kleiner Drink.« »Ist nur ein wenig Flirten.« »Ist nur ein bisschen Geldausgeben.« »Ist nur ein bisschen Ärger.« »Ist nur ein wenig Niedergeschlagenheit.« »Ist nur ein kleines Risiko.« »Ist nur eine kleine Party.« »Ist nur ein kleines Projekt.« »Ist nur ein kleiner Stimmungsaufheller.« »Ist nur eine kleine Lüge.« »Ist nur ein kleiner Wettstreit.«

Tun Sie nichts!

Sie können einen Teufelskreis in einem Augenblick durchbrechen, indem Sie einfach nichts tun. Dies lehrt Ihr Gehirn, dass Sie ohne die alte Gewohnheit nicht sterben. Sie lernen, dass Gefühle von Bedrohung Sie nicht umbringen. Eine positive Dynamik setzt in dem Moment ein, in dem Sie nichts tun und mit dem Gefühl von Bedrohung leben, statt das Übliche zu tun.

Es wäre schön, eine Angewohnheit ohne Nebenwirkungen zu haben, aber Glückshormone entwickelten sich wegen ihrer Konsequenzen. Wenn sich die Konsequenzen derart anhäufen, dass sie Ihr Cortisol auslösen, haben Sie letztlich das Gefühl, von ebenjenem Verhalten bedroht zu sein, mit dem Sie gewöhnlich eine Bedrohung abgewehrt haben. Jetzt befinden Sie sich in einem Teufelskreis. Wahrscheinlich fallen Ihnen in zehn Sekunden zehn Teufelskreise ein: Junkfood, Alkohol, Affären, Drogen, die Beherrschung verlieren, Spielen, Anerkennung erhalten, Shoppen gehen, einen Film angucken, anderen sagen, was sie zu tun haben, sich zurückziehen, Karrierestreben, Leuten nach dem Mund reden, Bergsteigen, Menschen retten, Rauchen, Diät halten. (Das sind mehr als zehn. Ich konnte nicht aufhören.) Sie wissen, dass Ihre »Happy Habit« zu Schmerz führen kann, aber wenn Sie versuchen, sich besser zu fühlen, müssen Sie sich auf die vorhandenen Pfade verlassen. Auch wenn Sie das Gefühl haben, Ihr Überleben sei bedroht, wenn Sie Ihrer »Happy Habit« widerstehen.

Wie Sie eine positive Dynamik entwickeln

Der erste Schritt zu Angewohnheiten, die Sie glücklicher machen, besteht darin, nichts zu tun, wenn Ihr Cortisol Ihnen das Gefühl gibt, bedroht zu werden. Nichts zu tun, widerspricht dem tiefsten Impuls Ihres Körpers, aber es ermächtigt Sie, Ihr Leben zu verändern. Wenn Sie nichts tun, haben Sie Zeit, eine Alternative zu entwickeln. Anfangs sieht keine Alternative so gut aus wie die Angewohnheit, aber positive Erwartungen bauen sich auf, wenn Sie einem neuen Pfad die Chance geben zu wachsen. Jedes Mal, wenn Sie Ihren elektrischen Stromfluss in eine neue Richtung lenken, stärken Sie Ihren neuen Schaltkreis. Alles fängt an, wenn Sie ein schlechtes Gefühl einen Moment lang akzeptieren, anstatt sich eilig daran zu machen, es zu vertreiben.

Es wäre schön, eine Alternative zu haben, die sich sofort gut anfühlt. Aber sofortige gute Gefühle werden nur von Verhaltensweisen ausgelöst, die einem Säugetier gefallen, wie einen Eisbecher essen, von einem Teenageridol geküsst zu werden und Standing Ovations zu erhalten. Sofortige Hochs sind nicht in jedem Augenblick erhältlich, also ist es gut zu wissen, dass Sie durch Wiederholung einen Pfad zu Ihren Glückshormonen anlegen können, selbst wenn sich etwas nicht gleich gut anfühlt. Wenn Sie wissen, wie Ihr Gehirn funktioniert, können Sie mehr »Happy Habits« mit weniger Nebenwirkungen entwickeln und eine positive Dynamik aufbauen. In den folgenden Kapiteln erfahren Sie, wie das geht.

ÜBUNG: TEUFELSKREISE, DIE SIE KENNEN

»Happy Habits« sind Pfade, die in der Vergangenheit Ihre Gefühle von Bedrohung abgeschwächt haben. Wenn Sie mit einer »Happy Habit« aufhören, wallt dieses Gefühl von Bedrohung wieder auf, und Sie haben das Gefühl, als würden Sie Ihr eigenes Überleben bedrohen. Wenn Sie diesem Impuls nachgeben, baut sich der alte Schaltkreis wieder auf. Lernen Sie, den Impuls zu erkennen, mit dem Sie Gefühle von Bedrohung durch »Happy Habits« abschwächen. Wenn Sie wissen, dass Ihr Gefühl von Bedrohung bloß eine Verbindung zwischen Neuronen ist, können Sie sich befreien und neue Verbindungen knüpfen. Notieren Sie Beispiele für:

einen Bekannten, der eine Angewohnheit hat, die Gefühle von Bedrohung abschwächen

....

....

jemandes Angewohnheiten, die Nebenwirkungen haben

....

....

Ihre Angewohnheit, durch die Sie Gefühle von Bedrohung abschwächen

....

....

Ihre Angewohnheit, die Nebenwirkungen hat

....

....

5

Wie Ihr Gehirn sich selbst vernetzt

Ihre neuronalen Verbindungen neu formen

Sie wurden mit vielen Neuronen geboren, jedoch mit nur sehr wenigen Verbindungen zwischen ihnen. Verbindungen bildeten sich, als Sie mit Ihrer Umgebung interagierten, und diese Verbindungen machen das aus, was Sie sind.

Aber Sie möchten Ihre Schaltkreise vielleicht etwas umformen. Das erscheint auf den ersten Blick leicht, weil Sie diese Schaltkreise in Ihrer Jugend mühelos aufgebaut haben, aber es ist überraschend schwierig, als Erwachsener neue Schaltkreise zu konstruieren. Ihre alten Schaltkreise sind so effizient, dass Sie, wenn Sie sie meiden wollen, das Gefühl bekommen, Ihr Überleben sei bedroht. Und neue Schaltkreise, die Sie bauen, sind im Vergleich schwach. Deswegen ist eine Veränderung schwierig.

Da hilft das Wissen, wie ein Gehirn tatsächlich seine Vernetzungen aufbaut, und das werden wir in diesem Kapitel besprechen. Wenn Sie wertschätzen können, wie schwer es ist, neue Pfade anzulegen, können Sie stolz auf Ihre Beharrlichkeit sein und müssen Ihren Fortschritt nicht kleinreden.

Fünf Wege, wie Ihr Gehirn seine Vernetzungen bildet

Wir Säugetiere werden so geboren, dass wir Vernetzungen bilden, statt bereits vorhandene Vernetzungen zu nutzen. Unsere Schaltkreise bilden sich allmählich, während die Welt über unsere Sinne eindringt, und schicken elektrischen Strom ins Gehirn. Dieser Strom legt Pfade an, die den Fluss elektrischen Stroms in Zukunft erleichtern. Jedem Gehirn werden so die eigenen Erfahrungen eingeätzt. Im Folgenden werden fünf Arten beschrieben, wie eine Erfahrung Ihr Gehirn physisch verändert:

1. Erfahrungen isolieren junge Neuronen

Ein Neuron, das wiederholt verwendet wird, entwickelt eine fettige Umhüllung, das Myelin. Diese Umhüllung lässt ein Neuron äußerst effizient elektrischen Strom leiten, ebenso wie isolierte Drähte effizienter funktionieren als frei liegende. Myelinisierte Schaltkreise lassen eine Aufgabe mühelos erscheinen – wenn man sie mit langsamen, frei liegenden Neuronen vergleicht. Myelinisierte Neuronen sehen eher weiß als grau aus, weswegen man von »weißer Substanz« und »grauer Substanz« spricht.

Ein großer Teil der Myelinisierung erfolgt bis zum Alter von zwei Jahren, während der Körper lernt zu sehen, zu hören und sich zu bewegen. Nach der Geburt muss ein Säugetier ein mentales Modell von der ihn umgebenden Welt aufbauen, damit es überleben kann. Aber es muss nicht immer wieder neu lernen, beispielsweise dass Feuer heiß ist und die Gravitation dafür sorgt, dass Dinge fallen. Deswegen schwillt die Myelin-Woge bei der Geburt an und versickert im Alter von etwa sieben Jahren.

Die Myelin-Woge steigt ein weiteres Mal während der Geschlechtsreife. Zu dieser Zeit muss sich ein Säugetier neu vernetzen, weil es nötig ist zu lernen, wie es bessere Paarungsgelegenheiten finden kann. Tiere wandern zur Paarung oft zu einer neuen Herde ab, also müssen sie lernen, auf neuem Terrain Nahrung zu suchen und mit neuen Herdengenossen zurechtzukommen. Wenn Menschen neue Partner suchen, müssen sie ebenfalls die Sitten und Überlebensstrategien eines neuen Stammes erlernen. Die Myelin-Woge während der Geschlechtsreife macht das möglich. Die natürliche Selektion baute ein Gehirn, das gut darin ist, um die Zeit der Pubertät herum sein mentales Modell der Welt neu aufzubauen. Wir sprechen weiter unten in diesem Kapitel über die Bedeutung dessen, was in der Kindheit und der Adoleszenz erlernt wurde.

Eine Myelin-Auszeit

Wenn Sie der Ansicht sein sollten, Myelin sei bei den Kleinen »verschwendet«, so hilft das Wissen, dass es einen guten evolutionären Grund für das Vorhandensein von Myelin gibt. Im größten Teil der menschlichen Geschichte hatten Menschen Kinder, sobald sie in der Pubertät waren. Sie hatten gut damit zu tun, sich um die unmittelbaren Bedürfnisse der Kinder zu sorgen, die zahlreich geboren wurden. Die Zeit als Erwachsene verbrachten sie damit, in neue Gehirne zu investieren, statt alte Gehirne neu zu vernetzen.

Alles, was Sie während der »Myelin-Jahre« wiederholt tun, entwickelt riesige, effiziente Verzweigungen in Ihrem neuronalen Netzwerk. Deswegen gibt es Wunderkinder, und deswegen sausen kleine Kinder auf Skihängen an Ihnen vorbei, obwohl Sie sich als Erwachsener viel mehr Mühe als diese Kleinen geben. Deswegen fällt es so schwer, nach der Pubertät eine neue Sprache zu erlernen. Sie können dann zwar neue Worte lernen, aber Sie können anscheinend die Worte nicht finden, wenn Sie sich ausdrücken müssen. Das ist so, weil Ihr neues Vokabular bloß mit dünnen Schaltkreisen ohne Isolierung vernetzt ist. Ihre Gedanken werden von großen, myelinisierten Schaltkreisen erzeugt, und daher hat der Strom so seine Probleme, die Wege zum Fließen zu finden.

Mit Myelin lässt sich ebenfalls erklären, warum es so schwer ist, einen Schaltkreis zu vergessen, obwohl es uns vielleicht lieber wäre, ohne ihn auszukommen. Unsere weiße Substanz ist so effizient, dass wir uns unfähig fühlen, wenn wir versuchen, ohne sie zurechtzukommen. Dieses Gefühl von Unfähigkeit motiviert uns, zum alten Pfad zurückzukehren, selbst wenn es auf lange Sicht gesehen nicht die beste Wahl zum Überleben ist. Wenn Sie zum Beispiel gelernt haben, sich dadurch stark zu fühlen, dass Sie andere Menschen herausfordern, könnten Sie sich in Schwierigkeiten bringen, wenn die Herausforderung zu gewagt ist. Aber wenn Sie Ihren Impuls unterdrücken, jemanden herauszufordern, könnten Sie sich so schwach fühlen, dass Sie mit einer Herausforderung herausplatzen. Das Gegenteil trifft nämlich ebenfalls zu: Sie haben in dem Fall vielleicht gelernt, sich sicher zu fühlen, wenn Sie Konflikte meiden, aber Sie könnten sich auch in Schwierigkeiten bringen, wenn Sie allzu sehr Konflikte meiden. Wenn Sie sich doch entschließen, jemanden herauszufordern, statt einen Konflikt zu meiden, fühlen Sie sich möglicherweise unsicher, sodass Sie Ihren neuen Pfad verlassen und lieber zum alten zurückkehren.

Das Wissen um die Hochs und Tiefs der Myelinisierung kann Ihnen beim Verständnis helfen, warum gewisse Denkrichtungen problematisch sein können:

- Wenn Sie hören, dass Gehirne von Jugendlichen ihre Entwicklung noch nicht vollendet haben, denken Sie daran, dass das Gehirn nicht automatisch reift. Wenn ein Jugendlicher Belohnungen erhält, ohne die Arbeit erledigt zu haben, die ihm aufgetragen wurde, »lernt« er, dass man immer Belohnungen ohne Anstrengung erhalten kann. Einige Eltern entschuldigen das schlechte Benehmen eines Jugendlichen mit den Worten: »Sein Gehirn ist noch nicht voll entwickelt.« Aber genau deswegen ist es so wichtig, die Erfahrungen zu formen, die er macht. Einen Jugendlichen nicht für seine Handlungen zur Verantwortung zu ziehen, formt ein Gehirn, das erwartet, sich der Verantwortung für seine Handlungen entziehen zu können.
- Wenn Sie hören, dass das Gehirn eines Älteren immer noch lernen kann, denken Sie daran, dass das Lernen im Alter nicht so leicht ist, weil die Myelinisierung in diesem Stadium so langsam erfolgt. Alte Gehirne bauen neu Gelerntes nur dann ein, wenn ein Mensch Dinge häufig wiederholt. Gewisse »Dienstleister« können dabei helfen, Lernerfahrung zu formen, aber sie können keinen Schaltkreis im Gehirn von irgendwem bilden.

2. Erfahrung macht eine Synapse effizient

Eine Synapse ist eine Verbindungsstelle zwischen dem einen Neuron und dem anderen. Die Weiterleitung eines Reizes in unserem Gehirn funktioniert nur dann, wenn der elektrische Strom – der Reiz – das Ende eines Neurons mit genügend Energie erreicht, sodass er einen Spalt – den synaptischen Spalt – zum nächsten Neuron überspringen kann. Solche Barrieren helfen uns dabei, wichtige Inputs aus irrelevantem Schwirren auszufiltern.

Was ein Signal benötigt, damit es über eine Synapse feuern kann, ist überraschend komplex. Es ist, als stünde an der Spitze eines jeden Neurons – am Endknöpfchen – eine Flotte von Ruderbooten bereit, um einen elektrischen Funken über den synaptischen Spalt zu speziell ausgestatteten Docks auf dem nächsten Neuron zu befördern. Jedes Mal, wenn diese Ruderboote in Bewegung gesetzt werden, kommen sie schneller zu den Docks hinüber, und deswegen funktionieren Synapsen mit zunehmender Erfahrung immer besser. In einem Gehirn mit hundert Billionen Synapsen hilft Erfahrung dabei, unsere Signale auf eine Weise weiterzuleiten, die das Überleben begünstigt.

Wir entscheiden nicht bewusst, welche Synapsen wir entwickeln wollen. Das geschieht vielmehr auf zweierlei Weise:

1. durch Wiederholungen, die eine Synapse nach und nach entwickeln
2. durch eine Emotion, die eine Synapse augenblicklich entwickelt

Emotionen sind chemische Substanzen, die eine Synapse augenblicklich und permanent verändern können. Es ist, als hätten wir an dieser Synapse eine größere Flotte an Ruderbooten liegen. Egal, was sich gut oder schlecht bei unseren in der Vergangenheit entwickelten Synapsen anfühlt, es wird auch in der Zukunft leichter feuern.

Hier ein einfaches Beispiel: Ich habe früher auf langen Flügen immer Popcorn mitgenommen und die leckere Ablenkung geliebt. Aber eines Tages ist mir der Splitter eines Zahns ins Popcorn gefallen.

Angst schoss in mir hoch, als mir klar wurde, dass ich mich in der Luft befand und keine Möglichkeit hatte, einen Zahnarzt aufzusuchen. Das Cortisol baute damals starke neue Verbindungen auf – und bis heute habe ich Angst davor, Popcorn in einem Flugzeug zu essen.

Synapsen bilden ohne Emotion

Synapsen können ohne Neurotransmitter gebildet werden, aber das erfordert viele Wiederholungen. Das Erlernen von Verbkonjugationen zum Beispiel erfordert normalerweise langwieriges Wiederholen, wir können allerdings ziemlich schnell Liebesworte in einer Fremdsprache lernen. Denn Liebe löst Neurotransmitter aus, die rasch Synapsen bilden, aber Wiederholen verleiht uns die Fähigkeit, jede Synapse zu bilden, die uns wichtig erscheint. Wenn eine Synapse häufig aktiviert wird, lernt sie nach und nach, ein elektrochemisches Signal zu übertragen, selbst ohne zusätzliche Ruderboote von der Flotte.

Ihre Synapsen bildeten sich durch Wiederholungen und Emotionen in Ihrer Vergangenheit. Sie sind intelligent, weil Ihre Neuronen sich auf Wegen verbunden haben, die gute und schlechte Erfahrungen reflektieren, die Sie gemacht haben. Einige dieser Erfahrungen waren turbogeladen von Molekülen der Freude oder des Schmerzes, und einige wurden regelmäßig wiederholt. Wenn Muster in der Welt zu den Mustern in Ihren Synapsen passen, fließt elektrischer Strom, und Sie haben das Gefühl zu wissen, was los ist.

3. Nur Neuronen, die verwendet werden, bleiben bestehen

Neuronen, die nicht verwendet werden, verschwinden allmählich im Gehirn eines Zweijährigen. Das erhöht – überraschend – die Intelligenz. Zurückstutzen hilft einem Kleinkind, sich auf die Schaltkreise zu konzentrieren, die es aufgebaut hat, statt seine Aufmerksamkeit überallhin zu lenken, wie es ein Neugeborenes tut. Ein Kleinkind kann sich auf etwas konzentrieren, was sich in seiner Vergangenheit gut anfühlte, wie zum Beispiel ein vertrautes Gesicht oder den Behälter mit seinem Lieblingsessen. Ein Kleinkind kann auch auf etwas achten, was sich in seiner Vergangenheit schlecht anfühlte, beispielsweise ein grober Spielgefährte oder eine geschlossene Tür. Das junge Gehirn verlässt sich bereits auf seine eigene Erfahrung, um auf die Befriedigung eigener Bedürfnisse zu- und von möglichen Bedrohungen wegzusteuern.

Das Gehirn stutzt sich hauptsächlich im Alter zwischen zwei und sieben Jahren zurück. Das veranlasst das Kind, neue Erfahrungen mit relevanten vergangenen Erfahrungen zu verbinden, statt jede neue Erfahrung als isoliertes Häppchen zu speichern. Üppig untereinander verbundene Netzwerke sind die Quelle unserer Intelligenz, und wir stellen sie her, indem wir neue Zweige auf alte Stämme pfropfen, statt immer wieder neue Stämme einzusetzen. Wenn ein Mensch also ungefähr sieben Jahre alt ist, kann er gut erkennen, was er bereits gesehen, und hören, was er bereits gehört hat.

Vielleicht finden Sie diese Tatsache beängstigend, also ist es wichtig, den darin liegenden Wert zu erkennen. Stellen Sie sich vor, Sie lügen eine Sechsjährige an. Sie glaubt Ihnen, weil ihr Gehirn alles in sich aufnimmt. Jetzt stellen Sie sich vor, Sie erzählen die gleiche Lüge einer Achtjährigen. Sie stellt diese Lüge infrage, weil ihr Gehirn neue Inputs mit gespeicherten Erfahrungen vergleicht, statt bloß alle neuen Inputs in sich aufzunehmen. Neue Schaltkreise sind im Alter von acht Jahren schwerer aufzubauen, was ein Kind dazu motiviert, sich auf seine vorhandenen Schaltkreise zu verlassen. Sein Vertrauen in alte Schaltkreise ermöglicht es ihm, eine Lüge aufzudecken. Das hat einen gewaltigen Vorteil zum Überleben in einer Welt, in der Eltern jung sterben und Kinder in frühem Lebensalter sich um ihre eigenen Bedürfnisse kümmern müssen.

In unseren ersten Lebensjahren entwickeln wir etliche neuronale Netzwerke, während wir andere verkümmern lassen. Einige unserer Neuronen werden wie Herbstlaub davongeweht, und das engt unsere

Denkvorgänge ein. Natürlich fügen wir neues Wissen hinzu, aber bloß auf Gebieten, wo elektrischer Strom bereits geflossen ist. Wenn Sie zum Beispiel in einen Stamm geboren wurden, der von der Jagd lebt, fällt es Ihnen leicht, weitere nützliche Jagdinformationen hinzuzufügen, und wenn Sie in einen Stamm geboren wurden, der vom Ackerbau lebt, konnten Sie auf solide Schaltkreise für die Landwirtschaft bauen und leicht neue hinzufügen. Letztlich verfügen Sie über ein Gehirn, das so geschliffen ist, dass es in der Welt überleben kann, in der Sie tatsächlich leben.

Der rasche elektrische Stromstoß durch Ihre Schaltkreise verleiht Ihnen das Gefühl, dass alles einen Sinn ergibt. Wenn die Welt nicht zu Ihren entwickelten Schaltkreisen passt, fließt Ihr elektrischer Strom nur schwach, also haben Sie weniger Vertrauen in Ihre Kenntnisse.

4. Neue Synapsen wachsen zwischen Neuronen, die Sie benutzen

Jedes Neuron kann viele Synapsen haben, weil es viele Zellfortsätze bzw. Dendriten haben kann. Neue Dendriten wachsen, wenn es jede Menge elektrischer Stimulanz gibt. Wenn Dendriten auf Stellen zuwachsen, die elektrisch aktiviert sind, kommen sie vielleicht nahe genug, dass der elektrische Strom die Kluft überspringt. So wird eine neue Synapse geboren. In diesem Fall haben Sie eine Verbindung zwischen zwei Ideen hergestellt.

Sie spüren Ihre eigenen Synapsen nicht, aber sie sind leicht bei anderen zu beobachten. Ein Mensch, der Hunde mag, verbindet anscheinend viele Gedanken mit Hunden, und ein Mensch, der etwas für Technologie übrig hat, verbindet oft Dinge mit Technologie. Ein Mensch, der Politik liebt, verbindet häufig alles mit seinen politischen Ansichten, und ein religiöser Mensch verbindet leicht Dinge mit seinen religiösen Überzeugungen. Ein Mensch sieht mehr positive Verbindungen, und ein anderer Mensch sieht mehr negative Verbindungen.

Welche Art von Verbindungen Sie auch haben mögen, Sie erfahren sie nicht als Tentakel, die aus häufig benutzten Neuronen wachsen. Sie erfahren sie als »die Wahrheit«.

5. Gefühlsrezeptoren wachsen oder verkümmern

Damit ein elektrisches Signal – ein Reiz – eine Synapse überspringen kann, müssen die Dendriten auf der einen Seite eine chemische Substanz ausschütten, die bei einem Rezeptor auf der anderen Seite ankommt. Sämtliche chemischen Substanzen in unserem Gehirn haben eine komplexe Struktur, die auf ihre jeweils eigenen speziellen Rezeptoren passt wie ein Schlüssel in ein Schloss. Wenn Sie sich von Emotionen überflutet fühlen, schütten Sie mehr chemische Substanzen aus, als diese Rezeptoren verarbeiten können. Sie fühlen sich überwältigt und orientierungslos, bis Ihr Gehirn mehr Rezeptoren aufbaut. So passen Sie sich an, wenn Sie »etwas durchmachen«.

Fünf Wege, wie Erfahrungen Ihr Gehirn verändern

1. Erfahrungen umgeben junge Neuronen mit Myelin, sodass sie als superschnelle Leiter für elektrische Signale bzw. Reize fungieren können.
2. Erfahrene Synapsen sind besser darin, elektrische Signale an benachbarte Neuronen zu schicken, also sind Sie besser darin, einen Pfad zu beschreiten, den Sie zuvor schon beschritten haben.
3. Neuronen verkümmern, wenn sie nicht benutzt werden, also verlassen Sie sich naturgemäß stärker auf die Neuronen, die Sie häufig benutzt haben.
4. Neue Synapsen wachsen zwischen Neuronen, die Sie verwenden, also können Sie neue Verbindungen herstellen.
5. Rezeptoren wachsen und verkümmern, also ist es einfacher, die Gefühle zu verarbeiten, die Sie wiederholt erfahren.

Wenn ein Rezeptor eine Weile lang keine Verwendung findet, verschwindet er und schafft dadurch Platz für neue Rezeptoren, die wir vielleicht benötigen. Flexibilität ist gut, sie bedeutet jedoch auch, dass wir unsere Glücksrezeptoren benutzen müssen, sonst gehen sie uns verloren.

Glückshormone treiben auf der Suche nach Rezeptoren umher, in die sie hineinpassen. Das ist der Grund, warum wir »wissen«, worüber wir glücklich sind. Ein Neuron feuert, wenn ein Glückshormonschlüssel ein Rezeptorschloss geöffnet hat, und dieses Feuern entwickelt die Neuronen, die Ihnen sagen, wo Sie in der Zukunft Glück erwarten können.

Ihren freien Willen finden

Sie handeln nicht immer aufgrund von neurochemischen Impulsen, weil Ihr präfrontaler Kortex eine Reaktion hemmen kann. Er kann sogar Ihre Aufmerksamkeit von einem Aktivierungsmuster zum anderen lenken. Wir Menschen haben die Macht, unsere Aufmerksamkeit von einem Schaltkreis, den die Außenwelt aktiviert hat, auf einen anderen Schaltkreis, den wir innerlich aktivieren, zu verschieben. Deshalb sind wir keine machtlosen Diener unserer Impulse.

Ihr limbisches Gehirn und Ihr Kortex arbeiten zusammen

Wenn die Informationen, die Ihre Sinne erreichen, Ihre chemischen Substanzen im Gehirn einschalten, erregt das Ihre Aufmerksamkeit. Für diese Aufgabe entwickelten sich diese chemischen Substanzen. Doch immer entscheiden Sie, ob Sie »mit dem Strom schwimmen« oder Ihren elektrischen Strom woandershin lenken wollen. Sie handeln entweder aus Ihrem neurochemischen Impuls heraus oder erzeugen eine Alternative. Dann entscheiden Sie, ob Sie anhand der Alternative handeln. Sie tun das, wenn dadurch Glückshormone stimuliert werden. Andernfalls erzeugen Sie eine weitere Alternative. So arbeiten Ihre getrennten Gehirnteile zusammen. Ihr Kortex zeigt Möglichkeiten auf, und Ihr limbisches Gehirn reagiert darauf und weist darauf hin, ob die Möglichkeit gut oder schlecht für Sie ist. Sie tun das so effizient, dass es Ihnen kaum auffällt.

Tiere tun das auch, aber auf eine Weise, die nur einen kleinen Kortex erfordert. Ein Tier wählt zwischen widerstreitenden Impulsen immer dahingehend, dass es Belohnungen sucht und Schmerz meidet. Ein menschliches Gehirn verknüpft widerstreitende Impulse mit ähnlichen Schaltkreisen in langen Assoziationsketten. Wir können so die Zukunft vor uns sehen, bevor wir auf einen Impuls reagieren. Jedoch gehen wir irgendwann vom Denken zum Handeln über, und neurochemische Substanzen helfen uns dabei. Elektrischer Strom fließt über unsere neuronalen Pfade, aber wir haben immer die Macht, dem Strom eine neue Richtung zu geben. Das ist der Kern unseres freien Willens.

Wenn mir zum Beispiel mein Ehemann auf die Nerven geht, könnte ich mir erlauben, voll auf diesem Strom zu schwimmen. Dann würden meine Stromkreise Funken sprühen, meine Hormone würden hervorquellen, und ich könnte mir sagen, dass er die Ursache für das Feuerwerk ist. Aber ich bin in jedem Augenblick so frei, meine Aufmerksamkeit woandershin zu richten.

Ihre Aufmerksamkeit auf das Überleben richten

Der Fokus unserer Aufmerksamkeit ist begrenzt. Wenn wir sie auf eine Stelle richten, verbleibt uns weniger davon, um sie in Alternativen zu investieren. Es erfordert wenig Aufmerksamkeit, einem vertrauten Pfad zu folgen, aber zum unvertrauten zu wechseln, verlangt sehr viel von unserer Aufmerksamkeit. Wir müssen die schwachen Signale anreichern, damit sie Sinn ergeben, was uns aber weniger elektrischen Strom lässt für andere Bemühungen. Wir entscheiden stets, welche Anwendung unseres elektrischen Stroms unser Überleben am besten begünstigt.

Stellen Sie sich einen unserer Vorfahren vor, der einen Löwen in der Savanne entdeckt. Um zu überleben, konzentriert er sich intensiv auf den Löwen und dessen Ziel. Gleichzeitig entschließt er sich davonzulaufen, also richtet er seine Aufmerksamkeit nun auf das Gelände vor ihm und nicht mehr auf den Löwen. Das Gleiche tun Sie, wenn Sie beim Fahren die Spur wechseln, indem Sie Ihre Aufmerksamkeit abwechselnd auf den Rückspiegel und die Autos vor Ihnen richten. Jetzt stellen Sie sich einen Menschen vor, der den größten Teil seiner

Aufmerksamkeit auf das Surfen im Netz richtet. Er ist sich seiner Entscheidung nicht bewusst, seine Aufmerksamkeit in dem Maße zu investieren. Er denkt oft daran, etwas anderes zu tun, aber dann kommt ein schlechtes Gefühl hoch. Ein Wechsel zurück zum Surfen schwächt das schlechte Gefühl ab und erweckt den Eindruck, dass es sein Überleben begünstigt. Seine neuronalen Verbindungen erleichtern diesen Stromfluss, aber er hat immer die Freiheit, seine Aufmerksamkeit woandershin zu richten.

Das Gehirn erzeugt oft im Widerstreit stehende Impulse, zum Beispiel: Sie möchten eine Pizza essen und Sie möchten es nicht. Sie möchten Ihre Prüfung schreiben und Sie möchten es nicht. Sie möchten Ihre Mutter anrufen und Sie möchten es nicht. Sie entscheiden stets, welchem Impuls Sie folgen und welchen Sie unterdrücken.

Auch ein Affe tut das stets. Wenn ein Affe eine saftige Mango erblickt, möchte er sie haben, aber er möchte gleichfalls vermeiden, von dem größeren Affen neben sich gebissen zu werden. Er unterdrückt den Impuls zuzugreifen, während er die überlebenswichtigen Informationen ringsumher abschätzt.

Wir Menschen verfügen über mehr Neuronen als ein Affe, insbesondere in dem wichtigen präfrontalen Kortex. Wir können weitere Möglichkeiten in Betracht ziehen und wir können sogar Möglichkeiten in unserem Bewusstsein erzeugen, die wir in der normalen Welt nie erwartet hätten. Es hängt alles davon ab, auf was wir unsere Aufmerksamkeit richten. Wenn wir sie nicht bewusst irgendwohin richten, fließt der elektrische Strom den Pfad des geringsten Widerstands hinab.

Wie kleine Erfahrungen große Schaltkreise erzeugen

Bevor es »Erziehung« gab, und sogar bevor es Sprache gab, erlernten Menschen die Fähigkeiten zum Überleben durch Wiederholung und Emotionen.

Schaltkreise zum Überleben bilden

Ein Schimpansenjunges bildet Fertigkeiten zum Überleben durch die Beobachtung der Welt aus dem Schoß der Mutter heraus aus. Bevor es weiß, was feste Nahrung ist, sieht es Krümel aus ihrem Mund fallen. Sie landen auf ihrer Brust, genau vor seinen Augen. Es verspürt den Drang, sich einen Krümel zu nehmen und in den Mund zu stecken, weil seine Spiegelneuronen registriert haben, dass seine Mutter das auch tut. Es benötigt mehrere Versuche, weil seine Muskeln noch nicht gelernt haben zu greifen. – Es wird dabei nicht von Hunger getrieben, weil es gestillt wird. – Wenn ein Krümel schließlich in seinem Mund landet, fühlt es sich gut an! Sein Dopamin wallt auf und es stellt eine Verbindung her. Wenn das Jungtier beim nächsten Mal einen Krümel sieht, erwartet es weitere gute Gefühle, also greift es danach. Ohne bewusste Absicht stellt es die Vernetzung her, die es ihm ermöglichen wird, seine Bedürfnisse zu befriedigen.

Schimpansenmütter füttern ihre Jungen nie mit fester Nahrung. Wenn ein kleiner Schimpanse etwas anderes als Milch haben möchte, muss er es sich selbst besorgen. Und das kann er nach einer Weile, weil er die notwendigen Schaltkreise bis zu der Zeit aufgebaut hat, in der er so groß ist, dass er die zusätzliche feste Nahrung benötigt. Die Mutter zeigt es ihm nicht explizit oder drängt ihn auch nicht. Der junge Schimpanse lernt es, weil feste Nahrung eine Belohnung darstellt und weil er gesehen hat, wie seine Mutter immer wieder feste Nahrung ausgesucht hat. Wenn dann die Zeit des Abstillens kommt, ist er so vernetzt, dass er sich die feste Nahrung in Form von Pflanzen aussuchen kann, die auch seine Mutter gewählt hat. Wenn sie nicht mehr da ist, verfügt er über die nötigen Fähigkeiten, um ohne sie zu überleben.

Forscher haben herausgefunden, dass Schimpansen mehr als hundert verschiedene Arten von Blättern erkennen können. Sie suchen sogar Blätter mit medizinischen Eigenschaften heraus, wenn sie krank sind. Aber die Belohnung, die im Leben eines Schimpansen zählt, ist Protein, das zum Beispiel in Nüssen, Insekten und Fleisch enthalten ist. Diese Nahrungsmittel sind relativ schwer zu bekommen und Jungtiere werden nicht damit versorgt. Sie erhalten diese Belohnung nur, wenn sie ihre eigene Fähigkeit einsetzen.

Ein junger Schimpanse kann Jahre brauchen, bis er erfolgreich Nüsse knacken kann. Er ist interessiert daran, weil er die Krümel gekostet hat, die seine Mutter in den Schalen der Nüsse zurückließ. Sein Dopaminspiegel stieg damals, weil der fette Inhalt so viel sättigender war als die Nahrung, die er sonst erhielt. In freier Natur wallen gute Gefühle auf, wenn etwas gut für das Überleben ist. – Wenn der junge Schimpanse allerdings versucht, die Bewegungen nachzuahmen, mit denen seine Mutter Nüsse geknackt hat, öffnet sich das Ding der Begierde nicht. Doch er macht unermüdlich weiter, weil das Dopamin strömt, wenn große Belohnungen erwartet werden. Er beobachtet die Bemühungen der anderen, Nüsse zu knacken, und versucht es erneut.

Ich habe einmal zehn Minuten damit verbracht, ein junges Kapuzineräffchen dabei zu beobachten, wie es immer wieder, aber vergeblich, versuchte, eine Nuss zu knacken. Ich wurde dann von dem Drang überwältigt zu »helfen«. Ich suchte nach einer Tierpflegerin, und als ich eine gefunden hatte, sagte sie mir, dass ich mir deswegen keine Sorgen machen solle, weil die Affen gut genährt seien und dieses Verhalten normal sei. Wenn ich die »Erziehung« von Affen vorantreiben würde, würden sie die Fähigkeiten zum Überleben nicht erlernen, und die Art würde aussterben.

Soziale Fähigkeiten ausbilden

Soziale Fertigkeiten werden genauso erlernt, wie sich ein Primat die Fertigkeiten der Nahrungssuche aneignet. Er sitzt auf dem Schoß der Mutter und sieht, wie sie sich im Umgang mit anderen Schimpansen verhält. Er sieht, dass sie manchmal dominant ist und sich manchmal unterordnet. Er muss diesen Reaktionen kein Etikett aufkleben. Seine Spiegelneuronen lösen einfach Angst aus, wenn sie Angst hat, dominante Gefühle, wenn sie dominiert, und Vertrauen, wenn sie Vertrauen hat. Das legt Pfade an, die ihn auf seiner Suche nach guten Gefühlen und dem Vermeiden von schlechten Gefühlen leiten. Er fängt irgendwann an, ebenso mit anderen zu interagieren, und bis er erwachsen ist, ist er genügend vernetzt, um innerhalb der sozialen Erwartungen seiner Herde zu überleben.

Bei Schimpansen ist das zum Überleben nötige Wissen bei der Geburt nicht vorprogrammiert. Ihre Mütter investieren fünf Jahre in jeden Nachkommen, bevor sie erneut schwanger werden. Das Überleben der mütterlichen Gene profitiert eindeutig mehr von ausgedehnter Hege und Pflege als davon, schon bald wieder einen weiteren Nachkommen zu haben. Aber die Erziehung des jungen Schimpansen wird nicht bewusst von der Mutter gesteuert. Sie wird vom Drang nach den guten Gefühlen durch Dopamin, Oxytocin und Serotonin geleitet, ebenso vom Drang, das schlechte Gefühl durch Cortisol zu vermeiden.

Menschliches Lernen

Diese neurochemischen Substanzen lenken auch unseren frühen Lernprozess. Wir lernen einige Dinge bewusst, wie schwierige Divisionen und Zeichensetzung, aber wir lernen sehr viel unbewusst durch unsere neurochemischen Reaktionen. Diese beiden Strategien arbeiten oft Hand in Hand, weil wir uns auch gut fühlen, wenn wir eine Fertigkeit mit bewusster Absicht beherrschen. Und wir fühlen uns schlecht, wenn wir ein Ziel nicht erreichen, das wir bewusst verfolgt haben. Unbewusst baut die Suche nach dem guten Gefühl Schaltkreise auf, die uns darauf vorbereiten, unsere Bedürfnisse zu befriedigen.

Dies ist am augenscheinlichsten, wenn wir von der »Passion« eines Menschen sprechen. Denken Sie an ein Kind, das einem Arzt dabei zusieht, wie er ein krankes Familienmitglied heilt, und das sich dann entschließt, Arzt zu werden. Dieses Kind hat einen großen Schaltkreis aufgebaut, weil eine Erfahrung von Leben und Tod eine große neurochemische Woge auslöst. Wir sind uns der neurochemischen Ursprünge unserer Leidenschaften nicht immer bewusst. Sie werden in der Kindheit aufgebaut, mit dem Blick eines Kindes auf das Überleben. Wenn Sie zum Beispiel Anerkennung von Ihrer korbflechtenden Lehrerin erhalten haben, könnte die Woge des guten Gefühls Sie motivieren, Ihr Leben dem Korbflechten zu widmen. Wenn Sie als Halbwüchsiger gesehen haben, dass Rockstars Anerkennung erhalten, könnten Sie das Verlangen spüren, ein Rockstar zu sein. Als Erwachsener begreifen Sie vielleicht, dass Ihre Leidenschaften das Überleben nicht fördern, aber dann sind die größeren Autobahnen zu Ihren Glückshormonen bereits gebaut.

Menschen beklagen sich oft, dass »wir nicht aus Erfahrung lernen«, aber das stimmt nicht – es geschieht bloß nicht unbedingt so, wie wir es uns vorstellen. Erfahrungen, die neurochemisch erfolgen oder wiederholt werden, bilden dauerhafte Schaltkreise. Erfahrungen in unserer Jugend haben Super-Schaltkreise aufgebaut.

Wenn Sie beispielsweise viel Energie in die Suche nach Anerkennung seitens Menschen investierten, die nichts mit Ihnen zu tun haben wollten, half Ihnen dieses Verhalten wahrscheinlich in Ihrer Jugend. Wenn Sie viel in Konflikte mit Autoritäten investierten, erhielten Sie wahrscheinlich Belohnungen oder vermieden Schmerz, wenn Sie es in Ihrer Jugend taten. Wenn Sie einen Schaltkreis haben, der Sie in Schwierigkeiten bringt, können Sie sicher sein, dass Sie durch ihn in Ihrer Vergangenheit Belohnungen erhielten und Schmerzen vermieden.

Entdecken, was den »Ein«-Schalter für Ihre Glückshormone auslöst

Wenn Sie das Erwachsenenalter erreichen, verfügen Sie über ein neuronales Netzwerk, das Ihnen sagt, was gut für Sie ist. Es ist nicht das Netzwerk, das Sie heute entwerfen würden, wenn Sie mit einem leeren Blatt Papier anfingen. Es ist das Gewirr, das Sie durch die Verbindung eines Neurons mit dem anderen von dem Augenblick an geformt haben, als Ihre Sinne anfingen, Informationen aufzunehmen.

Die Bürde zahlreicher Neuronen

Gene spielen eine Rolle. Ein erstaunliches Beispiel dafür ist die Labormaus, die zu graben anfängt, wenn sie zum ersten Mal Erde berührt.

Auch wenn ihre Vorfahren schon seit dreißig oder sechzig Generationen in Käfigen lebten: Sie gräbt sich in den Boden und sie gräbt Gänge, die denen ihrer Artgenossen in der Wildnis sehr ähnlich sind. Die Schaltkreise für dieses Verhalten zum Überleben sind anscheinend angeboren.

Aber Mäusegehirne unterscheiden sich von unseren. Ihr Kortex ist winzig, was bedeutet, auch ihre Fähigkeit, aus Erfahrung zu lernen, ist winzig. Unser Kortex ist riesig, weil wir so aufgebaut sind, dass wir ihn mit erworbenem Wissen füllen können müssen. Wir können nicht mit vorinstallierten Programmen funktionieren.

Jedes Wesen in der Natur funktioniert mit so wenig Neuronen wie möglich, weil Neuronen metabolisch gesehen kostspielig sind. Sie verbrauchen mehr Sauerstoff und Glukose als ein aktiver Muskel. Es erfordert so viel Energie, ein Neuron am Leben zu erhalten, dass Neuronen eigentlich das Überleben erschweren – es sei denn, man kommt mit ihnen wirklich auf seine Kosten. Die natürliche Selektion verlieh den Menschen eine ungeheuer große Zahl an Neuronen, was bedeutet, ihre Nutzung muss einen ungeheuer großen Vorteil gegenüber angeborenem Wissen bedeuten. Wir sind so aufgebaut, dass wir den neuronalen Netzwerken vertrauen, die wir selbst gebaut haben. Deswegen fällt es so schwer, sie zu ignorieren, selbst wenn sie uns in die Irre führen.

Den größten Teil Ihres neuronalen Lernens erledigen Sie in der Kindheit

Die Kindheit ist dafür da, um einem Lebewesen Zeit zu geben, seine neuronalen Netzwerke aufzubauen. Die Länge der Kindheit eines Lebewesens steht in direkter Korrelation zur Größe seines Kortex – die menschliche Kindheit ist bei Weitem die längste. Wesen mit kleinen Gehirnen haben eine kurze Kindheit, weil ihr Betriebssystem rasch bootet. Eine Maus beispielsweise hat bereits im Alter von zwei Monaten Nachwuchs. Eine Giraffe »läuft sofort los«, nachdem sie anderthalb Meter vom Geburtskanal bis zum Boden gefallen ist, und kann binnen weniger Wochen fast alles machen, was ein erwachsenes Tier tut. Primaten haben im Vergleich eine sehr lange Kindheit. Die Kindheit eines Affen dauert etwa dreimal so lang wie die einer Gazelle. Die Kindheit eines Menschenaffen ist dreimal so lang wie die eines Affen. Die Kindheit eines Menschen ist dreimal so lang wie die eines Menschenaffen. Je mehr Neuronen wir haben, desto länger braucht es, sie auf eine Weise zu verknüpfen, die das Überleben begünstigt.

Die Kindheit ist metabolisch gesehen kostspielig, weil sie die Anzahl des Nachwuchses begrenzt, den eine Mutter haben kann. Aber die natürliche Selektion bevorzugt nicht eine kürzere Kindheit, wie man vielleicht erwarten würde. Längere Kindheiten entwickelten sich über die Zeit hinweg, weil die natürliche Selektion Überlebensfähigkeiten belohnte, die auf Lebenserfahrung beruhten.

Die Kindheit befreit einen Organismus von der Last, seine Bedürfnisse zu befriedigen, daher kann er nach und nach lernen, seine Bedürfnisse zu befriedigen, indem er mit seiner Umgebung interagiert. Tiere mit kurzen Perioden früher Abhängigkeit benötigen angeborene Überlebensfähigkeiten und können daher nur in der ökologischen Nische ihrer Vorfahren überleben. Außerhalb dieser Nische kommen sie gewöhnlich um. Menschen werden so geboren, dass sie sich an jede Nische anpassen können, in die hinein sie geboren werden. Aber sobald sie diese Anpassung vollzogen haben, sind sie so veranlagt, sich auf sich selbst zu verlassen, als würde ihr Leben davon abhängen. Deswegen ist es so schwer, eine Glückshormon-Strategie zu verlernen, sobald man sie erlernt hat.

Blicken Sie auf Ihre Kindheit zurück, um den Ursprung Ihrer Schaltkreise zu finden

Normalerweise assoziieren wir Kindheit nicht mit einer Fähigkeit zum Überleben. Schließlich lernen Kinder nicht, wie sie eine Arbeit mit guten Rahmenbedingungen suchen müssen. Oft gehen wir davon aus, dass Verhaltensweisen aus der Kindheit nichts mit dem Erwachsenenleben zu tun haben. Aber frühe Erfahrungen teilen uns mit, wie wir uns gut fühlen und es vermeiden können, uns schlecht zu fühlen – und das ist das Navigationssystem, das ein Gehirn durch die Herausforderungen des Erwachsenenlebens steuert. Wenn beispielsweise Ihr Chef der Grund dafür ist, dass Sie sich schlecht fühlen, möchten Sie vielleicht kämpfen oder fliehen, aber Ihr Navigationssystem erinnert Sie daran, dass Sie Unterstützung brauchen, also arrangieren Sie sich mit Ihrem Chef. Mit dem Netzwerk an Verknüpfungen, das Sie durch Ihre Lebenserfahrungen aufgebaut haben, wägen Sie stets Ihre Optionen ab.

Gebildete Erwachsene betrachten sich meist nicht als jemand, der anhand von Schaltkreisen aus der Kindheit navigiert, aber wenn sie ihre Vorlieben und Abneigungen untersuchen, werden sie erkennen, woher sie kommen.

Ich entdeckte ein seltsames Beispiel in mir selbst, als ich bemerkte, dass ich immer ganz aufgeregt war, wenn ich die Gelegenheit erhielt, Farben auszuwählen. Da dies offensichtlich keine Fähigkeit zum Überleben ist, versuchte ich, den Grund dafür herauszufinden. Die Lösung: Als ich zwölf Jahre alt war, erbte meine Mutter 2000 Dollar (heutzutage etwa 15.000 Dollar). Für meine Mutter war das viel Geld, aber es stammte von ihrem Vater, der sie missbraucht und verlassen hatte. Sie entschloss sich, es trotzdem für eine Renovierung zu verwenden. Sie zeigte mir Farbmuster und bat mich um meine Meinung. Das fühlte sich gut an, weil meine Mutter meine Meinung nicht oft respektierte. Die Glückshormone teilten meinem Gehirn mit, dass dies eine wichtige Information zum Überleben war. Ich sagte nicht bewusst: »Farben-Auswählen ist eine Art, Anerkennung zu erlangen«, das musste ich nicht. Die Anerkennung löste schlicht Serotonin aus, was sämtliche in diesem Moment aktiven Neuronen miteinander verband. Wichtiger noch: Meine Mutter war glücklich, und meine Spiegelneuronen erfassten das. Sie war nicht oft glücklich, also war das eine bedeutende Information für mein Gehirn. Ohne bewusstes Interesse an Dekoration vernetzte ich mich selbst so, auf diese bestimmte Art und Weise weitere gute Gefühle zu erwarten. Von sämtlichen Möglichkeiten auf der Welt, durch die wir uns gut fühlen können, sind diejenigen, mit denen wir uns bereits vernetzt haben, diejenigen, die in uns Aufmerksamkeit erregen.

Merkwürdigerweise war mein Gehirn bereits auf diese Informationen vorbereitet. Denn in der Grundschule schon hatte mir meine Mutter jede Menge Malen-nach-Zahlen-Sets geschenkt. Ebenso hatte ich bereits Kunstwerke hergestellt, indem ich Mosaiksteinchen und farbige Steine nach der beliebten Art der Sechzigerjahre zusammenklebte. Diese Tätigkeit hatte mir das Gefühl verliehen, etwas erreicht zu haben, und mir geholfen, mich auf etwas anderes als die unangenehmen Dinge um mich herum zu konzentrieren. Wiederholung und Emotion trainierten mein Gehirn darauf, Farben zu sichten und zu sortieren und mich dabei gut zu fühlen. Obwohl Farben-Auswählen keine überlebenswichtige Fähigkeit ist, wurden meine Glückshormone durch meine Erfahrungen vernetzt. Natürlich hatte ich jede Menge anderer Erfahrungen gemacht, und zusammen sagen sie mir, wo ich Belohnungen und wo ich Schmerz zu erwarten habe.

Auf der Highschool wollte ich Innendekorateurin werden. Dann ging ich aufs College und lernte, dass Materialismus etwas Schlimmes sei und dass »Mädchenjobs« etwas Schlimmes seien. Die Welt zu retten, sei gut, lernte ich, also ließ ich den Beruf Innendekorateurin fallen. Ich glaubte damals, ein besserer Mensch geworden zu sein, aber jetzt weiß ich, dass ich bloß meine Professorin so widerspiegelte, wie ich meine Mutter widergespiegelt hatte.

Als ich eine eigene Wohnung bezog, fing ich damit an, sie zu dekorieren. Zwischen zwanzig und dreißig zog ich oft um, und jedes Mal linderte die Freude des Dekorierens den Schmerz, wieder von vorn anzufangen. Als ich schließlich Wurzeln schlug, verspürte ich den seltsamen Drang, immer wieder umzudekorieren. Nach einer Weile wurde mir klar, dass ein weiteres Umdekorieren meine Bedürfnisse nicht richtig befriedigen würde. Also machte ich mich daran, den Drang zu verstehen, statt ihn auszuleben. Ich spürte den Verbindungen zwischen einer Erfahrung und einer anderen nach, bis die Verbindungen einen Sinn ergaben. Dann begriff ich, dass die Pfade meiner Glückshormone bloß Zufälle und keine ewigen Wahrheiten sind. Mein Gehirn verband Dekorieren mit Überleben, weil es meine Mutter damals mit Überleben verbunden hatte.

Nachdem ich das herausgefunden hatte, betrachtete ich Farben aus einer neuen Perspektive – als Werkzeug, das ich einsetzen konnte, um meiner Arbeit zusätzlich einen Aspekt von Spaß zu verleihen. Ich genieße es, meiner Website Farbe zu geben, meinen Präsentationen, meinen Mahlzeiten und meiner Kleidung. Ich gestatte mir selbst, über Details zu brüten, die ich genieße, weil ich so vernetzt bin. Ich mache guten Gebrauch von der Glückshormon-Infrastruktur, die ich habe und die meine Glückshormone aktiviert, ohne dass ich neu dekoriere. Ich richte meine Schaltkreise auf gegenwärtige Bedürfnisse aus statt auf die Bedürfnisse meiner Vergangenheit. Letztlich haben wir alle so schrullige Vernetzungen wie meine, weil wir auf den bereits vorhandenen Verbindungen aufbauen. Die Pfade für unsere Glückshormone fühlen sich wichtig an, also ist es schwer zu begreifen, dass sie bloß zufällig entstanden sind.

Alles, was Ihre Glückshormone anschaltet, fühlt sich kostbar an, was wiederum zu Verhaltensweisen führen kann, die sehr schwer sinnvoll einzuordnen sind. Es kann sogar zu destruktiven Verhaltensweisen führen. Obwohl Sie einen alten Schaltkreis nicht einfach zerstören können, können Sie ihn auf eine neue Weise verbinden, die für Ihre gegenwärtige Realität besser geeignet ist. Das geschieht nicht mühelos wie in Ihrer Jugend, aber durch Wiederholung und Emotion ist es möglich.

Die Rolle von Glückshormonen beim sozialen Lernen

Das Überleben eines Säugetiers hängt von sozialen Fertigkeiten ebenso ab wie von körperlichen Fertigkeiten. Kleine Gehirne werden mit den nötigen sozialen Fertigkeiten geboren, während große Gehirne soziale Fertigkeiten anhand von Wiederholung und Emotion ausbilden.

Soziale Fertigkeiten sind wesentlich für den Fortpflanzungserfolg. Obwohl »Reproduktion« nicht unsere Definition von Erfolg ist, ist sie andererseits das, was in der Welt zählte, in der sich unsere Gehirne entwickelt haben. Die mit einem Reproduktionserfolg verbundenen Fertigkeiten waren und sind bei Männern und Frauen unterschiedlich:

- Eine Frau kann nur eine begrenzte Anzahl an Nachwuchs gebären, und in der Vergangenheit ist der große Teil davon vor Erreichen der Geschlechtsreife gestorben. Das Überleben der weiblichen Gene hängt von ihrer Fähigkeit ab, ihre Kinder am Leben zu erhalten. Soziale Fertigkeiten können einer Frau helfen, Schutz, Nahrung und bessere väterliche Gene zu bekommen.
- Ein männliches Säugetier kann seine Gene dadurch fördern, dass es mehr Nachwuchs produziert und weniger in jeden Einzelnen investiert. Die Strategie der Quantität belohnt männliche Tiere, die geschickt darin sind, Weibchen anzuziehen und mit anderen Männchen in Konkurrenz zu treten.

Männliche und weibliche Strategien überlappen sich natürlich, und die Evolution neigt dazu, das Überlappen auszubauen.

Für beide Geschlechter gilt, dass Anerkennung vonseiten anderer gleichaltriger Gruppenmitglieder das Überleben fördert. Affenstudien zeigen, dass Individuen mit mehr sozialen Allianzen mehr Paarungsgelegenheiten bekommen und mehr überlebenden Nachwuchs haben. Also ist es nicht überraschend, dass das Gehirn, das durch natürliche Selektion aufgebaut wurde, soziales Vertrauen mit einem guten Gefühl belohnt. Ein junges Säugetier baut soziale Fertigkeiten ohne Mühe oder Absicht auf, wenn es nach Wegen sucht, sich gut zu fühlen und schlechte Gefühle zu vermeiden. Kinder bilden soziale Fertigkeiten ohne Einsicht in ihre langfristigen Bedürfnisse. Ein Kind sucht soziale Unterstützung, damit seine unmittelbaren Bedürfnisse befriedigt werden, und wenn es Erfolg damit hat, fließen Glückshormone. Das wiederum ebnet den Weg zu den Erwartungen hinsichtlich zukünftiger sozialer Unterstützung.

Soziales Lernen in Ihrer Kindheit und Jugend

Alles, was funktioniert, wird vernetzt, sogar Verhaltensweisen, die auf lange Sicht gesehen kontraproduktiv sind. Wenn eine schlechte Verhaltensweise eine Belohnung erhält, etikettiert ein junges Gehirn dieses

Verhalten als nützlich zum Überleben. Wenn ein Kind beispielsweise Unterstützung erhält, wenn es aggressiv ist, und keine Unterstützung, wenn es kooperativ ist, kann sein Gehirn leicht lernen, dass Aggression eine gute Überlebensstrategie ist. Wird ein Kind belohnt, wenn es krank ist, und verliert die Belohnung, wenn es wieder gesund wird, werden dauerhafte Verbindungen aufgebaut.

Ihr Gehirn lernt nicht von Erziehungsexperten und Verhaltensratgebern. Es lernt von neurochemischen Hochs und Tiefs. Jedes Mal, wenn Sie sich belohnt oder bedroht gefühlt haben, haben Sie der Infrastruktur etwas hinzugefügt, was Ihnen gesagt hat, wo Sie in Zukunft Anerkennung, Akzeptanz und Vertrauen erwarten sollen.

Die Jugendzeit ergänzte eine weitere Schicht Ihrer Infrastruktur. Alles, was Ihnen in Ihren Jugendjahren Anerkennung oder Aufmerksamkeit eintrug, entwickelte große, breite Schaltkreise, weil Sie damals mehr Myelinisierung erfuhren. Ähnlich hinterließ jegliche Bedrohung Ihrer Anerkennung und Ihrer Aufmerksamkeit während dieser Myelin-Jahre dauerhaften Eindruck. Jeglicher Erfolg beim Aufbau sozialer Allianzen legte einen Pfad an, und jegliche Bedrohung Ihrer sozialen Allianzen legte ebenfalls einen Pfad an.

Ihre sozialen Schaltkreise sind ausgezeichnet mit Ihren anderen Schaltkreisen vernetzt. Soziales Lernen wirkt sich sogar auf grundlegende physiologische Funktionen aus wie Gehen, Essen und sogar Atmen. So lernt zum Beispiel ein Kleinkind, seine Atmung zu regulieren, wenn es gegen die Brust seiner Mutter gedrückt wird und es ihren Atem spürt.

Selbstmanagement wird ebenfalls von sozialem Lernen beeinflusst. Kinder lernen, ihre Neurochemie zu managen, wenn sie die Reaktion aus ihrer Umgebung erfahren. Die Pubertät fügt eine Schicht von Schaltkreisen für das Selbstmanagement hinzu, wenn die Pubertierenden neue soziale Belohnungen, neuen sozialen Schmerz und neue soziale Einflüsse erfahren. Diese Schaltkreise formen unsere Reaktionen in der Gegenwart, ob wir uns an die Erfahrungen erinnern, die sie erzeugt haben, oder nicht.

ÜBUNG: WORIN BESTEHEN IHRE FRÜHEN MUSTER?

Listen Sie Erfahrungen von Glück und Unglück auf, und notieren Sie die Schaltkreise, die sie erzeugt haben:

Vor dem Alter von acht Jahren:

....

....

....

In der Pubertät:

....

....

....

Listen Sie frühe Erfahrungen auf, die oft wiederholt wurden, und notieren Sie die Schaltkreise, die sie erzeugt haben:

Vor dem Alter von acht Jahren:

....

....

....

In der Pubertät:

....

....

....

Die Neuformung Ihrer neuronalen Pfade

Die meisten Erwachsenen haben einige Schaltkreise, die sie lieber nicht hätten. Und die meisten Menschen wünschen sich, sie könnten mehr Glückshormone mit weniger Nebenwirkungen haben.

Aber: Sie können keine neuen Schaltkreise auf die mühelose Art und Weise wie beim allerersten Mal ausbilden. Aber Sie *können* sie durch Wiederholung und Emotionen ausbilden.

Neubildung mittels Wiederholungen und Emotionen

Emotionen sind ein Dilemma. Alles, was sich jetzt gut anfühlt, wird später »Nebenwirkungen« haben. Dank der natürlichen Selektion existieren gute Gefühle wegen ihrer Nebenwirkungen. Also führt die Suche nach guten Gefühlen nicht immer zu besseren Überlebensmöglichkeiten. Sie kann zu Übergewicht führen, wenn Sie das Rauchen aufgegeben haben, oder zu einer neuen Phobie, wenn Sie eine alte Phobie überwunden haben. Emotionen wirken schnell, bringen jedoch Probleme mit sich.

Wiederholungen wirken langsamer, können jedoch Verhaltensweisen mit weniger Nebenwirkungen aufbauen. Wenn Sie sich irgendetwas immer wieder aussetzen, kann es »Ihnen ans Herz wachsen«. Sie können sogar so weit kommen, dass Sie die Dinge mögen, die gut für Sie sind, auch wenn Sie sie im ersten Moment nicht mochten.

Aber wer möchte etwas immerzu wiederholen, wenn es sich nicht gut anfühlt? – Gewöhnlich niemand, insbesondere, wenn man sich schon schlecht fühlt. Deswegen verharren wir meist bei den Schaltkreisen, die von zufälligen Erfahrungen aufgebaut wurden. Unsere zufälligen Erfahrungen werden uns so lange formen, bis wir damit anfangen, absichtlich etwas anderes diesbezüglich zu wiederholen.

Aber: Wiederholen kann schwerer sein, als Sie erwartet haben. Es ist, schlicht gesagt, langweilig, etwas zu tun, was sich nicht so anfühlt, als hätte es etwas mit Ihren unmittelbaren Bedürfnissen zu tun. Ohne eine Emotion, die eine Verhaltensweise als »gut für Sie« markiert, neigt

Ihr Gehirn dazu, die Sache als unwichtig abzutun. Ohne Glückshormone, die die Handlung entzünden, wird ein neuer Pfad nur schwer feuern. Aber Sie können es trotzdem tun.

Ein Beispiel: Dranbleiben

Hierzu ein Beispiel: Fred möchte seinen Alkoholkonsum kontrollieren. Er entschließt sich, ihn durch eine neue Verhaltensweise zu ersetzen, die ihm Vergnügen bereitet. Er macht sich auf die Suche nach etwas, das ihm ans Herz wachsen kann, und ihm fällt ein, wie gern er in seiner Jugend gezeichnet hatte. Er beschließt, jedes Mal, wenn er den Drang nach Alkohol verspürt, seinen Zeichenblock hervorzuholen. Sein Ziel besteht nicht darin, gut im Zeichnen zu werden, sondern gut darin, seine Aufmerksamkeit auf etwas anderes zu richten, wenn er ans Trinken denkt. Natürlich ist Fred nicht nach Zeichnen zumute, wenn er Verlangen nach einem Drink hat. Tatsächlich fühlt er sich beim Zeichnen schlecht und überlegt, was ihm fehlt. Aber er beschließt, eine Weile lang mit dem schlechten Gefühl zu leben. Er hat vor, dies zwei Monate lang zu tun, weil dann ein großes Ereignis bei ihm im Kalender steht.

Anfangs verabscheut er seine Zeichnungen, und er verabscheut das Gefühl, sich keinen Drink zu gönnen. Aber er hält an seinem Plan fest, ob es sich nun gut anfühlt oder nicht. Nach einer Weile kommt ihm die Zeit des Zeichnens eher wie ein Geschenk als wie eine Last vor. Fred lernt, dass die unglücklichen Gefühle bald vorübergehen. Das Beste ist, dass er die Freude entdeckt, verantwortungsbewusst zu sein. Bevor die zwei Monate um sind, schaut er gar nicht mehr auf den Kalender. Sein »Zeichnen-Schaltkreis« ist genügend gewachsen, sodass er mit seinem »Alkohol-Schaltkreis« konkurrieren kann. Jetzt weiß er, wie er sich ohne einen Drink gut fühlen kann. Er weiß es körperlich ebenso wie verstandesmäßig. Zeichnen war ein einfacher Weg, etwas zu tun, sobald sein »Tu etwas«-Gefühl floss. Fred ist so erfreut über seinen »Neuaufbau«, dass er es kaum erwarten kann, einen weiteren neuen Schaltkreis aufzubauen.

Ein Beispiel: Herausfinden, was funktioniert

Sie können Ihr Gehirn darauf trainieren, sich auf neue Weise gut zu fühlen. Fangen Sie damit an, dass Sie einen Schaltkreis entwerfen, den Sie haben wollen. Sie müssen wahrscheinlich ein wenig herumprobieren, um die neue Gewohnheit zu finden, die für Sie mit minimalen Nebenwirkungen funktioniert.

Hier erneut ein Beispiel: Lena möchte einen neuen Job, kann sich jedoch nicht dazu durchringen, auf systematische Jobsuche zu gehen. Sie hat ein schlechtes Gefühl angesichts ihrer Karriereaussichten und flieht vor diesem schlechten Gefühl mit einer Vielzahl von Angewohnheiten. Sie entschließt sich, den Teufelskreis dadurch zu durchbrechen, dass sie lernt, sich bei der Jobsuche gut zu fühlen. Sie setzt sich das Ziel, sich auf zwei Jobs pro Tag zu bewerben und ihre beruflichen Fähigkeiten zwei Stunden pro Tag weiterzuentwickeln.

Am ersten Tag erreicht sie ihr Ziel, fühlt sich jedoch seltsam schrecklich. Sie isst ein Eis, um das schreckliche Gefühl zu vertreiben, entdeckt jedoch, dass es sie nach einem weiteren Eis gelüstet. Am folgenden Tag sucht sie eine andere Methode, um sich gut zu fühlen. Sie ruft eine Freundin an, nachdem sie ihre Aufgabe beendet hat, entdeckt jedoch, dass ein Gespräch über ihre Karriere nicht wirklich dazu führt, dass sie sich besser fühlt. Am dritten Tag ist es schon dunkel, als ihre Arbeit an ihrer Bewerbung beendet ist, und sie entschließt sich, am Abend in der Stadt zu feiern. Am folgenden Morgen kommt sie schwer in die Gänge. Sie denkt an all die Enttäuschungen, die sie erlebt hat, und an all die Dinge, die sie viel lieber getan hätte. Sie entschließt sich jedoch, nicht der Versuchung zu unterliegen, und sucht einen Coffeeshop auf, während sie an ihren Bewerbungen arbeitet. Als sie den Kaffee ausgetrunken hat, ist sie mitten in ihrer zweiten Bewerbung. Anscheinend läuft es nur so. Am folgenden Tag geht sie wieder einen Kaffee trinken und quillt vor Bewerbungssprech nur so über. Am darauffolgenden Tag entdeckt sie, dass sie sich tatsächlich auf ihre Kaffee-plus-etwas-erreichen-Routine freut, und in der folgenden Woche findet sie heraus, wie sie einen köstlichen Kaffee zu Hause genießen kann. Nach sechs Wochen hat sie die Aussicht auf eine Vielzahl von Jobs, hat jede Menge Vorstellungsgespräche und neue Zuversicht in ihre Fähigkeiten. Am wichtigsten ist, dass sie gute Gefühle erfahren hat, was sie dazu vernetzte, weitere gute Gefühle zu erwarten, wenn sie sich überlegt, mehr zu tun.

Es geht hier nicht darum, dass Kaffee Probleme löst. Es geht darum, dass Trägheit schwer zu überwinden ist. Eine Angewohnheit, die sich erst viel später gut anfühlt, ist schwer anzunehmen. Lena und Fred haben einen Weg gefunden, positive Erwartungen ohne schädliche Nebenwirkungen auszulösen.

Durch Herumprobieren können auch Sie eine Angewohnheit finden, die bei Ihnen funktioniert. Denn jedes Gehirn ist anders. Einige Menschen könnten eine ganze Kanne Kaffee trinken und niemals den Sendeknopf für das Schreiben von Bewerbungen betätigen. Andere Menschen zeichnen liebend gern, werden jedoch Wein über ihrem Zeichenblock verschütten. Sie können mit Alternativen herumexperimentieren, bevor Sie sich 45 Tage einer Gewohnheit widmen. Aber wenn Sie immer wieder von vorn anfangen, wird sich Ihre neue Angewohnheit niemals aufbauen. Nach ein paar Testläufen müssen Sie Ihre neue Angewohnheit ständig wiederholen, ob sie sich gut anfühlt oder nicht.

6

Neue Gewohnheiten für jedes Glückshormon

Konkrete Vorschläge, wie Sie loslegen können

Zum Glück leben wir in einer Zeit, in der unser Gehirn immer besser verstanden wird. So wissen wir, dass wir lernen können, unsere Glückshormone auf immer neue Weise anzuschalten. Niemand anderes kann das für uns tun, und wir können es nicht für jemand anderen tun.

Dieses Kapitel erläutert konkrete Vorschläge für neue Wege zum Dopamin-Glück, Endorphin-Glück, Oxytocin-Glück und Serotonin-Glück. Die Fülle an Wahlmöglichkeiten wird Ihnen dabei helfen, einen Weg zu finden, an den Sie glauben können. Dann können Sie ihn in Ihrem Gehirn vernetzen, indem sie ihn 45 Tage ohne Unterbrechungen gehen. Sobald Sie eine neue Gewohnheit angenommen haben, werden Sie so zufrieden mit Ihrer Macht über Ihr Gehirn sein, dass Sie eine weitere annehmen möchten.

Neue Dopamin-Gewohnheiten

Freuen Sie sich über kleine Siege

Sie haben täglich irgendwo Erfolg, also begeben Sie sich auf die Suche danach und sagen Sie sich: »Ich hab's geschafft!« Sie werden allerdings nicht jeden Tag eine Symphonie in der Carnegie Hall dirigieren. Sie werden nicht jeden Tag hungrige Menschen ins Gelobte Land führen. Passen Sie Ihre Erwartungen an, sodass Sie mit etwas zufrieden sein können, das Sie wirklich getan haben. Was nicht bedeutet, dass Sie Ihre Erwartungen herunterschrauben oder »voll mit sich selbst zufrieden sein« oder den Bezug zur Realität verlieren sollen. Es bedeutet, dass Sie bei Ihren Gewinnen ebenso verweilen sollen, wie Sie es bereits bei Ihren Verlusten tun.

Sich über kleine Schritte zu freuen, löst mehr Dopamin aus, als wenn Sie sich Ihre Freude für eine große Errungenschaft aufsparen. Große Errungenschaften machen Sie nicht ewig glücklich. Wenn Sie daher Glücksgefühle stets an ein weit entfernt liegendes Ziel knüpfen, können Sie am Ende völlig frustriert sein. Lernen Sie stattdessen, glücklich mit Ihrem Fortschritt zu sein. Sie sollen ihn nicht täglich mit Champagner und Kaviar feiern, aber Sie sollen sich das Gefühl erlauben, etwas erreicht zu haben. Dieses Gefühl ist besser als äußere Belohnungen. Es kostet nichts, es bringt Ihnen keine zusätzlichen Kalorien, und es hindert Sie nicht am Autofahren. Sie haben jeden Tag einen kleinen Sieg errungen. Warum ihn nicht genießen?

Kein Erfolg ist zu gering

Untergraben Sie Ihre guten Gefühle nicht dadurch, dass Sie sich für die Trivialität des Erreichten entschuldigen. Genießen Sie einfach den Sekundenbruchteil des Erfolgs und machen Sie weiter. Es ist bloß ein Funke, aber wenn Sie ihn jeden Tag entzünden, werden Sie Ihre eigene beste Zündkerze.

Anfangs fühlt es sich vielleicht befremdlich an, nach Gründen zu suchen, um sich selbst auf die Schulter zu klopfen. Möglicherweise verursachen die Gründe, die Sie finden, sogar leichtes Unbehagen. Machen Sie dennoch damit weiter, ob es sich nun gut anfühlt oder nicht. Es liegt an Ihnen, ob Sie Ihren eigenen Beifall wert sind: Genießen Sie das Gefühl, selbst wenn es bloß einen Sekundenbruchteil währt. Wenn es sich falsch oder gezwungen anfühlt, ist das normal, weil sich die Schaltkreise, die Ihre Erfolge heruntermachen, stark und wahrhaftig anfühlen.

Sich über kleine Errungenschaften zu freuen, ist eine wertvolle Fertigkeit, weil große Dinge aus vielen kleinen Schritten erwachsen. Sie werden diese Schritte nicht tun, wenn Sie von den Anstrengungen der letzten großen Sache bloß noch auf dem Zahnfleisch gehen.

Auch wird sich Ihr täglicher Triumph besser anfühlen, wenn er nicht darauf abzielt, jemanden zu übertreffen. Wenn Sie nur dadurch gewinnen können, dass jemand anderes verliert, schränken Sie sich ein und spüren am Ende Nebenwirkungen. Sie sollten sich darüber freuen, was Sie erschaffen, statt sich bloß darüber zu freuen, wen Sie geschlagen haben.

Gehen Sie mit kleinen Schritten auf Ihr Ziel zu

Es erfordert nicht viel Zeit oder Geld, auf ein Ziel zuzugehen. Widmen Sie der Sache bloß zehn Minuten am Tag, und Sie werden anstatt des Gefühls festzustecken einen Aufschwung verspüren. Zehn Minuten reichen nicht aus, um Berge zu versetzen, aber sie reichen aus, um sich dem Berg zu nähern und ihn sich genau anzusehen. Statt sich Ihr Ziel aus weiter Entfernung zu erträumen, können Sie die nötigen Informationen sammeln, um realistisch zu planen. Mit zunehmender Menge an Informationen ändert sich vielleicht auch Ihr Ziel. Sie lernen möglicherweise sogar, dass Ihr fantasiertes Ziel Sie nicht glücklich machen wird. Diese zehnminütige Investition könnte dafür sorgen, dass Sie nicht unnötig wegen Absagen weinen, und Ihnen dabei helfen, einen Hügel zu finden, den Sie tatsächlich erklimmen können. Ihre zehnminütige Anstrengung kann durchführbare Schritte definieren, damit Sie nicht bloß auf die gewaltigen Sprünge warten, die nie kommen.

Handeln, nicht bloß tagträumen!

Nutzen Sie Ihre Zeit für konkretes Handeln. Verschwenden Sie sie nicht mit Fantasien darüber, Ihren Job zu kündigen oder Druck auf andere auszuüben, Ihnen zu helfen. Das ist nicht deren Ziel. Widmen Sie sich stattdessen praktikablen Realitäten. Tun Sie das vertrauensvoll 45 Tage lang und Sie werden die Angewohnheit angenommen haben, immer weiter voranzuschreiten.

Wenn Sie glauben, keine zehn Minuten pro Tag erübrigen zu können, überlegen Sie einmal, wie viel Zeit Sie mit Träumen darüber verbringen, was Sie stattdessen lieber täten. Sie sollten diese Zeit eher dazu verwenden, die notwendigen Schritte auf Ihr Ziel hin zu recherchieren. Dann werden Sie jeden Tag ein Dopamin-Gefühl erleben, wenn diese Schritte in Sicht kommen. Sie werden allmählich dieses Dopamin-Gefühl erwarten und sich darauf freuen. Sie werden lernen, dass es möglich ist, durch stetiges Bemühen einen Traum Wirklichkeit werden zu lassen.

Wenn Ihre zehn Minuten vorüber sind, kehren Sie wieder in die Gegenwart zurück. Gewöhnen Sie sich nicht an, sich ständig auf die Zukunft zu konzentrieren.

Teilen Sie eine unangenehme Aufgabe in kleine Portionen ein

Jeder hat eine unangenehme Aufgabe vor sich, die er lieber vergessen würde. Vielleicht ist es das Kuddelmuddel im Kleiderschrank oder das Kuddelmuddel in einer wichtigen Beziehung. Widmen Sie zehn Minuten am Tag dieser unangenehmen Aufgabe. Sie müssen keine Lösung haben, wenn Sie anfangen, nur den Willen weiterzumachen.

Vielleicht halten Sie es für unmöglich, Ihren Kleiderschrank aufzuräumen oder Ihre Beziehung in zehnminütigen Portionen neu zu positionieren. Aber wenn Sie auf die großartigen Lösungen warten, werden Sie lange Zeit nicht vorankommen. Gehen Sie stattdessen zu diesem Kleiderschrank, ziehen Sie einige Teile heraus und sortieren Sie sie zehn Minuten lang.

Gehen Sie an diese Beziehung, die vielleicht mit Enttäuschungen durchsetzt ist, und zeigen Sie zehn Minuten lang Ihren guten Willen. Lassen Sie keinen Tag verstreichen, ohne eine weitere Portion anzugehen. Behalten Sie das 45 Tage lang bei, dann werden Sie sich dabei wohlfühlen, dass Sie ärgerliche Dinge anpacken, die Ihnen für ein besseres Leben im Weg stehen. Natürlich können Sie andere Menschen nicht auf dieselbe Weise kontrollieren, wie Sie den Inhalt Ihres

Kleiderschranks kontrollieren können. Aber es wird ein schlechtes Gefühl durch ein gutes Gefühl ersetzt, wenn Sie es immer wieder versuchen. Und Sie werden es immer wieder versuchen, weil Ihre positiven Erwartungen Dopamin auslösen.

Ihre unangenehme Aufgabe löst sich auf wundersame Weise in weniger als 45 Tagen in Luft auf! Hören Sie dann nicht auf! Suchen Sie weiteren schmerzlichen Kuddelmuddel, damit Sie weitere 45 Tage dranbleiben können. So etwas baut die Gewohnheit auf, schwierige Herausforderungen in kleinen Dosen anzugehen, statt sich von ihnen einschüchtern zu lassen. Vergessen Sie nicht, sich wegen dem gut zu fühlen, was Sie jeden Tag erledigt haben! Bald werden Sie die Gewohnheit angenommen haben, Hindernisse anzugehen, und sich dadurch belohnt fühlen.

Legen Sie die Latte auf die richtige Höhe

Gute Gefühle fließen, wenn die Latte der Herausforderung, der Sie sich gegenübersehen, »genau die richtige Höhe« hat. Wenn die Latte zu tief hängt, ziehen Sie keine Befriedigung daraus, hinübergekommen zu sein. Wenn sie zu hoch hängt, haben Sie keinen Grund, es überhaupt zu versuchen. Anstrengung macht Spaß, wenn Sie eine Belohnung für Ihre Bemühung erwarten können, es aber nicht sicher ist, dass sie diese bekommen. Sie können die Latte in Ihrem Leben einstellen und dafür sorgen, dass das Überspringen Spaß macht.

Experimentieren Sie 45 Tage lang damit, die Latte auf Bereichen abzusenken, auf denen Sie sich unmögliche Ziele gesetzt haben, und die Latte dort zu erhöhen, wo Sie sie so niedrig gesetzt haben, dass Sie kein Gefühl von Belohnung spüren. Wenn Sie beispielsweise das Gefühl haben, Ihnen bliebe keine Wahl zwischen Tiefkühlkost und Gourmetessen, definieren Sie ein bescheidenes Ziel für Ihre Kochtätigkeit und fangen jetzt mit Ihren 45 Tagen an. Wenn Sie das Gefühl haben, Ihnen bliebe keine Wahl zwischen Sitzen auf dem Sofa und Über-den-roten-Teppich-Schreiten, versuchen Sie, einen Mittelweg zu finden, und versuchen Sie dann einen anderen Weg.

ÜBUNG: WORIN BESTEHEN IHRE NEUEN DOPAMIN-STRATEGIEN?

Projekte neu formen, die bei Ihnen funktionieren können:

Sich über kleine Siege freuen

....

....

....

Schritte in Richtung eines neuen Ziels unternehmen

....

....

....

Eine unangenehme Aufgabe in kleine Portion unterteilen

....

....

....

Die Latte auf die richtige Höhe hängen

....

....

....

Neue Endorphin-Gewohnheiten

Lachen

Lachen stimuliert Endorphin, da es spontan Ihre Innereien erschüttert. Finden Sie heraus, was Sie zum Lachen bringt, und schaffen Sie die Zeit dafür. Ein großes, echtes Gelächter ist vonnöten, um Endorphin auszulösen – höhnisch über Menschen zu lachen, die Sie verachten, erzeugt kein Endorphin. Auch kein aufgesetztes Gelächter, obwohl das vielleicht die Sache in Gang bringen könnte. Es kann schwer sein herauszufinden, was Ihr Lachen auslöst, aber Sie können sich dem Sammeln von komischen Situationen widmen, bis Sie Ihr tägliches Gelächter erhalten.

Lachen ist eine Befreiung von Angst. Denken Sie an das erleichterte Lachen, wenn Sie beispielsweise eine Begegnung mit einer Schlange glücklich überstanden haben. Im modernen Leben sind soziale Risiken weiter verbreitet als Begegnungen mit Schlangen oder Raubtieren, und wir fürchten uns oft davor, ein sozial unakzeptables Gefühl zu äußern. In freier Natur ist soziales Meiden eine echte Bedrohung des Überlebens, also sind wir so vernetzt, dass wir diese Dinge ernst nehmen. Humoristen dagegen sprechen oft diese sozial riskanten Gefühle aus. Dann lacht der Teil von Ihnen erleichtert, der soziale Ächtung fürchtet. Stellen Sie sich Gelächter so vor, als würden Sie damit für Sicherheit sorgen, anstatt es für frivol zu halten.

Sie können eine Unterstützung durch Lachen erhalten, wenn Sie es 45 Tage lang ganz oben auf Ihre Prioritätenliste setzen. Geben Sie nicht auf, wenn es ein wenig Herumprobieren erfordert. Ich beispielsweise halte Witze oft nicht für »komisch«, aber ich habe hier am Ort eine Improvisationstheatetgruppe gefunden, die ich immer absolut komisch finde. Also nehme ich mir sehr viel Zeit für sie.

Bei Gelegenheit weinen

Wegen der körperlichen Anstrengung löst Weinen Endorphin aus. Ich will nicht vorschlagen, aus Weinen eine Gewohnheit zu machen – es wird auch von jeder Menge Cortisol begleitet. Aber die meisten

Erwachsenen unterdrücken oft den Drang zu weinen, und das erzeugt Spannungen. Weinen nicht zu unterdrücken, löst die Spannung. Ein paar Minuten zu weinen, kann beispielsweise ein schlechtes Gefühl lindern, das Sie seit Jahren unterdrückt haben.

Sie können nicht aufs Stichwort hin weinen, auch sollten Sie sich nicht zum Ziel setzen zu weinen. Aber Sie können 45 Tage lang Raum zum Weinen schaffen, falls der Drang dazu hochkommt. Der wichtige Schritt besteht darin, die Spannung in Ihrer Brust, Ihrem Rücken, Ihrem Unterleib und in Ihrer Kehle zu bemerken, wenn Sie dem Drang zu weinen widerstehen wollen. Diese Spannung wird sich lösen, wenn Sie darauf achten. Unangenehme Erinnerungen oder Gefühle kommen vielleicht auch hoch, wenn Sie Ihren Schutzschirm senken. Manchmal sind das nützliche Informationen, und manchmal ist es eine alte Reaktion, die Sie seit Jahren zurückgehalten haben. Wenn Ihnen nach Weinen zumute ist, blocken Sie es nicht ab, weil Sie es für schwach und töricht halten. Das Unangenehme des Augenblicks wird vorübergehen, und das Schöne des Loslösens wird bleiben. Ich möchte darauf hinweisen, dass das Ziel nicht darin besteht, gewohnheitsmäßig zu weinen. Das tägliche Ziel besteht darin, die Spannung zwischen Ihrem Weinreflex und Ihrem »Sei keine Heulsuse«-Reflex wahrzunehmen. 45 Tage lang können Sie sich damit beschäftigen, diese Spannung zu akzeptieren, statt davor wegzulaufen. Das Gefühl ist vielleicht so vertraut, dass es kaum zu bemerken ist. Das Ansehen trauriger Filme aktiviert möglicherweise diesen Schaltkreis in Ihnen. Die Tragödien anderer Menschen lösen Ihre Spiegelneuronen aus, und das Gefühl von Bedrohung ist anfangs bei einem Fremden vielleicht einfacher zu akzeptieren als bei sich selbst.

Weinen ist bei Ihrer Geburt Ihre vorrangige Fähigkeit zum Überleben, aber im Laufe der Zeit lernen Sie, dass Weinen Sachen noch schlimmer machen kann. Sie erlernen Alternativen, aber manchmal funktioniert gar nichts, und Ihnen gehen die Alternativen aus. Cortisol wallt auf, und Sie fühlen sich wie ein Tier in der Falle. Ihr Kortex kann Sie von diesem Gefühl ablenken, aber Ihre Muskeln halten Sie im Panzer der Anspannung eines Tiers in der Falle fest. Sie können Ihre

Muskeln, die das Gefühl unterdrücken, ermüden wie jeden anderen überstrapazierten Körperteil. Weinen kann eine körperliche Therapie für ein übermäßig gespanntes Zwerchfell sein.

Wenn Sie Sport machen: Wechseln Sie die Übungen

Ihre Übungsroutine zu ändern, ist eine gute Methode, Endorphin auszulösen. Es erfordert Anstrengung, Endorphin herbeizuführen, und wenn Sie immer die gleichen Übungen trainieren, gehen Sie im Sport das Risiko von Verletzungen ein. Wenn Sie an neuen Stellen mit neuen Übungen arbeiten, kann moderate Anstrengung wieder Endorphin stimulieren.

Ihr Körper verfügt über drei Muskelschichten. Wenn Sie Ihre Trainingsmethode variieren, widmen Sie auch Ihren vernachlässigten, verspannten Schichten mehr Aufmerksamkeit. Da diese geschwächt sind, müssen Sie härter arbeiten, also stimulieren Sie die Entwicklung dort, wo es nötig ist, anstatt die Schichten, die Sie übermäßig strapazieren, zu schädigen. Die Jagd nach einem Endorphinhoch ist das Risiko nicht wert, einen Teil von Ihnen völlig zu schädigen und ersetzen zu müssen. Variation ist hier eine großartige Alternative!

Wenn Sie ein Mensch sind, der überhaupt nicht trainiert bzw. übt, wird alles, was Sie tun, etwas anderes sein. Doch wenn Sie bereits Sport treiben, ist Ihnen vielleicht das Gefühl einer fehlenden Koordination zuwider, das sich einstellt, wenn Sie etwas Neues ausprobieren. Sie erleben es womöglich als Rückschlag, wenn die Variation tatsächlich anstrengend für Ihre vernachlässigten Muskeln ist.

Befreien Sie sich 45 Tage lang von der Leistungsangst und variieren Sie. Es lohnt sich! Es könnte Ihnen sogar so sehr gefallen, dass Sie weitere 45 Tage lang eine andere Variante ausprobieren möchten.

Stretching

Beim Stretching wird ebenfalls Endorphin stimuliert. Jeder kann Stretching der täglichen Routine hinzufügen, weil man es beim Fernsehen tun kann, beim Schlangestehen oder beim Telefonieren. Leichtes Stretching bringt den Kreislauf in verspannten Bereichen in Schwung. Doch übertreiben Sie es nicht, hören Sie damit auf, bevor es wehtut. Nur weil wenig guttut, bedeutet das nicht, dass viel besser ist. Wenn Sie sich 45 Tage lang jeden Tag dehnen, werden Sie es bald so sehr genießen, dass Sie sich auf die tägliche Dehnübung freuen werden.

Beim Stretching geht es nicht bloß um Arme und Beine. Probieren Sie Stretchingkurse aus, die in tieferes Stretching einführen, ohne sich dabei wehzutun. Der Sinn besteht nicht darin, an den üblichen Stellen immer härter vorzugehen, sondern Stellen zu dehnen, von deren Vorhandensein Sie vorher nichts gewusst haben, wie zum Beispiel die Muskeln zwischen Ihren Rippen. Vergessen Sie nicht, Zehen, Finger und sogar die Ohren zu dehnen. Langsame Bewegungen sind eine wesentliche Variation dieses Themas. Tai-Chi- und Qigong-Bewegungen sind so langsam, dass Sie der Überzeugung sein könnten, das seien keine echten Übungen. Aber superlangsame Bewegung ist mehr Training, als es scheint. Es zwingt Sie, Muskeln gleichmäßig zu benutzen, die schwächeren Muskeln zu aktivieren, statt die dominanten übernehmen zu lassen. Widmen Sie sich 45 Tage lang Übungen, die nicht wie »richtiges Training« aussehen, und Sie werden den Unterschied spüren.

Sport-Training soll Spaß machen

Überlegen Sie, für 45 Tage zu einer Übung zu wechseln, die einfach nur Spaß macht. Eine Übung, die Ihre Glückshormone auslöst, hilft Ihnen dabei, die Motivation für energischeres Training aufzubringen. Es gibt eine endlose Zahl von Möglichkeiten, wie Training Spaß macht. Ich persönlich habe Tanzkurse besucht und war erstaunt, wie hart ich gearbeitet habe. Viele Menschen machen Training zu einer sozialen Aktivität, angefangen von Mannschaftssportarten bis hin zum Plaudern beim Wandern. Es macht Spaß, zu Musik zu trainieren oder zu einem guten Hörbuch. Etwas Neues macht ebenfalls Spaß: Mein Yogalehrer gestaltet den Kurs jede Woche völlig um. Fahrradfahren oder Wandern zu neuen Zielen ist ebenso stimulierend. Nicht zuletzt bietet Gartenarbeit eine Belohnung, die viele Menschen dazu motiviert, damit weiterzumachen. Wenn das Training auch noch Spaß macht, hilft das, dabeizubleiben.

ÜBUNG: WAS SIND IHRE NEUEN ENDORPHIN-STRATEGIEN?

Projekte neu gestalten, die bei Ihnen funktionieren können:

Lachen

....

....

....

Weinen

....

....

....

Anders Trainieren

....

....

....

Dehnen

....

....

....

Trainieren und Spaß haben

....

....

....

Neue Oxytocin-Schaltkreise bilden

Auf »stellvertretendes« Vertrauen bauen

Soziales Vertrauen ist schwer herzustellen, also benutzen Menschen oftmals Stellvertreter. Tiere, Menschenmengen und digitale Freundschaften sind Stellvertreter, die gute Gefühle von sozialem Vertrauen ohne die Komplikationen menschlicher Bindungen stimulieren können. Der Oxytocinpegel liegt natürlich niedriger als bei persönlichem Kontakt, aber Stellvertreter können die Grundlagen für zukünftiges Vertrauen ausbauen. Stellvertretendes Vertrauen ist bequem, weil das Risiko von Enttäuschungen geringer ist. Tiere verraten einen nicht, große Menschenmengen beurteilen einen nicht, und digitale Freunde sind immer verfügbar. Direktes menschliches Vertrauen ist immer vom Risiko enttäuschter Erwartungen und von Gefühlen des Verrats begleitet. Diese unangenehmen Gefühle bilden Schaltkreise aus, die losfeuern, wenn man daran denkt, erneut Vertrauen aufzubauen. Dann schrillen die neurochemischen Alarmglocken, und das Gehirn geht davon aus, dass es dafür ein guten Grund gibt. Aber wenn wir kein direktes zwischenmenschliches Vertrauen mehr aufbauen, spürt unser Gehirn, dass etwas fehlt. Und das heißt: Oxytocin fehlt.

Fangen Sie mit kleinen Schritten an, die Ihren Alarm nicht auslösen. Jedes Mal, wenn Sie sich mit einem Tier, in einer Menge oder bei einer digitalen Beziehung gut fühlen, sagen Sie sich: »Ich erzeuge dieses gute Gefühl.« Es hört sich vielleicht dumm oder egoistisch an, aber das Wissen, dass Sie selbst es erzeugen, gibt ihm die Chance zu wachsen. Es wird immer Gründe für wachsendes Misstrauen geben, also ist eine Quelle für ein Gegengewicht so kostbar. Beobachten Sie 45 Tage lang Ihre Gefühle des Vertrauens, egal, woher sie stammen, und Sie werden eine Grundlage schaffen, die weitere Gefühle auslösen kann.

Setzen Sie Trittsteine

Vielleicht gibt es jemandem, dem Sie vertrauen möchten, aber Sie können die Kluft nicht überbrücken? Da ist es gut zu wissen, dass Sie

Vertrauen mit einer langen Reihe sehr kleiner zwischenmenschlicher Handlungen aufbauen können. Diese Zwischenschritte bauen Vertrauen nach und nach auf. Die Trittsteine können so nahe aneinandergelegt werden, dass keine der beiden Parteien das Risiko eines Verrats eingeht. Jeder Schritt muss lediglich positive Erwartungen hinsichtlich des nächsten Schritts generieren, statt das ganze Problem zu lösen. Jede kleine Erfahrung des Vertrauens stimuliert das gute Gefühl von Oxytocin, das Neuronen miteinander verbindet, die weiteres Oxytocin auslösen.

Scheidungsanwälte verwenden diese Strategie, um einem Paar zu einer Übereinkunft zu helfen. Sie können sie vielleicht bei jenem Menschen anwenden, der »Ihr Leben ruiniert«. Fangen Sie mit einer sehr kleinen Interaktion an, und wenn die nicht in einer Katastrophe endet, wiederholen Sie sie. Das Ziel soll sein, nicht blindlings zu vertrauen und enttäuscht zu werden. Das Ziel besteht darin, positive Erwartungen aufzubauen.

Ein Miteinander ohne Vertrauen ist schlimm, aber sich erneut die Finger zu verbrennen, ist schlimmer. Statt also dem verrückten Nachbarn oder dem Kollegen, der Ihnen einen Dolchstoß in den Rücken versetzt hat, gleich wieder zu vertrauen, können Sie Schritte finden, die eine Begegnung mit ihm trotzdem angenehm für Sie macht. Stellen Sie 45 Tage lang einen gegenseitigen Austausch her, der Trittsteine zum Vertrauen zu diesem Menschen aufbaut. Sie können das Ergebnis nicht vorhersagen, da Sie den anderen nicht kontrollieren können. Aber Sie werden Ihr Gefühl für die Kontrolle über Ihr Vertrauen in Ihrem Leben verbessern. Das ist harte Arbeit und fühlt sich vielleicht kurzfristig nicht gut an. Längerfristig jedoch baut es Zuversicht auf, die etwas gegen diesen Stachel in Ihrer Brust bewirken kann.

Vielleicht fangen Sie damit an, Blickkontakt zu dem Menschen herzustellen, der Ihnen das Leben schwer macht. Am nächsten Tag können Sie eine Bemerkung über das Wetter anfügen und am darauffolgenden Tag ein Lächeln hinzufügen. Es kann eine Woche dauern, bis Sie sich beide über den Verkehr amüsieren, und selbst das rührt vielleicht schlimme Gefühle auf, die seltsam stark sind. Aber Sie werden weiterhin neutralen Kontakt aufbauen – weder Ärger ablassen noch sich bemüßigt fühlen zu gefallen. In 45 Tagen haben Sie eine neue gemeinsame Grundlage geschaffen. Sie werden vielleicht nach wie vor diesem Menschen nur begrenzt Vertrauen entgegenbringen, aber Sie werden in der Lage sein, sich in seiner Gegenwart so zu entspannen, wie sich Gazellen in einer Welt voller Löwen entspannen.

Seien Sie vertrauenswürdig

Oxytocin wirkt in beide Richtungen. Wenn andere Menschen Ihnen vertrauen, fühlt sich das gut an, ob Sie ihnen nun Ihrerseits vertrauen oder nicht. Sie können mehr Oxytocin genießen, wenn Sie für Gelegenheiten sorgen, dass Menschen Ihnen vertrauen.

Setzen Sie diese Strategie mit Vorsicht ein – Sie möchten ja nicht der Retter aller Menschen sein, die Sie von jetzt an während der 45 Tage kennenlernen. Ihr Ziel besteht einfach darin, das Vergnügen zu empfinden, dass andere Menschen Ihnen einmal am Tag kurz ihr Vertrauen schenken. Natürlich können Sie andere Menschen nicht zwingen, Ihnen zu vertrauen, und es erfordert vielleicht mehr als einen Augenblick, sich auf eine Weise zu verhalten, die Vertrauen aufbaut. Verbringen Sie nicht viel Zeit damit, Zustimmung zu suchen. Erweisen Sie einfach Ihrem Engagement die Ehre, und dann halten Sie inne, um das Gefühl zu genießen, ein Mensch zu sein, der seinem Engagement die Ehre erweist. Das klingt vielleicht wichtigtuerisch, aber der Schaltkreis, der dadurch aufgebaut wird, ist die Grundlage für zukünftiges Vertrauen. Planen Sie daher, Ihrem Engagement 45 Tage lang pingelig die Ehre zu erweisen.

Ist das Vertrauen berechtigt?

Sie können nach dem alten Spruch: »Vertrauen ist gut, Kontrolle ist besser« handeln. Kontrollieren Sie Ergebnisse. Zählen Sie Ihr Wechselgeld. Sehen Sie sich die Leute genau an. Das klingt vielleicht hart, aber eine Kontrolle ermöglicht es, Vertrauen zu Fremden aufzubauen.

Wenn Sie zu nett sind, um zu kontrollieren, bleiben Sie im sicheren Hafen der Menschen stecken, denen Sie bereits vertrauen.

Um sich darüber hinauszuwagen, müssen Sie mit Menschen interagieren, deren Vertrauenswürdigkeit Ihnen unbekannt ist. Durch Vertrauen und Kontrolle kann dann neues Vertrauen wachsen. Wenn Sie das 45 Tage lang tun, können Sie nicht voraussagen, was andere tun werden, aber Sie können Vertrauen in Ihre Fähigkeit aufbauen, Ihren Kreis der Vertrauten zu erweitern. Statt auf die Nische beschränkt zu sein, in der Sie jedem vertrauen können, verfügen Sie über ein Werkzeug, mit dem Sie kontrollierte Risiken eingehen können.

Erweitern Sie Ihren Kreis nicht dadurch, dass Sie Menschen vertrauen, die nicht vertrauenswürdig sind. Das Ziel besteht nicht darin, auf jeden Fall zu vertrauen, sondern Informationen über gute Bereiche zu sammeln, an denen Sie vertrauen können. Sie haben Erfolg, ob der andere Mensch Ihnen »zu wenig herausgibt« oder nicht, weil Sie Vertrauen in Ihren eigenen Kontrollplan aufgebaut haben. Freuen Sie sich jeden Tag darüber, gleich, ob Ihr Vertrauen belohnt oder enttäuscht wird.

Die natürliche Selektion belohnt diejenigen, die sich vom vertrauten Grund aus ausgebreitet haben. In der Tierwelt werden junge Männchen oft aus ihren Gruppen, in die sie geboren wurden, ausgestoßen oder sie verlassen diese aus eigener Initiative, weil sie sonst von Paarungsgelegenheiten ausgeschlossen sind. Den Exkrementproben zufolge, die in der Wildnis genommen wurden, erfahren sie gewaltigen Cortisol-Stress, wenn sie ihre vertrauten Netzwerke verlassen und ins Unbekannte gehen. Dieser Stress verstärkt sich, wenn ein neues Rudel sie zurückweist. Aber die Suchenden geben nicht auf. Sie versuchen immer wieder, Vertrauensbande zu knüpfen, weil es sich im Erfolgsfall großartig anfühlt.

Lassen Sie sich massieren

Eine Massage stimuliert Oxytocin. Sie müssen nicht viel Geld ausgeben, um täglich eine Massage zu erhalten. Im Folgenden ein paar Möglichkeiten:

- Fangen Sie einen wechselseitigen Austausch mit einem Masseur an.
- Versuchen Sie Selbstmassage, die überraschend erfolgreich ist. Die Qigong-Selbstmassagetechnik erfordert keine besondere Kraft und sie lässt sich leicht mithilfe eines Filmes erlernen.

Sobald Sie die Gewohnheit angenommen haben, Ihr Oxytocin auf diese Weise zu stimulieren, ist es ein Vergnügen, das Ihnen immer zur Verfügung steht.

ÜBUNG: WORIN BESTEHEN IHRE NEUEN OXYTOCIN-STRATEGIEN?

Umformungsprojekte, die bei Ihnen funktionieren können:

»Stellvertreter«-Vertrauen aufbauen

....

....

....

Trittsteine legen

....

....

....

Vertrauenswürdig sein

....

....

....

Ein Vertrauens-Kontroll-System aufbauen

....

....

....

Eine Massage erhalten

....

....

....

Neue Serotonin-Schaltkreise bilden

Seien Sie stolz auf das, was Sie getan haben

Stolz ist etwas Kompliziertes. Die Suche nach Beifall kann schlimme Nebenwirkungen haben, aber wenn wir überhaupt keine Bestätigung von anderen erhalten, fühlt sich etwas falsch an. Wir können uns selbst Beifall spenden, aber das Gehirn lässt sich nicht leicht durch hohle Selbstbeweihräucherung austricksen. Es möchte Anerkennung von anderen bekommen, weil das wertvoll für das Überleben ist. Aber leider gibt es keinen garantiert sicheren Weg zu diesem Serotoninkick. Gesellschaftliche Anerkennung ist unvorhersagbar und flüchtig. Doch wir können unser Serotonin stimulieren, ohne ein »Idiot« zu sein. Wir müssen nur einfach stolz auf etwas sein, was wir einmal am Tag tun.

Stolz ist ein Ruder, das Ihnen dabei hilft, Gelegenheiten zu steuern, durch die Sie gesellschaftliche Anerkennung erhalten. Er hilft Ihnen, sich zwischen den beiden Extremen – beständiges Suchen nach Anerkennung und zynischer Depression – durchzulavieren.

Stolz auf sich selbst zu sein, bedeutet mehr, als bloß schweigend daran zu denken. Es bedeutet, sich zu trauen und zu einem anderen zu sagen: »Sieh mal, was ich getan habe!« Andere um Anerkennung für das zu bitten, was Sie erreicht haben, ist riskant, weil Sie vielleicht enttäuscht werden. Menschen schützen sich oft dadurch, dass sie darauf bestehen, dass gesellschaftliche Anerkennung für sie keine Rolle spiele oder hoffnungslos unfair sei. Aber diese Rationalisierungen dämpfen das Verlangen des Säugetiergehirns nach dem Gefühl von Sicherheit nicht, das gesellschaftliche Anerkennung einbringt.

Bleiben Sie dran

Viele der Menschen, die wir heute bewundern, erhielten zu Lebzeiten wenig Anerkennung, aber sie arbeiteten trotzdem weiter. Gehen Sie nicht davon aus, dass Menschen, die etwas vollbringen, ständig von Jubelrufern umgeben sind. Es wäre schön, wenn diese Lobhudelei Ihnen einfach in den Schoß fallen würde, aber machen Sie auch dann weiter, wenn es nicht so ist.

Ironischerweise beklagen sich Menschen, die öffentliche Anerkennung erfahren, oft darüber. Sie fühlen sich in der Falle und sehnen sich danach, etwas anderes zu tun, haben jedoch auch Angst, den Beifall zu verlieren, den sie erhalten.

Ob Sie nun viel gesellschaftliche Beachtung erfahren oder wenig, Ihr Gehirn wird immer danach verlangen. Das liegt an Ihrem Säugetiergehirn. Und deswegen benötigen Sie die Fähigkeit, auf Ihre eigenen Leistungen stolz zu sein, statt auf Beifall zu warten.

Wenn Sie sich auf Ihre Defizite konzentrieren, müssen Sie sämtlichen Beifall übersehen, den Sie bereits erhalten haben. Vielleicht erhalten Sie stille Anerkennung, die nicht durch vernehmlichen Beifall ausgedrückt wird. Deswegen ist es nützlich, einmal am Tag Anerkennung zu erwarten, selbst wenn Sie sich dazu zwingen müssen. So können Sie das zu sich nehmen, was bereits vorhanden ist.

Genießen Sie in jedem Moment Ihre gesellschaftliche Position

Ob Sie es glauben oder nicht, aber Ihre gesellschaftliche Position ändert sich ständig. In der einen Minute fühlen Sie sich, als ob Sie eine untergeordnete Position einnehmen, und in der nächsten Minute finden Sie sich im Verhältnis zu anderen in der dominanten Position wieder. Sie mögen die untergeordnete Position überhaupt nicht, aber wenn Sie dominant sind, sind Sie gleichermaßen frustriert. Sie können lernen, bei jedem Status, den Sie gerade innehaben, die Vorteile zu genießen, statt sich auf die Enttäuschungen zu konzentrieren.

Vielleicht sind Sie der Auffassung, dass es Sie glücklich machen würde, wenn alle gleich wären, aber je mehr das der Fall wäre, desto mehr würde Ihr Gehirn die winzigen Unterschiede finden, bei denen es verweilen kann. Wenn sich Säugetiere versammeln, sucht jedes Gehirn nach dem guten Gefühl, dominant zu sein. Bei anderen Menschen können Sie das leicht erkennen, aber wenn Ihr Gehirn das tut, fühlt es sich an, als würden Sie bloß das suchen, was Sie verdienen. Ihr inneres Säugetier wird beständig Situationen finden, in denen Sie unterschätzt worden sind, und dann fühlen Sie sich erbärmlich, sogar in einem ziemlich guten Leben. Sie werden viel glücklicher sein, wenn Sie sich entspannen und den Punkt genießen, an dem Sie sich gerade befinden.

Aus den Erfahrungen in der Vergangenheit haben Sie Erwartungen hinsichtlich gesellschaftlicher Rivalität aufgebaut. Die Frustrationen und Enttäuschungen in Ihrer Vergangenheit haben Schaltkreise konstruiert, die es Ihnen leicht machen, dass Sie sich schlecht fühlen, wenn Sie sich in untergeordneter Position befinden, und schlecht fühlen, wenn Sie sich in übergeordneter Position befinden. Sie können Ihr ganzes Leben mit dem Verlangen nach der Position verbringen, in der Sie sich gerade nicht befinden. Oder Sie können die Schaltkreise bilden, die das Gute in dem finden, was Sie haben:

- Wenn Sie sich in untergeordneter Position befinden, so achten Sie auf die Vorteile. Jemand anders sitzt auf dem »heißen Stuhl«,

Sie sind nicht für den Schutz von anderen verantwortlich und Sie müssen sich nicht darum sorgen, Ihre Position zu verteidigen.
- Wenn Sie in der dominanten Position sind, genießen Sie die Augenblicke der Anerkennung und der Wahlmöglichkeiten, statt sich vom Druck überwältigen zu lassen, weil diese Augenblicke einmal ein Ende finden werden.

Notieren Sie 45 Tage lang Ihre Frustrationen über Ihren Status und erinnern Sie sich an die heimlichen Vorzüge des Status, in dem Sie sich gerade befinden. Ihr Status wird in geringem Ausmaß ständig nach oben oder unten offen sein. Ihr Säugetiergehirn wird ihm immer auf der Spur bleiben, sosehr Sie sich das Gegenteil auch wünschen. Wenn Sie sich über Ihre Position ärgern, wird der Ärger niemals enden. Sie können sich stattdessen auf das Positive konzentrieren. Sobald Sie diese gedankliche Angewohnheit entwickelt haben, wird Ihnen immer eine Möglichkeit zur Verfügung stehen, Frieden mit Ihrem Säugetiergehirn zu schließen.

Achten Sie auf Ihren Einfluss

Viele Menschen versuchen, ihren Status dadurch zu heben, dass sie das Schlechte in anderen suchen. Sie fühlen sich gut, wenn sie sich vergleichen, aber sie zahlen einen hohen Preis für diesen Serotoninkick: Sie geraten in einen schlechten Ruf.

Es ist jedoch möglich, dass wir eine kleine Veränderung vornehmen können, die unser Serotonin ohne die schädlichen Nebenwirkungen stimuliert: Genießen Sie einfach Ihren Einfluss auf andere. Ohne zu kritisieren oder zu kontrollieren, können Sie feststellen, wann andere Ihrem guten Beispiel folgen. Erwarten Sie kein Lob oder gar Dank. Genießen Sie einfach im Stillen.

Das klingt vielleicht arrogant, aber jedes Säugetiergehirn verlangt es nach gesellschaftlicher Bedeutung. Jeder Mensch möchte Einfluss auf die Welt nehmen und fürchtet, spurlos zu sterben. Wenn Sie dem Verlangen nicht auf gesunde Weise folgen, werden Sie in Versuchung geraten, ihm auf eine Weise zu entsprechen, die wehtut. Einige Menschen verursachen absichtlich Schaden, nur um ihren Einfluss zu spüren. Es gibt eine Alternative: Wertschätzen Sie den Einfluss, den Sie bereits haben.

Genau in diesem Augenblick genießen Sie vielleicht hinter Ihrem Rücken Respekt. Wenn Ihre Antennen allerdings damit beschäftigt sind, nach Respektlosigkeit zu suchen, werden Sie davon nichts mitbekommen. Vielleicht bewundern Menschen Sie insgeheim, und statt dies zu genießen, erwarten Sie Kritik von ihrer Seite. In diesem Fall vergeuden Sie diesen möglichen Serotoninkick.

Hören Sie einmal am Tag damit auf und schätzen Sie stattdessen Ihren guten Einfluss auf andere. Machen Sie sie nicht darauf aufmerksam und sagen Sie auch nicht: »Ich hab's dir gesagt.« Suchen Sie einfach Ihren subtilen Einfluss und fühlen Sie sich befriedigt. Wenn Sie dies 45 Tage lang tun, werden Sie mit Ihrer Fähigkeit zufrieden sein, die Welt zu beeinflussen, und Sie werden weniger frustriert wegen der Fehler anderer Menschen oder deren Missachtung Ihrer Person sein. Sie werden einen geistigen Pfad haben, um sich in ihrer gesellschaftlichen Bedeutung gut zu fühlen. Eltern jammern oft über ihren mangelnden Einfluss auf ihre Kinder. Wenn sie wüssten, wie sehr sie in Wirklichkeit langfristig ihre Kinder beeinflussen, würden sie mehr auf das Beispiel achten, das sie selbst geben.

Schließen Sie Frieden mit etwas, was Sie nicht kontrollieren können

Ihr Gehirn sucht nach Dingen, die Sie kontrollieren können. Sie fühlen sich gut, wenn Sie das Sagen haben. Aber Ihre Kontrollmöglichkeit ist oft begrenzt und unvorhersagbar, also keimt Frustration auf. Sie können allerdings lernen, sich mit Ihrer begrenzten Kontrolle wohlzufühlen. Das bedeutet nicht, die Kontrolle zu verlieren oder aufzugeben. Es bedeutet, sich sicher zu fühlen, auch wenn Sie nicht das Sagen haben.

Um diesen neuen Schaltkreis aufzubauen, achten Sie auf Ihre übliche Strategie, wie Sie »die Dinge beherrschen«, und tun Sie das Gegenteil. Wenn Sie zum Beispiel ein Mensch sind, der versucht, das perfekte Soufflé herzustellen, kochen Sie 45 Tage lang ohne Rezept. Wenn Sie andersherum ein Mensch sind, der gern einfach Sachen in einen Topf wirft, verbringen Sie 45 Tage damit, nach Rezept zu kochen. Wenn Sie ein Mensch sind, der alles aufgeräumt haben möchte, lassen Sie sechs Wochen lang den Müllberg anwachsen. Wenn Sie jedoch ein Mensch sind, der Ordnung hasst und das Chaos liebt, räumen Sie sechs Wochen lang sämtliche Sachen auf, sobald Sie sie benutzt haben. Malen Sie über vorgegebene Linien hinaus, wenn das neu für Sie ist, aber wenn Sie das immer tun, bleiben Sie mutig innerhalb der Linien. Am ersten Tag fühlt sich dieses »das Gegenteil-Tun« vielleicht grässlich an, aber 45 Tage später wird es Ihnen seltsam ungefährlich vorkommen.

Die Uhr loszuwerden, ist auch eine großartige Methode, mit Kontrolle zu experimentieren, weil Sie die Zeit nicht kontrollieren können. Wir alle haben Angewohnheiten, um mit der harten Realität der Zeit fertigzuwerden. Die einen kommen chronisch zu spät, die anderen sehen ständig auf die Uhr. Sie glauben vielleicht, nichts an Ihrer Beziehung zur Zeit ändern zu können, aber hier sind drei großartige Methoden, um die Uhr zu ignorieren und Freundschaft mit dem Verstreichen der Zeit zu schließen:

- Fangen Sie mit einer Tätigkeit an, ohne zu wissen, wann genau Sie aufhören müssen. Beenden Sie die Tätigkeit, ohne jemals irgendwann auf die Uhr gesehen zu haben. Sie ist zu Ende, wenn Sie das Gefühl haben, sie sei fertig.
- Reservieren Sie pro Tag einen Zeitabschnitt, den Sie planlos verbringen.
- Bestimmen Sie einen Tag, an dem Sie aufwachen können, ohne auf die Uhr zu schauen, und verbringen Sie so den ganzen Tag, ohne nach der Zeit zu sehen.

Wie viel Sie auch zu tun haben, Sie können eine Methode finden, in Ihren Bemühungen nachzulassen, die Zeit zu kontrollieren. Vielleicht überraschen Sie die schlechten Gefühle, die dabei trotz Ihres bleibenden Wunsches, dem Zeitdruck zu entfliehen, hochkommen. Die schlechten

Gefühle werden Sie jedoch nicht umbringen, und sie zu akzeptieren, hilft dabei, die harte Wirklichkeit der Zeit zu akzeptieren.

Ihr Säugetiergehirn fühlt sich gut bei Dingen, die es kontrollieren kann. Einige Menschen übertreten Verkehrsvorschriften, um ein Gefühl von Kontrolle zu genießen, während andere ihre Macht spüren, wenn sie jene beschimpfen, die Verkehrsvorschriften übertreten. Was Ihnen auch ein Gefühl von Macht verleiht, es funktioniert jedoch nicht immer. Letztlich werden Sie sich in gewissen Zeiten schwach und unwichtig vorkommen. Das löst Cortisol aus, aber Sie können lernen, sich nicht unsicher zu fühlen, wenn Sie nicht die Kontrolle ausüben.

Geben Sie 45 Tage lang die Kontrolle ab, statt zu versuchen, die Welt auf Ihre gewohnte Art und Weise zu kontrollieren. Geben Sie jedoch nicht ihre Arbeit auf, um mit einer Bettelschale herumzulaufen. Sehen Sie sich beispielsweise einfach nicht mehr den Wetterbericht an, besorgen Sie sich keine Lotterielose mehr und erwarten Sie nicht länger, dass sich die Welt nach Ihren Regeln richtet. Suchen Sie sich eine Angewohnheit aus, die Sie für das Gefühl benötigen, die Kontrolle auszuüben, und kommen Sie ohne sie zurecht. Wenn Sie Ihr Kontrollritual nicht völlig aufgeben können, geben Sie es eine gewisse Zeit pro Tag auf. Sie werden lernen, sich in der Welt sicher zu fühlen, obwohl Sie nicht imstande sind, sie zu kontrollieren.

ÜBUNG: WORIN BESTEHEN IHRE NEUEN SEROTONIN-STRATEGIEN?

Projekte neu angehen, die für Sie funktionieren:

Stolz ausdrücken für das, was Sie getan haben

....

....

....

Ihre gesellschaftliche Stellung in jedem Moment genießen

....

....

....

Ihren Einfluss bemerken

....

....

....

Frieden schließen mit etwas, was Sie nicht kontrollieren können

....

....

....

Die Herausforderung, eine Gewohnheit anzunehmen

Wenn Sie eine Reise zum Amazonas planen, müssten Sie sich zwischen interessanten Orten weit abseits geteerter Straßen und Zielen entscheiden, die leicht erreichbar sind. Die exotischen Orte würden Sie reizen, aber wenn Sie sehen, was es erfordert, dorthin zu gelangen, würden Sie vielleicht doch lieber auf den ausgetretenen Pfaden reisen.

Dasselbe gilt für Ihren Dschungel aus Neuronen. Neue Ziele klingen großartig, aber sobald Sie in diese Richtung aufbrechen, finden Sie vielleicht gut geteerte neuronale Autobahnen doch verlockender. Sie können eine neue Autobahn bauen, wenn Sie 45 Tage lang schuften. Dann werden aufregende Ziele zugänglich, sodass Ihre alten Straßen weniger verlockend sind.

Um einen neuen Pfad durch Ihren Dschungel aus Neuronen zu schlagen, müssen Sie ein neues Verhalten jeden Tag wiederholen. Ansonsten wird das Unterholz wieder wuchern, und Sie werden beim nächsten Mal ebenso schwer hindurchkommen wie beim ersten Mal. Entzünden Sie Ihren neuen Pfad also jeden Tag neu, ob Ihnen danach zumute ist oder nicht, und Sie werden schließlich leicht hindurchkommen. Vielleicht spüren Sie nicht das Hochgefühl wie bei Ihrer alten Gewohnheit, aber Sie werden lernen, sich ohne künstliche Hochs und deren unausweichliche Nebenwirkungen gut zu fühlen. Sie werden so zufrieden über Ihre neue Gewohnheit sein, dass Sie eine weitere annehmen möchten und noch eine.

Es muss immer wieder gesagt werden, dass Sie am ersten Tag nicht glücklich sein werden. Bleiben Sie auf dem Teppich. An Karotten zu knabbern, wird sich am ersten Tag nicht so gut anfühlen wie ein Eis zu schlecken, und es sieht womöglich so aus, als könnte sich das durch die Wiederholung auch nicht ändern. Hausaufgaben zu erledigen, wird sich am ersten Tag nicht so gut anfühlen wie sich einen Film anzusehen, und auch hierbei fällt die Vorstellung schwer, dass sich das ändert. Halten Sie an Ihrem Plan fest, und Sie werden beispielsweise Karotten oder Lernen mit Ihren Glückshormonen in Verbindung bringen. Sie können sich gut fühlen, wenn Sie tun, was gut für Sie ist.

Vergangenheit und Zukunft miteinander verbinden

Ich bin über die Macht der Wiederholung gestolpert, als mir auffiel, dass mich eine bestimmte Musik glücklich machte. Ich meine nicht die Musik, die mir eigentlich gefällt. Ich meine nicht die Musik aus alten Tagen. Ich meine Musik, die ich unfreiwillig und zufällig mitbekam. In meiner Jugend waren meine Ohren von Klängen erfüllt, die mein Bruder, mein Vater, mein Chef in der Arbeit sich ausgesucht hatten oder die in der Cafeteria gespielt wurde, in der ich aß. Wenn eines dieser Stücke heutzutage an mein Ohr gelangt, fühle ich mich seltsam glücklich, obwohl ich sie damals nicht gemocht habe. Das war mir ein Rätsel, bis ich ein Buch mit dem Titel *Flow* von Mihály Csíkszentmihályi las (dt.: *Flow – Das Geheimnis des* Glücks). Darin wird erklärt, dass Musik Vergnügen bereitet, weil das Gehirn unentwegt vorwegnimmt, was als Nächstes kommt. Jede korrekte Vorwegnahme löst Dopamin aus. Uns unbekannte Musik können wir nicht gut vorwegnehmen, also erhalten wir kein Dopamin. Ist Musik andererseits allzu vertraut, geschieht etwas Merkwürdiges: Wir erhalten auch kein Dopamin, weil unser Gehirn keine Mühe mehr hat, sie vorwegzunehmen. Um uns glücklich zu machen, muss Musik genau an der Stelle zwischen Neuheit und Vertrautheit liegen.

Die Musik, die Sie heute glücklich macht, wird Sie nach einer Weile also nicht mehr glücklich machen, weil sie allzu vertraut wird. Gleichzeitig kann Musik, die Sie heute nicht glücklich macht, Sie in der Zukunft glücklich machen. Wenn Sie glücklich bleiben wollen, müssen Sie sich anscheinend gegenwärtig unvertraute Musik anhören, damit sie das Glücksgefühl hervorrufen kann, wenn Ihre alten Glücksgewohnheiten abgenutzt sind. Das erklärt, warum Glück trotz unserer allerbesten Bemühungen trügerisch bleibt. Und es zeigt, wie die Wahl, die wir entgegen aller Intuition treffen – nämlich Dinge zu wiederholen, die wir noch nicht mögen –, große Belohnungen einbringen kann. Wir sprechen über »gute Musik« und »schlechte Musik«, als wären diese Eigenschaften der Musik inhärent. Wir übersehen die Macht der Schaltkreise, mit denen wir an diese Musik herangehen.

Ihr Spaß an der Sache ist also von Schaltkreisen geprägt, die Sie aufgebaut haben, ohne es zu wissen. Es ist natürlich anzunehmen, dass die Dinge, die Sie mögen, irgendwie etwas Besonderes sind, und den Dingen, die Sie nicht mögen, irgendetwas fehlt. Aber Sie können lernen, Ihre Schaltkreise auf bestimmte Art und Weise zu formen, sodass gute Gefühle häufiger auftreten.

Erstes Unbehagen überwinden

Der erste Schritt besteht darin, Dinge tun zu wollen, die sich anfangs nicht gut anfühlen. Das ist schwierig, weil Ihr Gehirn normalerweise seinen eigenen Reaktionen vertraut. Normalerweise hören Sie sich Musik, die Ihnen nicht gefällt, nicht unter der Prämisse an, dass sie Ihnen allmählich gefallen wird. Sie freunden sich nicht mit einem Menschen an, den Sie nicht mögen, oder nehmen eine Tätigkeit auf, in der Sie nicht gut sind, weil Sie annehmen, dass sich etwas daran ändern wird. Es ist natürlich, Ihren gegenwärtigen Vorlieben und Abneigungen zu vertrauen. Aber jetzt wissen Sie, dass diese auf zufälligen Erfahrungen beruhen und nicht auf vollständiger Information. Ihre zufällig entstandenen Schaltkreise sind die Ursache für das Gefühl von Bedrohung, das Sie überkommt, wenn Sie von der Ihnen bekannten Straße abweichen. Wenn Sie das Gefühl von Bedrohungen dadurch meiden, dass Sie auf der alten Straße bleiben, entgeht Ihnen ein Universum möglichen Glücks. Sie können lernen, die Herausforderungen zu genießen, wenn Sie eine neue Straße nehmen.

Anfangs nur eine Straße nehmen

Angesichts so vieler Wahlmöglichkeiten und so vieler Neuronen können Sie viele neue Pfade zu Ihren Glückshormonen anlegen. Aber Ihnen steht nur eine begrenzte Menge an Zeit und Energie zur Verfügung. Wenn Sie beides an zu vielen Stellen verbrauchen, lässt sich vielleicht keine neue Straße bauen. Suchen Sie sich daher ein Projekt aus, mit dem Sie anfangen. Wiederholen Sie es 45 Tage lang, ob Ihnen danach zumute ist oder nicht. Wenn Sie einen Tag auslassen, fangen Sie wieder von vorn an.

Selbstverpflichtungen lassen sich manchmal nur schwer einhalten. So bin ich zum Beispiel die Verpflichtung eingegangen, Stoffbeutel mitzunehmen, wenn ich einkaufen gehe, aber ich vergaß sie immer wieder. Also habe ich die Verpflichtung hinzugefügt, zu meinem Auto zurückzukehren und sie zu holen, wenn ich sie vergessen habe. Als ich mich beim nächsten Einkauf im Supermarkt ohne Beutel ertappte, dachte ich: »Ich habe zu viel zu tun, um zum Wagen zurückzugehen.« Dann begriff ich, dass ich immer viel zu tun hätte und ein schwacher Mensch wäre, wenn ich nicht einmal einer Selbstverpflichtung nachkäme. Also kehrte ich zum Wagen zurück, um die Beutel zu holen, und ich vergaß sie nie wieder, weil ich keine Zeit mehr damit verschwenden wollte, zu meinem Auto zurückzugehen.

Sie werden keine Zeit damit verschwenden wollen, zum ersten Tag zurückzukehren. Sie werden Ihre Selbstverpflichtungen einhalten und sich dann an einer glücklichen Gewohnheit erfreuen. Die folgenden Kapitel leiten Sie durch eine Reihe von Verpflichtungen zu Ihrem ersten Projekt der Neugestaltung. Anschließend wird Ihnen Ihre neu gefundene Macht über Ihr Gehirn gefallen, und Sie werden viele Möglichkeiten entdecken, es zu benutzen.

7

Ihr Aktionsplan

Einen Plan ausarbeiten, der für Sie funktioniert

Sie haben sicher schon gehört, dass eine lange Reise mit dem ersten Schritt beginnt, aber wir alle wissen, dass die Sache meist etwas komplizierter ist. Vor dem ersten Schritt müssen Sie den richtigen Kurs wählen, damit Sie in die richtige Richtung gehen. Nach dem ersten Schritt wissen Sie, wie tief der Morast ist, durch den Sie zu gehen haben, aber Sie müssen trotz allem den Willen aufbringen, den nächsten Schritt zu tun. Um 45 Schritte zu setzen, benötigen Sie einen Aktionsplan, an den Sie glauben. Sie müssen dafür die erste neue glückliche Gewohnheit aussuchen, die Sie aufbauen wollen, das Datum, zu dem Sie anfangen wollen, und die Werkzeuge auswählen, die Ihnen Ihre Schritte erleichtern. Dieses Kapitel und die folgenden werden Ihnen dabei helfen, die Sache auch durchzuhalten.

ÜBUNG: ZEITLIMIT FÜR IHRE SELBSTVERPFLICHTUNG

Beenden Sie dieses Kapitel über die Auswahl einer neuen Gewohnheit bis (Datum einsetzen)

....

Beenden Sie das nächste Kapitel über die Wahl des Glücksgefühls anstelle des Unglücksgefühls bis (Datum einsetzen)

....

Beenden Sie das letzte Kapitel über die Werkzeuge dafür bis (Datum einsetzen)

....

Wie Sie die unausweichlichen inneren Konflikte überwinden, denen Sie sich gegenübersehen werden

Wenn Sie einen Plan umsetzen, um ein Glückshormon zu stimulieren, bemerken Sie vielleicht, wie dadurch ein anderes Glückshormon geschwächt wird. Wenn Sie zum Beispiel mehr Serotonin haben wollen, könnten Sie darin eine Bedrohung Ihres Oxytocins sehen. Und wenn Sie mehr Oxytocin suchen, könnte sich das wie ein Rückschlag beim Serotonin anfühlen. Wenn Sie Dopamin auf dem einen Weg suchen, haben Sie weniger Energie für die Suche auf einem anderen Weg. Und Ihr Cortisol könnte durch jede mögliche Art der Suche ausgelöst werden. Vielleicht wünschen Sie sich einen perfekten Plan, bevor Sie Ihren ersten Schritt setzen, aber perfekte Pläne gibt es nicht. Auf dem Weg zu einer neuen glücklichen Gewohnheit werden Sie Kompromisse eingehen müssen.

Zum Glück hat sich unser Gehirn dafür entwickelt, Kompromisse einzugehen:

- Ein Hund kann nur nach einem Knochen graben, wenn er sich die Chance entgehen lässt, an einer anderen Stelle zu graben.
- Ein Elefant muss in jedem Augenblick entscheiden, ob er seiner Nase oder seiner Herde folgt.
- Ein Löwe trifft die Wahl zwischen Furcht vor der Jagd allein und der Furcht vor der Jagd mit Rudelgenossen, die die Beute rücksichtslos an sich reißen.

Wie diese Tiere werden Sie immer unter unvollkommenen Möglichkeiten wählen müssen. Wenn Sie sich nur auf die Rückschläge und Unvollkommenheiten konzentrieren, fällt die Pflichterfüllung schwer. Sehen Sie sich die unausweichlichen Kompromisse des Lebens einmal an. Durchdenken Sie sie jetzt und Sie werden sich Ihrer neuen Gewohnheit mit Zuversicht annähern.

Kurzfristig oder langfristig

Wir wägen ständig sofortige Belohnungen gegen Belohnungen ab, die wir in der Zukunft erwarten. Wenn Sie sich entscheiden zu rauchen, geben Sie zukünftige Belohnungen zugunsten einer unmittelbaren Belohnung auf. Wenn Sie sich entschließen zu feiern, wählen Sie das eine Set an Belohnungen, und wenn Sie sich entschließen, nicht zu feiern, erhalten Sie ein anderes Set. Wir können diese Belohnungen nicht perfekt vorhersagen, aber bessere Vorhersagen ergeben bessere Belohnungen.

Um gute Vorhersagen zu treffen, müssen Sie gute Informationen auswählen. Aber wir neigen dazu, uns auf die Gewohnheiten zu verlassen, die wir zufällig in unsere Schaltkreise eingebaut haben und die Informationen filtern. Wenn Sie diese Gewohnheiten ändern, werden Sie auf einmal neue Kompromisse zwischen kurz- und langfristigen Belohnungen eingehen müssen. Wenn Sie sich zum Beispiel für ein machtloses Opfer mächtiger Kräfte halten, übersehen Sie die Macht Ihrer eigenen Wahlmöglichkeiten. Sobald Sie glauben, dass Ihre Handlungen Konsequenzen haben, werden Sie die für Sie nötigen Informationen über die Konsequenzen suchen. Dann werden Sie weitere belohnende Kompromisse zwischen lang- und kurzfristig eingehen.

Bekannt oder unbekannt

Wir tauschen immerzu die Sicherheit des Bekannten gegen das Versprechen des Unbekannten ein. Manchmal verharren wir im Bekannten, bis wir eine Alternative finden, die sich wie etwas Sicheres anfühlt, und manchmal riskieren wir eine Alternative, bevor sie völlig ausgegoren ist. Sobald wir eine Wahl getroffen haben, sehen wir die Schattenseiten unserer Wahl aus der Nähe, aber wir wissen nie, zu welchem Ergebnis die andere Option geführt hätte. Also ist es leicht, am Ende frustriert wegen seiner eigenen Wahl zu sein.

Stattdessen können Sie lernen, Ihre Fähigkeit anzuerkennen, Entscheidungen zu treffen. Unsicherheit ist unausweichlich, also ist es sinnlos, sich mit idealisierten optimalen Verhältnissen zu vergleichen. Ich will damit nicht sagen, dass Sie Ihre Entscheidungen bis hin zu dem

Punkt verteidigen sollen, dass Sie daraus nichts mehr lernen wollen. Aber wenn Sie Ihre Entscheidungen immer nur angreifen, werden Sie nie eine Wahl treffen, außer es besteht absolute Gewissheit. Freuen Sie sich über Ihre Fähigkeit, mit Unsicherheit zu leben, und Sie werden Ihre Optionen erweitern.

Individuum oder Gruppe

Der Schutz, den eine Gruppe bietet, fühlt sich gut an, aber auf eigene Faust vorzugehen fühlt sich ebenfalls gut an. Es wäre schön, beides zu haben, aber das ist keine realistische Erwartung. Schmerzliche Entscheidungen sind überall zu treffen, und wir verschlimmern sie oft dadurch, dass wir uns auf das konzentrieren, was uns fehlt.

So vermissen Sie vielleicht Ihre Unabhängigkeit, wenn Sie in einer Gruppe sind, und Sie vermissen die Sicherheit, die eine Gruppe bietet, wenn Sie Ihren individuellen Impulsen folgen. Stresshormone überschwemmen Sie, wenn Sie sich auf die Schattenseiten jeder Möglichkeit konzentrieren. Sie könnten sich aber auch stattdessen auf die Vorzüge konzentrieren, die Sie momentan genießen – genießen Sie die Gruppe, wenn es Zeit für die Gruppe ist, und genießen Sie Ihre Individualität, wenn Sie alleine sind.

Das zu schätzen, was Sie haben, ist schwierig, weil das Bewusstsein von Natur aus das sucht, was es nicht hat. Es ist »natürlich«, den Druck auf Ihre persönlichen Interessen zu spüren, während Sie Unterstützung durch eine Gruppe erfahren. Und wenn Sie Ihre eigenen Wege gehen, ist es »natürlich«, sich um den Verlust sozialer Bindungen Sorgen zu machen. Wir möchten alles haben, aber dieser Kompromiss ist Teil des Menschseins. Statt zu erwarten, dass er verschwindet, seien Sie stolz auf Ihre Fähigkeit, damit umzugehen.

Freier Wille oder Abhängigkeit

Wenn Sie ein Tier im Zoo wären, würden Sie vielleicht wilde Tiere beneiden und versuchen auszubrechen. Aber wenn Sie ein wildes Tier wären, würden Sie möglicherweise in den Zoo einbrechen wollen, um zu genießen, dass dort das Futter so mühelos erhältlich ist. In den Zoo, in dem ich ehrenamtlich arbeite, brechen oft Tiere ein und sehr selten aus.

Sich um seine eigenen Bedürfnisse zu kümmern, fühlt sich oft wie eine Last an, aber wenn Sie von anderen abhängig sind, die Ihre Bedürfnisse für Sie befriedigen, entgehen Ihnen die Glückshormone, weil diese nur stimuliert werden, wenn man sich um seine eigenen Bedürfnisse kümmert.

Ein wildes Tier lebt unter großem Stress, während es sich damit abmüht, seinen Bauch zu füllen, um Paarungsmöglichkeiten zu kämpfen und seinen Nachwuchs vor Raubtieren zu beschützen. Obwohl wir uns gern einen unverdorbenen Naturzustand vorstellen, ist das Befriedigen der eigenen Bedürfnisse eine stressige Angelegenheit. Dennoch ist das die Aufgabe, für die sich unser Gehirn entwickelt hat, und diese Last abzuschütteln macht nicht glücklich. Vielleicht spüren Sie das Bedürfnis, dass sich jemand um Sie kümmert, aber wenn Sie tatsächlich die Last abgeschüttelt haben, sich um Ihre eigenen Bedürfnisse zu kümmern, würden Sie überraschenderweise entdecken, dass Sie unglücklich sind. Vielleicht wäre Ihr Leben am Ende sogar stressiger, weil nicht ausreicht, was Sie erhalten. Vielleicht wären Sie wütend über Ihre »Pfleger«, während Sie zugleich Angst davor hätten, sie zu verlassen und zu einem Leben zurückzukehren, in dem Sie selbst für Ihre Bedürfnisse sorgen müssten.

Die Qual der Wahl zu haben ist so frustrierend, dass ein Mensch es manchmal vorzieht, in einem »Zoo« zu leben, soll heißen, er möchte beschützt und geführt werden. Wenn es ihm schlecht geht, weiß er den Grund dafür nicht, also beschuldigt er den Pfleger im Zoo, dieser habe sich nicht ausreichend um seine Bedürfnisse gekümmert. Er weist jeden zurück, von dem er glaubt, er habe Macht über ihn, und empfindet am Ende ständige Feindschaft gegenüber seinen Versorgern und Führern. Er genießt ein Gefühl persönlicher Macht, wenn er diejenigen heruntermacht, die er als mächtiger wahrnimmt. Aber dieses Verhalten wiegt niemals wirklich die persönliche Macht auf, die Sie verlieren, wenn Sie andere dafür verantwortlich machen, dass sie sich um Ihre Bedürfnisse kümmern. Entdecken Sie die Freude, sich stattdessen selbst um Ihre eigenen Bedürfnisse zu sorgen. Sie können sich an Ihrer Freiheit erfreuen, auf eigenen Füßen zu stehen, statt dies als Last zu empfinden.

ÜBUNG: WORIN BESTEHEN IHRE KOMPROMISSE?

Es gibt keinen vollkommenen Weg zum Glück. Sie werden stets Kompromisse eingehen müssen, wenn Sie neue Pfade anlegen. Schreiben Sie die Wahlmöglichkeiten auf, die Sie vor sich sehen, wenn Sie Ihren ersten neuen Schaltkreis bilden möchten:

Kurz-/langfristig

....

....

....

Bekannt/unbekannt

....

....

....

Individuum/Gruppe

....

....

....

Freier Wille/Abhängigkeit

....

....

....

Die Qual der Wahl

Es gibt keinen vorgegebenen Pfad zu Glückshormonen. Es gibt lediglich eine ständige Kette von Entscheidungen, die man treffen kann und dabei das Risiko eingehen muss, etwas anderes zu erreichen.

Von »guten Entscheidungen« und »schlechten Entscheidungen« zu sprechen, erweckt den Eindruck, dass es einen optimalen Pfad gäbe. Wenn Sie an einen solchen Pfad glauben, vergleichen Sie Ihr Leben allerdings mit einem idealisierten Abbild, das nicht existiert – was Sie dazu veranlasst, sich auf Enttäuschungen zu konzentrieren und daran zu glauben, dass Sie auf dem falschen Weg sind, selbst inmitten eines guten Lebens. Stattdessen könnten Sie die Tatsache akzeptieren, dass Sie immer Hochs und Tiefs erleben werden, weil Ihr Gehirn so ausgelegt ist, dass es beständig Belohnungen sucht und Schmerzen meidet.

Wenn Sie zwei gute Wahlmöglichkeiten haben, sind Sie vielleicht so in Ihrem Bedauern darüber befangen, eine Möglichkeit aufgegeben zu haben, dass Sie über die Glücksgefühle hinweggleiten und am Ende einen hohen Cortisolspiegel aufweisen. Eine Wahl zu treffen, ist so herausfordernd, dass Menschen manchmal versucht sind, die Qual der Wahl anderen zu überlassen. Diese Strategie mindert nicht die Cortisolzufuhr beim endlosen Lamentieren darüber, was Sie nicht haben, sondern mindert Ihre Frustration über sich selbst, indem Sie anderen die Schuld zuschieben.

Es gibt eine Alternative: Sie könnten sich das Leben als eine Reihe von Kompromissen vorstellen statt als eine Reihe von Optimierungsfunktionen für korrekte Lösungen. Harte Entscheidungen zu treffen, ist unausweichlich, aber Sie sind der Beste, wenn es um die Feinabstimmung von Kompromissen in Ihrem eigenen Leben geht.

Ihr Gehirn wird nie damit aufhören, Ihr Überleben zu fördern. Es nimmt Vorhandenes für selbstverständlich und sucht nach Möglichkeiten, mehr zu erhalten – mehr Belohnungen (Dopamin), mehr körperliche Sicherheit (Endorphin), mehr soziale Unterstützung (Oxytocin), mehr Anerkennung (Serotonin). Die Suche nach mehr ist riskant. Ihr Gehirn entscheidet ständig, ob es die Sache wert ist, mehr von dem einen aufzugeben, um mehr von dem anderen zu bekommen. Sobald Sie sich entschieden haben, erhalten Sie vielleicht nicht das erwartete Resultat. Die Frustration führt Sie vielleicht in Versuchung, die harten Entscheidungen jemand anderem zu überlassen, aber Sie werden letztlich mehr Glückshormone erhalten, wenn Sie selbst die Qual der Wahl auf sich nehmen.

ÜBUNG: WELCHE NEUE GEWOHNHEIT WÄHLE ICH?

Ich werde mein Gehirn darauf trainieren, eine neue glückliche Gewohnheit anzunehmen. Das neue Verhalten oder die neue Denkgewohnheit, die ich annehme, werde ich 45 Tage lang jeden Tag wiederholen, ob mir danach zumute ist oder nicht, und wenn ich einen Tag überspringe, werde ich von vorn anfangen. Während ich die neuen Schritte setze, entferne ich mich vielleicht von etwas anderem, aber ich kann mit den Kompromissen, die ich auf dem Weg zu einer neuen Belohnung eingehen muss, leben.

8

Hindernisse auf dem Weg zum Glück überwinden

Warum am Unglücksgefühl hängen bleiben?

Wenn Sie innerhalb von 45 Tagen mit nur wenigen Minuten Anstrengung am Tag glücklich werden können, warum nicht? In diesem Kapitel wird erklärt, was in Ihrem Gehirn vorgeht, wenn Sie rationale Gründe dafür erfahren, weshalb Sie an unglücklichen Gewohnheiten festhalten. Wahrscheinlich werden Sie diese Gründe und den Teufelskreis, in den sie führen, wiedererkennen. Doch sobald Sie Ihre eigenen Gründe erkannt haben, warum Sie das Unglücksgefühl wählen, können Sie eine andere Wahl treffen, die Sie zum Glücksgefühl führen wird.

Grund 1: »Ich kann meine Standards nicht senken«

»Warum sollte ich über kleine Dinge glücklich sein?«, fragen Sie vielleicht. »Ich habe hohe Ansprüche.« Die Annahme, große Dinge würden Sie glücklich machen, ist »natürlich«, weil wir alle den großen Kick kennen, wenn wir etwas Großes erreicht haben. Aber Leute, die Großes erreicht haben, sind nicht unbedingt glücklich. Das fällt so schwer zu glauben, dass die Regenbogenpresse der Öffentlichkeit einen Dienst erweist, wenn sie ständig daran erinnert. Leider ist Glück auch dann nicht garantiert, wenn man vermeidet, Großes zu erreichen. Nichts garantiert das Glück. Wir können ihm jedoch auf die Sprünge helfen, indem wir uns auf Möglichkeiten konzentrieren, unseren Bedürfnissen zu entsprechen.

In der heutigen Gesellschaft behaupten Menschen oft, dass ihre höheren Standards dem Wohle anderer dienen. Sie bestehen darauf, dass sie nicht glücklich sein können, bevor sie »die Welt gerettet haben«. Manche versichern gar, es sei unethisch, glücklich zu sein, solange ein Mensch oder auch »nur« ein Tier leide. Aber es hat schon immer jede Menge Leid in der Welt gegeben. Ist es unethisch für irgendwen in der menschlichen Geschichte gewesen, glücklich zu sein? Nein. Dieser Grund ist bloß die verbale Bemühung des Gehirns, die seltsame Suche des Säugetiergehirns nach Glückshormonen zu erklären. Wenn Sie sich weigern, den Drang Ihres inneren Säugetiers nach mehr zu akzeptieren, konstruieren Sie auch hochtrabend klingende Erklärungen für Ihre Frustrationen. Aber Ihr Unglücksgefühl einer höheren Moral in die Schuhe zu schieben, bringt Ihnen keinen neurochemischen Frieden.

Vielleicht hegen Sie die Illusion, dass Glück bloß ein paar wenigen Glücklichen zugestanden wurde, während andere fälschlicherweise nichts abbekommen haben. Möglicherweise reden Sie sich ein, dass Glück Sie zu einem dieser schlechten Menschen machen würde, die es anderen stehlen. Oder vielleicht glauben Sie, Sie müssten sich Glück durch Leiden verdienen. Das funktioniert oft für einen Augenblick lang, da Ihr Gefühl von Überlegenheit Serotonin und das wahrgenommene Vertrauen Oxytocin auslöst. Das führt Sie womöglich in Versuchung, mehr Leid auf sich zu nehmen, um einen weiteren Kick von Glückshormonen zu bekommen. Leiden kann Ihnen ein Gefühl von Bedeutung verleihen, und geteiltes Leid hilft beim Aufbau sozialer Bindungen. Aber die guten Gefühle vergehen rasch, und es scheint so, als müssten Sie leiden, um weitere Glückshormone zu stimulieren. Der Teufelskreis ist offensichtlich: Sie können nicht vom Leiden lassen, weil Sie befürchten, das an Glück zu verlieren, was Sie haben. Sie begreifen nicht, dass das Bedürfnis zu leiden lediglich ein Schaltkreis ist, den Ihr Säugetiergehirn aufgebaut hat, weil es in Ihrer Vergangenheit für das Leiden belohnt wurde.

Konzentrieren Sie sich auf sich selbst

Sie können sich nicht für das Leiden anderer Menschen die Verantwortung geben, und Sie können andere Menschen nicht für Ihr Leiden verantwortlich machen. Anderen Menschen gelingt es, ihre Glückshormone mit den Schaltkreisen zu managen, über die sie verfügen, und Ihnen gelingt es, Ihre Glückshormone mit den Schaltkreisen zu managen, die Sie besitzen.

Wenn Sie darauf warten, dass die Welt Ihren hohen Standards genügt, werden Sie nur frustriert, und Sie finden vielleicht dadurch Erleichterung, dass Sie eine schlechte Gewohnheit annehmen. Sie rechtfertigen die schlechte Angewohnheit möglicherweise dadurch, dass Sie auf die Mängel in der Welt hinweisen. Vielleicht ertappen Sie sich zum Beispiel bei dem Gedanken: »Warum sollte ich angesichts des Zustands, in dem die Welt sich befindet, nicht trinken/Drogen nehmen/Junkfood essen/Affären haben/über meine Verhältnisse leben/wütend auf andere sein?« Während die schlechte Angewohnheit der Fokus Ihres Lebens wird, finden Sie womöglich immer mehr Möglichkeiten, zu leiden und dadurch Ihr Schwelgen in der Angewohnheit zu rechtfertigen. Dieser Teufelskreis ist ein übliches Nebenprodukt der Mentalität eines »hohen Standards«.

Wenn Sie eine idealisierte Ansicht vom Glück haben, wird es immer außer Reichweite liegen. Aber Sie sind frei, mit kleinen Dingen glücklich zu sein, anstatt darauf zu warten, dass die Welt Ihren idealisierten Anforderungen entgegenkommt.

Menschen mit guten Absichten suchen oft das Leiden, ohne dass es ihnen klar ist. Lehrer und Eltern fördern häufig das Leiden ihrer Schüler, indem sie bei ihnen unrealistische Erwartungen wecken. Wenn sie versuchen, eine Klasse mit der Vorstellung zu motivieren, Präsident oder Sieger bei den Olympischen Spielen zu werden, sind die meisten Schüler am Ende völlig frustriert. Es ist hilfreicher, Schüler zu lehren, dass jeder, sogar ein Präsident oder olympische Medaillengewinner, neurochemische Hochs und Tiefs erfährt und lernen muss, damit umzugehen. Für Schüler ist es besser, wenn sie Fähigkeiten erlernen, die ihren Bedürfnissen entsprechen, wie Lesen, Rechnen und Selbstverwaltung, als hochfliegenden Plänen nachzujagen. Die Konzentration auf Fähigkeiten ist kein »Absenken von Standards«.

»Hohe Standards« klingt nett, aber es kann eine Ausrede für ein Leben in Bitterkeit und Groll sein, während man auf irgendein abstraktes Ideal wartet. Hohe Standards können tatsächlich zu niedrigen Standards führen, wenn man einen realistischen mittleren Zustand ausschließt. Ihren eigenen Überlebensbedürfnissen zu entsprechen, ist der Standard, für den sich Ihr Gehirn entwickelt hat, also ist es das, was zu einem guten Gefühl in Ihnen führt.

Grund 2: »Ich hätte das nicht tun sollen«

Vielleicht denken Sie: »Andere Leute werden glücklich, ohne Dinge 45 Tage lang zu wiederholen. Warum sollte ich das tun?«

Vielleicht glauben Sie, Sie hätten bereits mehr als genug getan, und es sei nun an der Zeit, dass der Rest der Welt seinen Teil dazu beiträgt. Vielleicht glauben Sie, man schulde Ihnen etwas. Warum sollten also Sie die »Trottel davonkommen lassen«, indem Sie selbst für Ihr Glücksgefühl sorgen? Sie werden glücklich sein, wenn »die Trottel« das tun, was Sie für »das Richtige« halten.

Viele Leute glauben, der Weg zum Glück bestünde darin, mit denjenigen abzurechnen, die sie übers Ohr gehauen haben. Wenn auch Sie so an das Leben herangehen, werden Sie leicht Beweise dafür finden, dass Ihnen Unrecht widerfahren ist, und Sie werden leicht Gesellschaft finden, die Ihre Ansicht teilt. Leider wird diese Strategie Sie wahrscheinlich daran hindern, Schritte zu unternehmen, die tatsächlich zum Glück führen würden.

Ich habe meine Studenten oft sagen hören, es wäre unfair, dass sie hart für ihre Seminararbeit arbeiten müssten, während andere sie anscheinend mühelos »hinkriegen«. Ich höre Leute sagen, die abnehmen wollen, es sei unfair, dass andere mühelos dünn blieben. Wenn Sie glauben, das Glück käme mühelos zu anderen, könnten Sie daraus schließen, dass es unfair sei, wenn Sie hart dafür arbeiten müssen. Und wenn Sie sich vom Leben unfair behandelt fühlen, geben Sie sich vielleicht die Erlaubnis, einen weiteren Keks zu essen, ein weiteres Glas zu trinken, eine weitere Tablette zu nehmen oder ein weiteres Mal Trübsal zu blasen. Warum sollten Sie sich das nach dem, was Sie alles durchmachen, vorenthalten? So etwas ist ein Teufelskreis. Sie fühlen sich weiterhin benachteiligt, um Ihre Lieblingstrostpreise zu genießen. Es ist leicht zu glauben, andere seien hinsichtlich ihrer Glücks-Schaltkreise glücklicher als wir. Wir Säugetiere vergleichen uns von Natur aus mit anderen. Aber wir kennen nie wirklich die ureigene Geschichte des Lebens der anderen. Selbst wenn das der Fall wäre, würde es uns nicht glücklicher machen. Eine Bestandsaufnahme bei anderen zu erstellen, lenkt uns nur davon ab, das zu tun, was erforderlich ist, um unsere eigenen Glückshormone auszulösen.

Wenn wir stets auf der Suche nach Missständen sind, bemerken wir nicht, was richtig ist, selbst wenn wir darüber stolpern. Und trotzdem ist diese Einstellung merkwürdig weit verbreitet. Wir vernetzen uns in dieser Hinsicht, wenn wir jung sind, wir gefallen beispielsweise Lehrern mit Aufsätzen über den schrecklichen Zustand der Welt und spiegeln Eltern wider, die sich selbst benachteiligt fühlen.

Einige Menschen haben keinerlei Erfahrung damit, sich glücklich zu machen, weil sie in einer Welt aufwuchsen, in der andere die Verantwortung für ihr Glück übernommen haben. Einige Eltern leben für die Zufriedenheit ihrer Kinder, nie für ihre eigene. Ihre Kinder lernen, die Erwartung zu haben, dass andere sie zufriedenstellen, und eine weitere Generation lernt, Unglück als ein Anzeichen dafür zu nehmen, dass andere Mist gebaut haben, anstatt zu lernen, sich selbst zufriedenzustellen.

Anderen die Schuld am eigenen Unglücksgefühl zu geben, ist eine Angewohnheit, die schwer abzulegen ist, und zwar wegen der unmittelbaren Belohnungen:

- Sie fühlen sich wichtig, wenn Sie wahrgenommene Ungerechtigkeit bekämpfen. (Serotonin)
- Sie fühlen sich mit anderen verbunden, die sich ähnlich vernachlässigt fühlen. (Oxytocin)
- Sie spüren Aufregung, wenn Sie Beweise dafür suchen und finden, dass Ihnen Ihr angemessener Anteil am Glück vorenthalten wurde. (Dopamin)

- Sie lösen vielleicht sogar Endorphin dadurch aus, dass Sie körperlichen Schmerz in Ihrem Leben als Beweis für Ihre eigenen Entbehrungen nehmen.
- Sie bilden den Schaltkreis für die Suche nach Glück weiter mit der Überzeugung aus, dass Ihnen gefühlsmäßig Unrecht widerfahren ist.

Eine stehen gebliebene Uhr geht zweimal am Tag richtig. Wenn Sie also nach Beweisen dafür suchen, dass Ihr gerechter Anteil am Glück irrtümlich Leuten zugewiesen wurde, die es nicht verdienen, werden Sie sie gewiss finden. Aber das wird Sie nur für einen Moment glücklich machen, und dann müssen Sie weitere Beweise finden. Sie tun nicht das Erforderliche, um Ihr eigenes Glücksgefühl zu erschaffen, solange Sie glauben, dass es von anderen rationiert wurde.

Wenn Sie sich entschließen, neue Glücks-Schaltkreise aufzubauen, sind Sie in sechs Wochen womöglich der glücklichste Mensch. Aber Sie werden sich nicht dazu verpflichten, wenn Sie glauben, Sie müssten es nicht. Wenn Sie glauben, andere bekommen es umsonst, werden Sie sich letztlich selbst betrügen.

Grund 3: »Es ist egoistisch, sich auf sein eigenes Glück zu konzentrieren«

Viele Menschen sehen Glück als etwas, das sich lediglich ausgleicht. Ob bewusst oder unbewusst, sind sie der Meinung, dass das Glück des einen Menschen den anderen seines Glücks beraubt. Immer wenn meine Mutter beispielsweise wütend den Fußboden schrubbte, dachte sie, sie wäre glücklich, wenn ich das Schrubben übernehmen würde. Also habe ich auf den Knien gelegen und geschrubbt, weil mir das lieber war, als des »Egoismus« beschuldigt zu werden. Aber es machte meine Mutter nicht glücklich. Das war eine richtig gute Lektion. Ich fühlte mich immer verpflichtet, mich ihrem Elend anzuschließen, wie der Kapitän, der mit dem sinkenden Schiff untergehen muss. Aber ich lernte, dass ich nicht der Kapitän ihres Schiffs war. Ich konnte nur der Kapitän meines eigenen Schiffs sein.

In der Rückschau erkenne ich, dass meine Mutter Gesellschaft haben wollte. Sie wusste nicht, wie sie die Schrubberei vermeiden konnte, also wollte sie wenigstens Gesellschaft in ihrem Gefängnis. Sie war nicht von »unserer Gesellschaft« zum Schrubben gezwungen worden. Es war eine Angewohnheit, die sie vor langer Zeit angenommen hatte, als es anscheinend das Überleben förderte. Ich versuchte unentwegt, sie glücklich zu machen, aber nichts funktionierte. Wenn ich mich stattdessen darauf konzentriert hätte, mich selbst glücklich zu machen, hätte sie mich wegen meines Egoismus verdammt, also beschloss ich, dass es besser sei zu schrubben, als mich erbärmlich zu fühlen.

Wenn Sie Ihre eigenen Glückshormone stimulieren, entziehen Sie sie nicht anderen Menschen. Jeder Erwachsene hat die Freiheit, seine eigenen Entscheidungen hinsichtlich seiner Suche nach Glück zu treffen – solange er die Verantwortung für die Nebenwirkungen übernimmt und es vermeidet, sein Glück auf Kosten von Kindern zu suchen. Sie sind nicht verpflichtet, Ihr Glück anderen Erwachsenen unterzuordnen. Und andere sind nicht verpflichtet, ihr Glück Ihnen unterzuordnen. Natürlich möchten Sie auf der Suche nach gemeinsamen Zielen zusammenarbeiten, aber Sie müssen definieren, wann und wie Sie zusammenarbeiten, und mit den Konsequenzen leben. Wenn jemand darauf besteht, dass Sie Ihre Bedürfnisse zum Überleben denen der anderen unterordnen sollen, müssen Sie nicht einverstanden sein. Und wenn Sie von anderen erwarten, diese sollten ihre Bedürfnisse den Ihren unterordnen, benötigen Sie möglicherweise einen neuen Plan.

Sie haben bestimmt gehört, dass Glück aus selbstloser Hingabe an andere entstehen kann. Klingt nett, aber die Motivation Ihres Gehirns ist die Erwartung einer Belohnung. Wenn Sie sich anderen widmen, erwarten Sie durch diese Tat eine Belohnung, und wenn die Belohnung ausbleibt, fühlen Sie sich schlecht. Am Ende können Sie sich sehr schlecht fühlen, und Sie wissen nicht einmal den Grund dafür, wenn Sie sich Ihre

Erwartung einer Belohnung nicht eingestehen. Letzten Endes können Sie mehr Bitterkeit in die Welt bringen, selbst wenn Sie die Absicht hatten, etwas Gutes zu tun. Also können Sie der Welt tatsächlich dadurch helfen, dass Sie sich über Ihren natürlichen »Egoismus« völlig im Klaren sind. Viele Menschen weigern sich, dies zu tun, also ist die Welt nach wie vor voller verbitterter Menschen, die wütend auf die Welt sind, weil diese so egoistisch ist, während sie an ihre eigene Selbstlosigkeit glauben.

Modell: »Sich gut fühlen« für andere

Wenn Sie sich zugestehen, sich gut zu fühlen, kann das tatsächlich anderen helfen. Es kann deren Spiegelneuronen auslösen und ihr Glücksgefühl entfachen. Aber Sie können sich nicht dazu bringen, sich nur wegen der anderen gut zu fühlen. Ihr Gehirn funktioniert so nicht. Es konzentriert sich auf *Sie*. *Sie* müssen *Ihren* Bedürfnissen entsprechen, um *Ihre* Glückshormone zu stimulieren.

Die Verwirrung hat ihre Wurzeln in der Tatsache, dass die Rettung anderer in der Tat Glückshormone stimuliert:

- Serotonin strömt, wenn Sie wegen Ihrer Rettungstat Anerkennung erhalten.
- Oxytocin strömt, wenn Sie Ihre Kräfte mit anderen vereinen.
- Dopamin strömt, wenn Sie sich Ziele setzen und sie erreichen.

Aber diese Kicks sind rasch vorüber, und Sie müssen erneut retten, damit Sie sich gut fühlen. Viele Retter machen auch dann weiter, wenn sie mehr Schaden als Nutzen anrichten. Ihre Bemühungen, andere zu retten, können schädliche Konsequenzen haben, die sie ignorieren, weil sie die egoistische Belohnung brauchen, ein Retter zu sein. Sie könnten der Welt allerdings mehr Gutes dadurch tun, dass sie neue Wege zum Glück finden. Jedes Gehirn baut ein Gefühl für das eigene Wohlergehen auf, das sich von anderen unterscheidet. Das ist die Arbeit, zu deren Erledigung sich das Gehirn entwickelt hat. Allein mit der eigenen Neurochemie zu sein, ist vielleicht unangenehm, und ein Mensch meidet dieses Unbehagen, indem er sich beispielsweise in die Neurochemie anderer einmischt. Manchmal wird seine Einmischung belohnt, und das vernetzt sich zu der Erwartung, weitere gute Gefühle von weiterer Einmischung zu erwarten. Die Flucht in die Welt anderer kann daher zur Gewohnheit werden.

Sie glauben vielleicht, immer glücklich zu sein, wenn Sie sich um das Glück anderer Menschen kümmern oder wenn Sie erwarten, dass andere sich um Ihr Glück kümmern. Aber Ihr Gehirn verfolgt stets, was gut für Sie ist. Wenn Ihre Glückshormone nicht fließen, können nur Sie die Schritte unternehmen, um sie auszulösen.

Wenn Sie sich entschließen, glücklich zu sein, fühlen Sie sich vielleicht auffällig und nicht im Einklang mit denjenigen, die sich anders entscheiden. Sie fürchten vielleicht, egoistisch genannt zu werden, und Sie täuschen vielleicht sogar vor zu leiden, um das zu vermeiden. Das Problem ist real, weil soziale Bindungen oft auf gemeinsamem Leid beruhen. Viele Menschen konzentrieren sich auf das Leid von Kindern oder Tieren oder das Leid des Planeten. Natürlich ist es gut, Kindern, Tieren und dem Planeten zu helfen, aber viel von diesem geteilten Leid ist eigentlich nicht hilfreich. Es ist bloß ein Bemühen, egoistischen Bedürfnissen nachzukommen. Wenn Sie sich allerdings nicht dem geteilten Leid anschließen, könnten Menschen in der Tat die Nase über Sie rümpfen. Aber in der Vergangenheit haben Menschen diejenigen gefoltert und hingerichtet, die sich nicht dem gemeinsamen Glaubenssystem angeschlossen haben. Wenn also die Nase über Sie gerümpft wird, weil Sie sich einer unglücklich machenden Denkgewohnheit verweigern, so seien Sie einfach dankbar, dass Naserümpfen eine so geringe Strafe ist.

Es ist vernünftig, ein schlechtes Gefühl hinsichtlich des Leids anderer zu haben und zu helfen, wenn man kann. Aber Ihr Gehirn ist so angelegt, dass es sich auf *Ihr* Wohlergehen konzentriert. Ihre Bedürfnisse anzuerkennen, bedeutet nicht, dass Sie andere verurteilen oder im Stich lassen.

Sie respektieren andere als Individuen, die für ihre eigenen Bedürfnisse verantwortlich sind. Sie sichern sich als Erster Ihre Sauerstoffmaske, wie man es Ihnen im Flugzeug erklärt. Wenn Sie Ihr Glück in die Hände anderer Menschen legen, ist ein Teufelskreis das wahrscheinlichste Ergebnis. Im Leben die Zügel selbst in die Hand zu nehmen, ist Ihre einzige echte Wahlmöglichkeit. Sie können nicht die Zügel für das Leben anderer in die Hand nehmen oder von anderen erwarten, dies für Sie zu tun.

Grund 4: »Ich möchte auf das Schlimmste vorbereitet sein«

Wird Ihnen ein Zacken aus der Krone brechen, wenn Sie zulassen, dass Sie glücklich sind? Senkt das Glücksgefühl Ihre Wachsamkeit und bringt Ihnen Nachteile, wenn Dinge schiefgehen? Macht ein Unglücksgefühl Sie geeigneter für das Überleben?

Nein. Es ist »natürlich«, nach möglichen Bedrohungen zu suchen, und sich auf vertraute Bedrohungen zu konzentrieren, schützt Sie nicht vor neuen Bedrohungen. Also sichern Sie sich tatsächlich dadurch besser ab, wenn Sie offen für neue und unerwartete Informationen über die Welt bleiben. Sich auf die Bedrohungen vorzubereiten, die Sie bereits erfahren haben, ist bloß eine Angewohnheit – die Sie durch eine neue Angewohnheit ersetzen können.

Sie bemerken vielleicht nicht, dass Sie nach vertrauten Bedrohungen suchen. Sie haben vielleicht die Absicht, offen für das Gute in der Welt zu sein. Aber wenn es Ihre Augen und Ohren erreicht, ignorieren Sie es womöglich, weil Ihre Bandbreite an Aufnahmefähigkeit rasch aufgrund der Informationen erschöpft ist, die in die Belohnungen und den Schmerz aus der Vergangenheit passen. Sie müssen bewusst Ihre Konzentration in eine andere Richtung lenken, um die schwächeren Signale der neuen Bedrohungen und Gelegenheiten zu erkennen. Diese Ablenkung kann sich wie eine Bedrohung für das Überleben anfühlen, weil Ihr Gehirn Belohnung und Schmerzen aus der Vergangenheit mit Überleben gleichsetzt. Deswegen neigen Menschen dazu, auf alte Bedrohungen konzentriert zu bleiben.

Sie fühlen sich vielleicht wie völlig aus den Fugen geraten, wenn Sie diese neuen Schaltkreise bilden. Die Verursacher dafür sind Ihre alten Superautobahnen, die da aufleuchten. Doch bleiben Sie auf die guten Dinge konzentriert statt auf dieses »Krise! Krise!«-Feuerwerk, und Sie werden in 45 Tagen eine neue Superautobahn haben. Sie werden mehr in der Welt als nur ein mögliches Unglück sehen. Sie fühlen sich vielleicht allein auf dieser Welt, wenn alle Ihre Bekannten dadurch abgelenkt sind, dass sie sich auf die Katastrophe vorbereiten, aber Sie haben auf jeden Fall die Macht, diese Richtung zu wählen.

Wir alle verfügen über ein Gehirn, das Glückshormone in kurzen Schüben freilässt, also müssen wir alle mit den Hängern leben, die am Ende eines Schubs auftreten. Im Falle eines Tiefs fällt es leicht, sich auf Gefahrensignale zu konzentrieren, Stresshormone freizusetzen, sich vorzubereiten und den Zyklus von Neuem zu beginnen. Es fällt leicht, eine Katastrophe zu erwarten. Sie können diesen Teufelskreis auf der Stelle dadurch beenden, dass Sie Ihre Aufmerksamkeit einfach woandershin richten. Anfangs fühlt es sich vielleicht schrecklich an, da Sie dem Drang widerstehen, »etwas zu unternehmen«, während sämtliche Ihrer Verbündeten sich im Krisenmodus befinden. Aber Sie werden diesen Augenblick überleben, und Sie werden sich mutig weigern, im nächsten Augenblick an eine Katastrophe zu denken, und im darauffolgenden. Schließlich werden Sie eine Kluft herstellen, die groß genug ist, um sie mit positiven Erwartungen zu füllen. Ein Glücks-Schaltkreis wird wachsen, der groß genug für einen Wettstreit um Ihre Aufmerksamkeit ist.

Überlegen Sie einmal

Wenn alles schiefläuft, fragen Sie sich einmal, ob Sie es dadurch hätten verhindern können, dass Sie unglücklich gewesen sind.

Ihr Kortex ist geschickt darin, die Informationen zu finden, nach denen er gesucht hat. Wenn Sie nicht nach dem Guten in der Welt suchen, wird das Gute leicht Ihrer Aufmerksamkeit entgehen. Wenn Sie anfangen, nach dem Guten zu suchen, kann es sich anfühlen, als ob Sie Ihre Aufmerksamkeit vergeuden und den Blick vom Wesentlichen ablenken. Aber schlechte Dinge sind seltsam unvorhersagbar, also wird eine mentale Suche danach Sie einfach auslaugen. Das Glücksgefühl stellt ein Kissen zur Verfügung, das Sie besser auf holprige Straßen vorbereitet als das Unglücksgefühl.

Grund 5: »Ich werde das nicht hinbekommen«

Was ist, wenn Sie einen neuen Schaltkreis bilden wollen, und das schlägt fehl? Eine schreckliche Erfahrung, und Sie wagen vielleicht keinen neuen Versuch.

45 Tage sind eine lange Zeit, die man investiert – und dann kommt möglicherweise ein Fehlschlag heraus? Niemand möchte sich 45 Tage lang mit Versagensängsten plagen. Einen Fehlschlag können wir uns leicht vorstellen, weil unser Gehirn bereits auf eine solche Talfahrt vorbereitet ist. Wenn es so leicht wäre, sich eine neue Gewohnheit anzueignen, würden wir sie bereits umsetzen. Also besteht die Herausforderung darin, ohne eine klare Vorstellung vom Ergebnis anzufangen.

Das tun Sie, indem Sie sich auf Ihren nächsten Schritt konzentrieren. Sie können davon ausgehen, dass der nächste Schritt ein Erfolg wird, selbst wenn er in der Vergangenheit ein Misserfolg war. Den Erfolg zu erwarten, bedeutet nicht, dass Sie sich und andere belügen. Es bedeutet, der Natur des Erfolgs ins Gesicht zu sehen, und die besteht in Versuch und Irrtum.

Eine Enttäuschung ist immer möglich, aber ein nächster Schritt ist auch immer möglich. Wenn Sie sich weigern, einen Schritt zu setzen, bevor Sie sich sicher sind, richtig zu handeln, schränken Sie sich in großem Maße ein. Stattdessen können Sie akzeptieren, dass Sie sich bei einem Schritt auf einem Weg geirrt haben, der nicht völlig vorhersagbar ist. Sich irren, ist kein Zeichen für Inkompetenz, sondern ein Zeichen dafür, dass Sie sich dem Unbekannten gegenübersehen, das zuerst erforscht werden muss, bevor es gemeistert werden kann.

Fehlschläge lösen Schaltkreise aus, die von Fehlschlägen aus der Vergangenheit geprägt sind, was den elektrischen Strom kleiner Enttäuschungen verstärkt. Der erste Tag Ihres Programms zum Aufbau von Schaltkreisen kann die Geister von allem wecken, was Sie jemals falsch gemacht haben, weswegen sich der zweite Tag wie ein gewaltiger Schritt anfühlt. Aber wenn Sie am zweiten Tag aufgeben, verstärkt sich Ihr Fehlschlag-Schaltkreis. Um diesen Teufelskreis zu durchbrechen, müssen Sie den Schritt setzen, den Sie sich vorgenommen haben, selbst wenn er sich schlimm anfühlt. Sagen Sie sich: »Ich hab's geschafft!«, selbst wenn das Einzige, was Sie getan haben, lediglich der Gedanke war: »Ich hab's geschafft!«, obwohl Sie das Gefühl hatten, Sie hätten es nicht geschafft. Anfangs fühlt sich das vielleicht falsch an, aber wenn Sie so weitermachen, wird sich Ihr Erfolgs-Schaltkreis allmählich ebenso wahr anfühlen wie Ihr Misserfolgsschaltkreis.

Natürlich möchten Sie kein verblendeter Mensch sein, der sich grundlos selbst auf die Schultern klopft ... aber vielleicht geben Sie sich ja grundlos einen Tritt in den Hintern? Erfahrungen aus der Vergangenheit definieren Sie, bis Sie neue Erfahrungen zu neuen Schaltkreisen ausbilden. Bei jedem Schritt bilden Sie entweder einen neuen Schaltkreis oder verstärken einen alten.

Grund 6: »Wer kann in einer so schrecklichen Gesellschaft glücklich sein?«

Meine Collegeprofessoren lehrten mich, »dem System« die Schuld für menschliches Elend anzulasten. Ich wurde gelobt, wenn ich menschliche Probleme mit den Fehlern »unserer Gesellschaft« in Zusammenhang brachte. Diese Vorstellung infrage zu stellen, führte zu gewaltiger

Verachtung, wie ich erfuhr. Ich wollte nicht als Mensch verdammt sein, der »es nicht kapierte«, also »kapierte ich es«. Ich wurde sogar Collegeprofessorin und lehrte eine neue Generation, ihre Frustrationen »unserer Gesellschaft« anzulasten. Wenn ich nicht davon überzeugt war, dass das Einreißen des Systems alle Menschen glücklich machen würde, so hielt ich lieber den Mund.

Aber ich stieß auf viele Gegebenheiten, die in das Modell nicht hineinpassten – biologische, historische und persönliche Gegebenheiten, und ich wurde immer besser darin, das Leben außerhalb des allgemeinen Konsenses zu tolerieren. Also stellte ich mich der Tatsache, dass die menschliche Natur komplizierter ist als die Texte eines Folksongs aus den Sechzigerjahren.

So lernte ich zum Beispiel, dass die Frustrationen, für die wir unserem System die Schuld geben, auch in anderen Kulturen und anderen Zeiten weit verbreitet waren und sind. Oft waren sie in jenen anderen Zeiten und Orten viel stärker, dieses Bewusstsein fand und findet aber öffentlich keine Anerkennung. Deshalb kann es dazu führen, dass Sie von führenden Denkern, denen es angeblich um die Wahrheit zu tun ist, ausgestoßen werden, wenn Sie das Unglück anderer Kulturen oder Zeitalter erwähnen.

Wissen ist Macht

Wenn der Spiegel Ihrer Glückshormone abfällt, fühlt es sich an, als würde etwas mit der Welt nicht stimmen. Da hilft das Wissen, dass der Spiegel Ihrer Glückshormone fallen und steigen soll, damit Sie sich auf Ihren nächsten Schritt hin zu den Glückshormonen konzentrieren können anstatt auf die Mängel der Welt.

Sie können sich vielleicht eine bessere Welt vorstellen, die Sie die ganze Zeit über glücklich macht – tatsächlich stimuliert allein das Nachdenken über Ihre bessere Welt Ihre Glückshormone. Sie erhalten einen größeren Schub, wenn Sie sich vorstellen, Sie selbst würden die Mängel der heutigen Welt beseitigen, und Sie erhalten einen noch größeren Schub, wenn Sie sich mit anderen zusammentun, die Ihre wahrgenommene Bedrohung teilen. Diese Hormone erzeugen einen Schaltkreis, der dafür sorgt, dass Sie sich weiter auf eine Welt konzentrieren, die nicht existiert – eine Welt, die tatsächlich kein ewiges Glück bringen würde, wenn sie plötzlich auftauchte. Sie nähren den Traum dadurch, dass Sie Ihre Realität hassen. Es ist ein Teufelskreis, weil Sie sich auf das Schlechte in der Welt konzentrieren müssen, damit Sie Ihre Mitgliedschaft im Club nicht verlieren.

»Das Persönliche ist politisch« war ein weit verbreiteter Slogan in meiner Jugendzeit. Frühe Feministinnen förderten die Vorstellung, dass persönliche Probleme von politischen Fehlschlägen verursacht werden und daher von politischem Handeln gelöst werden müssten. Ich war den größten Teil meines Lebens von dieser Weltsicht umgeben. Die Hochs und Tiefs unseres persönlichen Lebens waren so frustrierend, dass wir unbedingt glauben wollten, dass das politische System sie für uns reparieren könnte. Aber ich lernte nach einiger Zeit aus Erfahrung, dass das Politische persönlich ist.

Wenn Sie die Schuld an Ihren Frustrationen abstrakten Institutionen zuweisen, müssen Sie sie nicht realen Menschen zuweisen, die Sie persönlich kennen. Kurzfristig fühlt es sich gut an, Konflikte mit Freunden und der Familie zu vermeiden. Aber Sie rücken die Dinge mit Menschen aus Fleisch und Blut niemals zurecht, wenn Ihre Aufmerksamkeit auf imaginäre Konflikte mit »dem Menschen« konzentriert ist.

Ich habe in meiner Jugend extreme Unglücksgefühle erlebt und wollte alles Mögliche dagegen tun, dass meine Kinder auch so aufwuchsen. Sosehr ich ja lieber »unserer Gesellschaft« die Schuld an meinen Problemen zugewiesen hätte, wie es alle anderen um mich her taten, so wenig wollte ich andere offensichtliche Ursachen von Unglück übersehen. Also ging ich das Risiko ein und zog die nötigen logischen Verbindungen, selbst wenn es bedeutete, von der »Herde« getrennt zu werden.

Wenn Wut auf die Politik Ihr hauptsächliches Werkzeug für den Umgang mit persönlichen Problemen ist, so werden Sie am Ende enttäuscht. Menschen, die sagen, die Gesellschaft müsse sich ändern, bevor sie ihre Bedürfnisse befriedigen können, erleben letztlich eine Enttäuschung.

Meine Kinder sollten ihre neurochemischen Hochs und Tiefs selbst managen, anstatt zu erwarten, dass die Gesellschaft es für sie erledigen würde. Und wenn meine Kinder das tun sollten, so musste auch ich diese Fähigkeit entwickeln. Also sah ich der Unausweichlichkeit menschlicher Frustration ins Gesicht. Jedes Gehirn sieht sich selbst als Mittelpunkt der Welt, obwohl es gerade mal eines von etwa siebeneinhalb Milliarden ist. Jedes Gehirn gerät beim Gedanken an tödliche Bedrohungen in Panik, dennoch muss es in dem Wissen leben, dass es eines Tages sterben und die Welt sich so oder so weiterdrehen wird. Diese bittere Realität wird immer Stresshormone auslösen. Kein gesellschaftliches System kann es davor beschützen. Die Schuld für schlechte Gefühle dem System zuzuschieben und eine Behebung vom System zu verlangen, kann uns davon ablenken, die wesentlichen Fähigkeiten aufzubauen, unsere neurochemischen Hochs und Tiefs zu managen.

Wenn Sie Ihre Tiefs externalisieren, indem Sie Kräften außerhalb Ihrer selbst die Schuld daran geben, lernen Sie nicht, Frieden mit Ihrem eigenen inneren System zu schließen. Jedes Gehirn verfügt über die Freiheit, Frieden oder Schuldzuweisung zu wählen.

Ich begegne regelmäßig Menschen, die lieber die Schuld irgendwem zuweisen. Sie können erst aufhören, Junkfood zu essen, wenn »unsere Gesellschaft damit aufhört, Junkfood zu essen«. Sie können erst aufhören, Beschämung zu spüren, wenn »unsere Gesellschaft aufhört, sich zu schämen«. Sie können erst aufhören, sich um die Zukunft Sorgen zu machen, wenn alle anderen sich zuvor verändert haben.

Wenn Sie »unserer Gesellschaft« die Herrschaft über Ihr Gehirn überlassen, machen Sie sich selbst machtlos. Wenn Sie sich selbst zum Herrn über Ihr eigenes Glück machen, haben Sie Macht.

Dieser Blick aufs Leben, dass das System an allem schuld ist, ist wie eine Droge: Es ist leicht, damit anzufangen, und schwer, damit aufzuhören.

Sie fangen vielleicht damit an, weil Lehrer und Professoren Ihre Arbeit loben, wenn Sie »das System« kritisieren, und Sie begreifen, dass Sie Bestnoten bekommen, ohne selbst etwas zu lesen, wenn Sie sich an dieses Muster halten. Sie begreifen, dass eine soziale Gruppe Sie akzeptieren wird, wenn Sie die Schuld an Ihren geteilten Frustrationen dem System zuweisen. Sie setzen diese Denkgewohnheit fort, um Ihrer Karriere und Ihren persönlichen Beziehungen nicht zu schaden, die Sie jahrelang unterhalten haben. Wenn Sie damit aufhören, nennt man Sie vielleicht »überheblich«, da Sie die allgemeine Feindseligkeit gegenüber »dem System« nicht teilen. Man nennt Sie vielleicht »privilegiert«, wenn Sie die Verantwortung für das eigene Glück übernehmen. Man schiebt Ihnen vielleicht sogar die Schuld am eigenen Unglück in die Schuhe. Aber Sie haben nach wie vor die Wahl. Sie können die gesammelten Schreie verhungernder Leibeigener aus vergangenen Jahrhunderten wiederholen oder Sie können Ihren eigenen säugetierhaften Drang anerkennen und sich darüber freuen, dass Sie diese Wahl haben.

Wenn Sie nicht mehr länger glauben, dass das System Sie glücklich machen kann, bleibt Ihnen die »schreckliche« Aussicht, die Sache selbst in die Hand zu nehmen. Der Umgang mit philosophischen Abstraktionen fällt wesentlich leichter als der mit den echten Menschen, die Ihnen auf die Nerven gehen. Das System zu reparieren, macht scheinbar viel mehr Spaß und ist scheinbar viel gerechter, als sich selbst zu reparieren. Aber wenn Sie Ihr inneres Säugetier verstehen, begreifen Sie, dass nichts mit Ihnen falsch ist. Sie sind einfach ein Säugetier unter Säugetieren.

Natürlich stolpern Sie immer wieder über die Tatsache, dass Ihre Zeit auf Erden begrenzt ist und Sie nicht der Mittelpunkt der Welt sind. Ihr Gehirn schreit: »Tu etwas!« Etwas, was Sie tun können, ist, sich mit anderen zusammenzutun, die ähnlich empfinden und »verlangen, dass ihre Stimme gehört wird«. Aber wenn Sie von öffentlichen Institutionen erwarten, dass sie dieses zutiefst menschliche Verlangen danach, gehört zu werden, erfüllen, werden Sie enttäuscht. Das Gefühl von »Tu etwas!« besteht weiter, weil Ihre Sterblichkeit nach wie vor auf Ihnen lastet. Der Umgang mit diesen Gefühlen ist so schwer, dass viele Menschen sie mit Gedanken an eine Apokalypse der einen oder anderen Art externalisieren. Sie können sich von solchen Gedanken dadurch befreien, indem Sie Ihr eigenes Gehirn verstehen.

Grund 7: »Ich werde glücklich sein, wenn ...«

Der Glaube, dass Sie glücklich sein werden, wenn Sie einen bestimmten Meilenstein erreichen, ist nur natürlich.

Sie könnten glücklich sein, wenn Sie beispielsweise einen Triathlon beenden oder Ihre Enkel auf eine gute Schule bekommen oder AIDS besiegen. Aber Ziele sind eine zweischneidige Sache. Sie stimulieren bei jedem Schritt näher ans Ziel Glückshormone, aber sie stimulieren Stresshormone bei jedem Hindernis. Wenn Sie auf jedes Absinken des Glückshormonspiegels so reagieren, dass Sie auf Ihr Ziel zueilen, können Sie am Ende in einen Teufelskreis geraten. Es ist besser für Sie, wenn Ihnen eine Vielzahl an Werkzeugen zur Verfügung steht, mit denen Sie Ihre Glückshormone managen können.

Die Annäherung an ein Ziel fühlt sich gut an, weil Ihr Gehirn das mit dem Überleben in Verbindung gebracht hat. Natürlich wissen Sie, dass Sie überleben können, ohne den Oscar oder den Nobelpreis gewonnen zu haben, aber es fühlt sich anders an, sobald Ihr Cortisol ausgelöst wurde. Sie können sich vom Gefühl des »Tu etwas!« dadurch ablenken, dass Sie sich intensiver auf Ihr Ziel konzentrieren. Sie reden sich vielleicht ein, dass Sie erst aufhören können, wenn Sie »einen Durchbruch erzielt« oder »es richtig hinbekommen« haben. Denn Sie können sich vorstellen, wie gut sich das anfühlt. Aber wenn Sie diesen wichtigen Meilenstein erreichen, ist das Gefühl nicht von Dauer. Allzu bald wird Ihr Cortisol auf die eine oder andere Weise ausgelöst. Sie reagieren darauf auf die einzig Ihnen bekannte Weise: Sie konzentrieren sich auf ein anderes Ziel.

Die Leute sagen oft, sie würden von »der Gesellschaft« zu einer bestimmten Handlungsweise gezwungen. Sie erkennen nicht, wie sie sich selbst dafür entscheiden, obwohl sie das bei anderen sehen können. Der Drang, »etwas aus sich selbst zu machen«, ist ein natürlicher. Er ist viel älter als unsere Gesellschaft, und er liegt viel tiefer als der Drang nach Geld oder Macht. Ihr Gehirn möchte ein Erbe hinterlassen, und Ihnen steht dafür nur eine begrenzte Zeit zur Verfügung. Unser Gefühl für Dringlichkeit ist echt. Sich Ihrem Vermächtnis zu widmen, ist ein guter Grund, um diese Gefühle in den Griff zu bekommen, aber er reicht nicht aus. Wir benötigen viele Werkzeuge, um unsere Gefühle von Dringlichkeit zu managen, weil sie so mächtig sind. Wenn Sie nur einen Weg zu Ihren Glückshormonen haben, ist eine Endlosschleife das Ergebnis.

Stures Verfolgen eines einzigen Ziels lässt alles andere wie ein Hindernis erscheinen. Andere Menschen, Ihr eigener Körper und sogar Regeln und Gesetze erscheinen wie Hindernisse. Das Leben fühlt sich wie ein Aufzug an, und wenn es nicht nach oben geht, glauben Sie, er sei defekt. Sie können sich aus einem Aufzug befreien, wenn Sie gewillt sind, 45 Tage lang etwas völlig anderes zu tun. Ersetzen Sie nicht einfach ein Ziel durch ein anderes. Ihre neuen Schaltkreise können nicht jede Minute Glückshormone auslösen, aber Sie können Ihnen dabei helfen, den Cortisolschwall zu managen, den Sie spüren, wenn Sie Ihr Ziel loslassen.

Wenn Sie sich die Promi-Nachrichten ansehen, fällt es schwer, nicht die Aufzug-Sicht auf das Glück einzunehmen. Sie erfüllen Ihre Schaltkreise dann mithilfe von Menschen, die viel Aufmerksamkeit bekommen. Ihre Spiegelneuronen erfassen das und verleihen Ihnen das Gefühl, dass Sie die ganze Zeit glücklich wären, wenn Sie sich unter diesem Elitekreis befänden. Natürlich wären Sie nicht die ganze Zeit glücklich, wenn Sie in der sozialen Hierarchie aufsteigen würden, aber

Sie gerieten wahrscheinlich nie in eine Position, in der sie das herausfinden könnten. Sie könnten Ihr ganzes Leben lang glauben, Sie wären glücklich, wenn Sie auf Ihrer imaginären Leiter nur eine Sprosse weiter oben stünden.

Die Alternative besteht darin, Frieden mit Ihrem säugetierhaften Drang nach Status zu schließen. Verabscheuen Sie diesen Drang nicht, weil Sie sich letztlich nur selbst und alle anderen verabscheuen würden. Akzeptieren Sie ihn einfach und würdigen Sie Ihre Fähigkeit, Ihre Energie auf unterschiedliche Art und Weise zu investieren.

ÜBUNG: HINDERNISSE FINDEN UND BESEITIGEN

Lassen Sie sich von folgenden Gedanken an Ihrem Glück hindern? Wenn ja, wie?

Ich kann meine Standards nicht senken.

....

....

....

Ich hätte das nicht tun sollen.

....

....

....

Es ist egoistisch, sich auf sein eigenes Glück zu konzentrieren.

....

....

....

Ich möchte auf das Schlimmste vorbereitet sein.

....

....

....

Ich werde das nicht hinbekommen.

....

....

....

Wer kann in einer so schrecklichen Gesellschaft glücklich sein?

....

....

....

Ich werde glücklich sein, wenn ...

....

....

....

Wählen Sie das Glück

Sie sind Herr des sonderbaren neuronalen Netzwerks, das Ihre Lebenserfahrung aufgebaut hat. Sie müssen letztlich die Entscheidung treffen, welche Gedanken und Verhaltensweisen gut für Sie sind. Wenn Ihre Stresshormone fließen, haben Sie die Macht, Ihren elektrischen Strom in eine neue Richtung zu schicken. Das schafft Platz dafür, dass ein neuer Gedanke wachsen kann. Zunächst wird der elektrische Strom bloß schwach fließen, aber wenn Sie nicht aufgeben, baut sich eine neue glückliche Gewohnheit auf. Wählen Sie diese neue Gewohnheit weise.

ÜBUNG: WANN FANGEN SIE AN?

Ich fange an am (Datum) ....

Ich werde 45 Tage lang meine gewählte Denkgewohnheit jeden Tag wiederholen. Ich werde die Energie dafür aufbringen, ob es sich wie ein Spaziergang im Park oder wie ein Trab durch den Schlamm anfühlt. Wenn ich einen Tag aussetze, fange ich wieder von vorn an, bis ich 45 Tage voll habe.

9

Auf Werkzeuge vertrauen, die Ihnen immer zur Verfügung stehen

Zirkeltraining für Ihr Gehirn

Ihr Gehirn ist mit vielen Werkzeugen ausgestattet, um Schaltkreise aufzubauen. Sie können sich auf diese eingebauten Werkzeuge verlassen, falls es hart auf hart kommt. Wenn Sie das Gefühl haben, etwas stimme nicht, obwohl Sie wissen, dass Sie es richtig machen, helfen Ihnen diese Werkzeuge.

Im Folgenden finden Sie die Beschreibungen der Werkzeuge, die Sie dabei unterstützen, auf Ihrem neuen Weg zu bleiben, bis er sich etabliert hat. Überlegen Sie sich, was Sie tun können, wenn die Verlockung durch die Gemütlichkeit Ihres alten Weges groß wird.

Spiegeln

Spiegeln Sie Menschen, die bereits die Gewohnheiten haben, die Sie annehmen möchten. Suchen Sie jemanden mit einer Gewohnheit, die Sie gern aufbauen würden, und beobachten Sie ihn. Ihre Spiegelneuronen werden aufleuchten und Ihre Schaltkreise zünden. Dies ist eine erstklassige Methode, um die Trägheit dieser jungfräulichen Neuronen zu überwinden.

Andere nachzuahmen, kann peinlich sein, aber die Welt ist voll von Leuten, die das Verhalten zeigen, das Sie benötigen. Vielleicht wollen diese Leute es Ihnen gern zeigen. Andernfalls können Sie sie spiegeln, ohne es ihnen zu sagen. Vielleicht sind sie sich ihres Verhaltens nicht einmal bewusst.

Der Mensch, den Sie spiegeln, überrascht Sie vielleicht dadurch, dass er gleichfalls schlechte Angewohnheiten hat! Vergessen Sie nicht, dass Spiegeln ein chirurgisches Werkzeug ist: Setzen Sie es nur auf eine kleine, spezielle Art und Weise ein. Wechseln Sie das eigene Urteil nicht durch das Urteil anderer Menschen aus. Sie ahmen nur das angestrebte Verhalten nach, und zwar aus Ihren eigenen Gründen.

Gleichgewicht

Ihr Gehirn möchte am liebsten alle vier Glückshormone haben. Wahrscheinlich sind Sie besser darin, einige mehr zu stimulieren als andere, daher ist es verlockend, ein Projekt der Neu-Modellierung in dem Bereich zu wählen, in dem Sie bereits gut sind. Das scheint für Ihr erstes Projekt zum Aufbau eines Schaltkreises sinnvoll zu sein, aber schenken Sie danach Ihrem Gehirn das Glückshormon, das ihm fehlt. Dazu müssen Sie sich vielleicht auf unbekanntes Terrain wagen, aber das Risiko wird vielfach belohnt werden. Zum Beispiel:

- Wenn Sie bereits der »Dopamin-Typ« sind, also gut darin, sich Ziele zu setzen und sie zu erreichen, könnten Sie mehr für sich tun, indem Sie an einem anderen Glückshormon arbeiten.
- Wenn Sie bereits der »Oxytocin-Typ« sind, also gut darin, soziale Bindungen einzugehen, könnten Sie mehr zurückerhalten, wenn Sie Ihre Anstrengung auf einem anderen Gebiet investieren.
- Wenn Sie bereits der »Serotonin-Typ« sind, also gut darin, Anerkennung zu erlangen, können Sie aufblühen, wenn Sie andere Glückshormon-Schaltkreise entwickeln.
- Wenn Sie eher der »Endorphin-Typ« sind, also gut Schmerzen beherrschen können, könnten Sie davon profitieren, dass Sie sich auf eine andere Richtung konzentrieren.

Wenn Sie mehr von einem Glückshormon abhängen als von anderen, wissen Sie nicht, was Ihnen fehlt, weil Sie Glück mit dem gleichsetzen, was Sie bereits haben. Realisieren Sie deswegen jeweils ein Projekt aus jedem der vier Glückshormone. Es ist nicht leicht, aber Ihr Gehirn wird es Ihnen danken.

Verschiedene Arten von Gleichgewicht

Ihre Neurochemie ins Gleichgewicht zu bringen, ist nicht dasselbe, wie eine »Work-Life-Balance« herzustellen. Es stimmt, dass ein zu langes Verweilen bei der Arbeit dazu führen kann, dass Sie andere Bedürfnisse vernachlässigen. Aber wenn Sie nach der Arbeit dieselben Schaltkreise in Ihrer Freizeit einsetzen, werden Sie kein neurochemisches Gleichgewicht erreichen. Wenn Sie Ihr Zuhause genauso managen wie Ihre Arbeit, wird Ihre Freizeit Sie nicht glücklicher machen. Es wäre dann so, als würde ein Vegetarier versuchen, seine Ernährung mit einer neuen Gemüsesorte auszugleichen oder ein Sportler mit einer neuen Sportart. Sie suchen weiterhin Belohnungen an vertrauten Orten, bis Sie neue Orte entdecken.

Die gute Nachricht ist, dass nur ein klein wenig des fehlenden Glückshormons eine weitreichende Wirkung hat. Sie müssen keine großen Veränderungen vornehmen, um große Ergebnisse zu spüren. Ihr Gehirn belohnt Sie schon dafür, dass Sie die bisher nicht genommene neuronale Straße gegangen sind. Aber es wird das neue Glückshormon nicht sogleich freisetzen. Sie müssen Zeit investieren, um die Infrastruktur aufzubauen.

Pfropfen

Sie können einen neuen Zweig auf die Wurzeln eines glücklich machenden Schaltkreises pfropfen, den Sie bereits entwickelt haben. Wenn sich alte Menschen beispielsweise wieder mit Geliebten aus der Schule verbinden, pfropfen sie neue Schaltkreise auf alte Wurzeln. Ein Hobby wieder aufzunehmen, das man als Kind geliebt hat, oder ein Hobby zu einer Karriere auszubauen, sind wohlbekannte Erfolge des Pfropfens. Zweige auf einen vorhandenen Baum zu pfropfen, ist eine gute

Methode zur Überwindung der Schwierigkeit, brandneue glücklich machende Schaltkreise aufzubauen.

Als ich mich von der Universität verabschiedete, begann ich, Science Fairs – Forschungsausstellungen von Schülern in Schulen – zu beurteilen. Ich liebe diesen neuen Zweig an meinem alten Stamm. Ich begegne Kindern, die ich zutiefst respektiere, und diese sind völlig aufgeregt, dass ihre Arbeit professionelle Aufmerksamkeit erfährt. Ich habe ebenfalls gelernt, meine Liebe zu Farben dafür einzusetzen, damit mir schwierige Dinge Spaß machen. Wenn ich an einer Folie für eine Präsentation oder meinen Newsletter arbeite, genieße ich es, die Farben zu entwerfen. Es mag trivial erscheinen, aber mehr als eine Prise Gewürz ist nicht nötig, um eine Mahlzeit zu verbessern.

Pfropfen ist auch eine gute Methode, um Ihre Glückshormone ins Gleichgewicht zu bringen. Sie können das Glückshormon, das Ihnen schwerfällt zu stimulieren, dadurch anregen, dass Sie es auf eine Tätigkeit pfropfen, die Sie gern erledigen. Wenn Sie zum Beispiel gern fotografieren, stimulieren Sie Dopamin, wenn Sie ein bestimmtes Motiv suchen und finden. Sie können ebenfalls Oxytocin stimulieren, wenn Sie die Bilder mit anderen teilen, und Serotonin, wenn Sie die Bilder auf einer Ausstellung zeigen. Wenn Sie jemand sind, der Partys liebt, stimulieren Sie bereits Oxytocin. Sie können Dopamin dazu stimulieren, indem Sie die Partys planen, und Serotonin, indem Sie Sponsoren dafür beschaffen. Neue Pfade zu Glückshormonen sind leichter zu zünden, wenn Sie auf bestehenden Wurzeln aufbauen.

Energie

Ihrem Gehirn steht nur ein begrenztes Maß an Energie zur Verfügung. Sie können dieses Maß mithilfe von sportlichem Training, Schlaf und guter Ernährung vergrößern, aber es wird dennoch begrenzt bleiben. Zudem verbrauchen neue Verhaltensweisen mehr Energie, als Sie erwarten. Wenn Sie sich also ein 45-tägiges Projekt der Neu-Vernetzung vornehmen, sollten Sie dafür sorgen, dass Ihnen ausreichend Energie zur Verfügung steht. Wenn Ihnen die Energie ausgeht, bevor Sie Ihre tägliche Verpflichtung erledigt haben, werden Sie Gründe finden, sie ganz fallen zu lassen. Also räumen Sie Ihrer neuen Gewohnheit für 45 Tage oberste Priorität beim Energieverbrauch ein, selbst wenn Sie dafür eine andere Priorität vernachlässigen müssen.

Eine Möglichkeit, Energie sicherzustellen, besteht darin, Ihre neue Gewohnheit gleich als Erstes am Morgen anzusetzen. Wenn das unmöglich ist, tun Sie etwas, was Ihnen Spaß macht, kurz bevor Sie die neue Gewohnheit angehen oder unmittelbar danach. Sehen Sie sich beispielsweise mitten am Tag eine Wiederholung Ihrer Lieblingssendung im Fernsehen an, wenn es das bringt. Die Aktivierung neuer Neuronen erfordert mehr Energie, als Ihnen klar ist, und etwas Planung ist vonnöten, um diese Energie verfügbar zu machen. Mentale Energie ähnelt sehr stark körperlicher Energie. Sie hängt vom Glukosespiegel ab, und es braucht Zeit, sie wieder aufzufüllen, wenn sie erschöpft ist. Man erliegt leicht Versuchungen, wenn die mentale Energie erschöpft ist. Einige Experten raten, Zucker zu sich zu nehmen, um der mentalen Energie einen Schub zu geben. Das ist offensichtlich eine mangelhafte Langzeitstrategie, auch wenn es hilft, einen Schokoriegel für einen kurzfristigen Schub einzunehmen. Eine durch Glukose angeregte Gewohnheit wird Ihr Überleben buchstäblich erschweren, selbst wenn sie einen kurzen Moment die Illusion von Stärke erweckt. Sie benötigen andere Methoden, um Ihre mentale Energie 45 Tage lang aufrechtzuerhalten.

Vermächtnis

Alles, was mit Ihrer DNS in Verbindung steht, löst Glückshormone aus. Im größten Teil der menschlichen Geschichte kamen Kinder ungeplant, und Enkelkinder kamen, wenn die damaligen Eltern älter als vierzig Jahre werden konnten. Alles, was ihre Überlebensaussichten vergrößerte, machte sie glücklich.

Die Dinge haben sich inzwischen geändert und andere Möglichkeiten, unser Vermächtnis zu spüren, werden erforscht. Einige Menschen betreiben Ahnenforschung und andere bemühen sich, Familientraditionen zu wahren. Sie verbinden das nicht bewusst mit ihren Genen, aber ihre Glückshormone schalten sich dabei an. Selbst wenn es sich bloß darum handelt, eine Pizza für eine Nichte oder einen Neffen zu besorgen, nährt dies das Interesse des inneren Säugetiers am Überleben seiner Gene. Sie sagen vielleicht, dass Gene keine Rolle spielen, aber Ihr Gehirn hat eine merkwürdige Art aufzuhorchen, wenn es um sie geht.

Sich auf Kinder einzulassen, belohnt den Drang nach einem Vermächtnis, selbst wenn es nicht die eigenen sind. Wenn Sie selbst Kinder haben, ist jeder Augenblick mit ihnen ein Teil Ihres Vermächtnisses, ob es offensichtlich ist oder nicht. Das fand ich heraus, als die Schule meines Sohnes für eine Lehrerfortbildung geschlossen wurde. Die Eltern beklagten sich über die ganzen unterrichtsfreien Tage, und ich gebe zu, dass ich das Gefühl von »Ich sollte zur Arbeit gehen« ebenfalls hatte. Dann lernte ich, diese Tage als Geschenk zu sehen: Hier war eine zusätzliche Gelegenheit, in meine Kinder zu investieren. Ich wäre verrückt gewesen, wenn ich darin eine Last gesehen hätte.

Spaß

Wiederholung ist leichter zu ertragen, wenn sie Spaß macht. Ich hatte Spaß dabei, Fremdsprachen zu lernen, indem ich herumreiste und mir fremdsprachige Filme ansah. Leute lernten Sprachen »im Bett« (*sur l'oreiller – »auf dem Kissen«* –, wie die Franzosen sagen), schon bevor es Betten gab.

Ein Grund, weshalb Erwachsene keine neuen Schaltkreise ausbilden können, ist darin zu suchen, dass sie die Macht des Vergnügens ignorieren. Deswegen: Entdecken Sie den Spaß an neuen Gewohnheiten und Sie werden sich von den Nachteilen Ihrer alten Quellen des Vergnügens lösen. Manchmal müssen wir natürlich Dinge tun, die keinen Spaß machen. Aber der Spaß an einer Aktivität hilft, so lange bei der Sache zu bleiben, bis der Pfad angelegt ist.

Spaß ist ein großartiges Werkzeug für das Energiemanagement. Wenn ich beispielsweise an etwas besonders Schwerem arbeite, lege ich mittendrin eine Pause ein und habe Spaß. Ich lasse mir jeden Abend Zeit für Spaß und Vergnügen, damit ich die Herausforderungen des folgenden Tags in Angriff nehmen kann. Ich verschwende meine Zeit, in der ich Spaß habe, nie mit Filmen über Tod und Zerstörung. Ich verschwende sie nicht mit mitleidlosen, wütenden Meinungsmachern, obwohl andere sie für lustig halten. Ich verschwende sie nicht für Restaurants mit langen Warteschlangen, Lärm und der Aussicht, mit vollem Magen ins Bett zu gehen. Ich bin, was meinen Spaß angeht, wählerisch, weil meine Energie meine wertvollste Ressource ist.

Portionieren

Das Gehirn unterteilt Dinge stets in kleine Portionen, weil es nur wenige Inputs auf einmal verarbeiten kann. Die meiste Zeit bemerken wir diese Portionierungs-Strategie nicht. Doch wir können auch bewusst unsere Herausforderungen in Portionen unterteilen, damit sie sich für uns handhabbar anfühlen. Ein mir bekannter Radfahrer beispielsweise erreichte den Gipfel eines Berges, indem er ihn vorher im Geiste in Viertel unterteilte. Er konzentrierte dann nach einem Viertel seine Aufmerksamkeit auf das nächste Viertel und freute sich innerlich, als er es erreichte. Das ergab rein logisch keinen Sinn, weil der Berg schließlich genauso hoch blieb. Aber das Portionieren hat sein Gehirn dahingehend ausgetrickst, dass es sich gut fühlte.

Als ich diesen Trick von dem Radfahrer erlernte, habe ich ihn bei meinem eigenen »Berg« ausprobiert – dem Durcheinander in meiner Garage. Ich war erstaunt darüber, wie gut er funktionierte. Mein Ehemann und ich fürchteten uns beide vor der Arbeit, aber wir wollten sie unbedingt erledigen. Ich schlug vor, dass wir uns für fünfzehn Minuten daran machten und den Rest für einen anderen Tag liegen ließen. Ich glaubte, wir würden die Arbeit in Portionen von jeweils fünfzehn Minuten erledigen, aber sobald wir einmal angefangen hatten, wollten wir gar nicht mehr aufhören. Wir konnten unseren Müllberg nicht ersteigen, wenn wir an seinem Fuß standen und hinaufschauten, weil der Gipfel zu hoch war. Aber als wir unseren Blick auf ein leichter erreichbares Ziel richteten, erwarteten wir, erfolgreich zu sein, und das gute Gefühl löste den nächsten Schritt aus und den darauffolgenden. Positive Erwartungen können ein Feuer der Begeisterung entzünden!

Genügsamkeit

Unsere Gehirne sind gut darin, rasch zufriedenstellende Lösungen zu finden. Manchmal bedauern wir diese später, wenn wir uns die ideale Sache vorstellen, die wir »hätten tun können« bzw. »hätten tun sollen«. Der Drang, das Beste aus seinem Leben zu machen, ist »natürlich«, aber wenn wir immer nur optimieren, werden wir niemals glücklich.

Wenn es mir persönlich schwerfällt, das Optimieren einzustellen, denke ich an den Nobelpreis für Ökonomie 1978, der an einen mathematischen Beweis dafür ging, dass »Genügsamkeit« besser als Optimierung ist. Herbert Alexander Simon zeigte uns, warum es besser ist, eine zufriedenstellende Lösung zu akzeptieren, als in eine endlose Analyse zu investieren. Ich kann immer auf die eine oder andere Weise entdecken, dass ich versagt habe, selbst wenn ich alles richtig mache. Wenn ich beispielsweise ein liebenswertes Kleinkind sehe, werfe ich mir vor, dass ich mir die ersten Jahre meiner Kinder so durch die Finger schlüpfen ließ. Doch dann denke ich daran, dass Optimierung unmöglich ist und ich gut in Genügsamkeit bin. Statt also einen guten Parkplatz in der Hoffnung sausen zu lassen, einen besseren zu finden, nehme ich den zufriedenstellenden Platz und fühle mich gut dabei. Wenn ich deswegen weiter gehen muss, fühle ich mich gut angesichts der Tatsache, dass ich zu Fuß gehe, statt immer im Kreis zu fahren.

Ein gutes Gefühl bei einer zufriedenstellenden Lösung hindert Sie daran, Energie für die langwierige Suche nach etwas zu verschwenden, dessen marginale Vorzüge die marginalen Kosten nicht aufwiegen.

Planung

Bilden Sie einen neuen Schaltkreis, bevor Sie ihn benötigen. Versuchen Sie ein neues Gemüse, bevor das alte Sie langweilt. Erweisen Sie jemandem einen Gefallen, bevor Sie sich von dem Betreffenden einen Gefallen wünschen. Entwickeln Sie neue Quellen des Stolzes, bevor Sie in Rente gehen und Falten bekommen. Vielleicht haben Sie das Gefühl, zu viel zu tun zu haben, um solche Dinge jetzt zu erledigen, aber sobald diese Dinge Glückshormone in Ihnen auslösen, werden Sie froh darum sein, dass Sie es getan haben. Statt darauf zu warten, dass Ihnen Glückshormone über den Weg laufen, planen Sie, »etwas zu tun«.

Planen ist auch eine gute Methode, um die Wirkung von Stresshormonen abzuschwächen. Statt sich den ganzen Tag über Sorgen zu machen, planen Sie, sich Sorgen zu machen, während Sie sich die Zähne putzen. Wenn das nicht ausreicht, planen Sie, sich auch dann Sorgen zu machen, während Sie Ihre Zahnseide benutzen. In 45 Tagen wird Ihnen das Ergebnis gefallen.

Bildlich vorstellen

Wenn Sie ein Rezept für eine zweiwöchige Einnahme eines Antibiotikums bekämen, um eine Infektion zu bekämpfen, stellen Sie sich den Erfolg der Behandlung bildlich vor, selbst wenn Sie ihn nicht sehen können. Sie würden die Dosis am zweiten Tag nicht verdoppeln, wenn Sie nicht am ersten Tag geheilt sind, auch würden Sie die Einnahme nicht am dritten Tag beenden, wenn Sie sich bereits besser fühlen. Stellen Sie sich vor, wie sich auch Ihre Zellen ohne sichtbaren Fortschritt entwickeln. Es wäre schön, einen sichtbaren Beweis für Ihren neuen neuronalen Pfad zu haben, aber Sie können auf Kurs bleiben, indem Sie sich die Entwicklung Ihrer Gehirnzellen nur »vorstellen«. Sobald Ihr neuer Pfad etabliert ist, wird sich Ihre »Happy Habit«, Ihre glücklich machende Gewohnheit, so natürlich anfühlen, dass Sie buchstäblich vergessen werden, sich schlecht zu fühlen.

Diese Werkzeuge werden Ihnen beim Training Ihres Gehirns helfen

Spiegeln: Finden Sie jemanden mit der Gewohnheit, die Sie haben möchten, und spiegeln Sie ihn.

Gleichgewicht: Entwickeln Sie die Glückshormone, in denen Sie nicht schon richtig gut sind.

Pfropfen: Pflanzen Sie neue glücklich machende Schaltkreise auf alte Wurzeln.

Energie: Sparen Sie Energie für echte Herausforderungen auf.

Vermächtnis: Bewahren Sie Ihr einzigartiges individuelles Sein, um Ihr inneres Säugetier zu erfreuen.

Spaß: Finden Sie Spaß an einem neuen Verhalten und Sie werden es wiederholen.

Portionieren: Unterteilen Sie schwierige Herausforderungen in kleinere Portionen.

Genügsamkeit: Eine zufriedenstellende Lösung ist vielleicht besser als eine endlose Suche nach dem Optimum.

Planung: Fangen Sie jetzt an, Schaltkreise aufzubauen, damit diese bereit sind, wenn Sie sie benötigen.

Bildlich vorstellen: Ihre neuronalen Pfade bilden sich auch dann, wenn Sie sie nicht sehen.

ÜBUNG: WELCHE WERKZEUGE WOLLEN SIE BENUTZEN?

Ich werde diese Werkzeuge benutzen, um meine »Happy Habit« bequemer zu machen:

....

....

....

....

....

....

....

....

....

Das Gute einlassen

Unser Kortex ist so angelegt, dass er anhand von Mustern lernt. Leider suchen wir oft nach Mustern in unseren Irrtümern. Das kann am Ende dazu führen, dass wir uns nur auf das konzentrieren, was falsch läuft, und vergessen, das zu bemerken, was richtig läuft.

Tiere brüten nicht über ihren Irrtümern. Eine Maus, die den Käse nicht bekommt, versucht es erneut, ohne sich darüber zu ärgern. Sie erwartet nicht, den Käse jedes Mal beim ersten Versuch zu bekommen. Sie versucht bloß, sich den Bauch zu füllen.

Eine Eidechse geht mit einem sehr schlichten Entscheidungsmodell an das Leben heran: Wenn sie etwas sieht, was größer ist als sie selbst, läuft sie davon. Wenn sie etwas sieht, was kleiner ist als sie selbst, versucht sie, es zu fressen. Wenn sie etwas von ungefähr ihrer Größe sieht, versucht sie, sich zu paaren. Diese Entscheidungs-Strategie führt zu jeder Menge Irrtümer, also erlebt eine Eidechse jede Menge Hochs und Tiefs. Aber sie erwartet nicht, die ganze Zeit über obenauf zu sein. Sie verurteilt sich nicht für ihre Tiefs und vergleicht sich nicht mit anderen Eidechsen.

Ein großes Gehirn ist gut darin, die eigenen Punkte zu zählen. Aus Fehlern zu lernen, hat natürlich seinen Wert, aber unsere Gewohnheit, Fehler zu analysieren, kann unser Bewusstsein für das Gute überdecken. Wir können uns so intensiv auf das konzentrieren, was falsch in der Welt läuft, dass wir nicht sehen, was gut läuft.

Ich begann, darauf zu achten, was gut läuft, nachdem ich ein Jahr in Afrika verbracht hatte. Zuvor hatte ich Toiletten mit Wasserspülung als selbstverständlich betrachtet, aber ich lernte, dass Menschen den größten Teil der menschlichen Geschichte ohne ein Abwassersystem zurechtkommen mussten. Wenn wir es haben, macht es uns nicht glücklich, aber offene Abwassergräben und von Ungeziefer verseuchte Außentoiletten machen uns vielleicht unglücklich. Ich lernte, die Arbeit meiner städtischen Müllabfuhr zu schätzen, statt sie zu kritisieren.

Meine Wertschätzung von Infrastruktur begann in Haiti, als ich zu einem Picknick an einer Talsperre eingeladen wurde. »Warum sollte man ein Picknick an einer Talsperre abhalten?«, fragte ich mich. Ich hatte in einer Welt gelebt, in der Talsperren als Verschandelung der Landschaft verachtet wurden. Mein Mitarbeiter erklärte mir, dass Elektrizität und Trinkwasser rar seien und der Damm in weitem Umkreis als etwas betrachtet wurde, worüber man sich freute. Seitdem denke ich jedes Mal, wenn ich Wasser verwende, an all das, was nötig ist, damit es bei mir ankommt. Wenn ich eine Teetasse abspüle, stelle ich mir die Wassermenge dafür vor und vergleiche sie mit all den Behältern, die Haitianerinnen auf dem Kopf tragen. Ich schätze alles, was diese Systeme Gutes haben, anstatt bloß nach den Mängeln zu suchen.

Bei meinen Aufenthalten in China nahm ich viele Massagebehandlungen in Anspruch. Ich bewunderte die Tatsache, dass ich auf der anderen Seite der Erde meine Kreditkarte übergeben und meine

Kleidung ablegen konnte. Diese Ebene des Vertrauens ist eine kolossale Errungenschaft. Im größten Teil der menschlichen Geschichte war es nicht sicher, sein Dorf zu verlassen. Fremde konnten einen straflos töten, also verließen die Menschen im Lauf ihres Lebens kaum einmal ihre Heimat. Jetzt berühren sich Fremde weltweit völlig gefahrlos. Gelegentlich geht etwas schief, aber wenn Sie sich nur darauf konzentrieren, entgeht Ihnen die Großartigkeit dessen, was gut läuft.

Auf meinen Reisen habe ich auch viele Nahrungsmittel gesehen, die von Insekten, Ungeziefer und Sandkörnern verunreinigt waren, ganz zu schweigen von unsichtbaren toxischen Substanzen. Für den größten Teil der menschlichen Geschichte gilt, dass Menschen verunreinigte Nahrung recht war, weil das besser war als hungern. Unsere Nahrungsmittel sind heutzutage in einem außerordentlichen Grad sauber. Dennoch protestieren viele Menschen wütend gegen die Nahrungsmittelindustrie und geraten in Panik wegen Risiken in Nahrungsmitteln, ohne richtig zu sehen, was sie haben.

Dasselbe gilt für die Gesundheitsfürsorge. Unsere endlosen Informationen über Gesundheitsrisiken machen es leicht, sich auf die Mängel der Gesundheitsfürsorge zu konzentrieren und das zu übersehen, was sie erreicht hat. Ich wäre heute nicht mehr am Leben, wenn es keine Antibiotika gäbe, und ich war überrascht zu erfahren, dass sie ein Jahrzehnt vor meiner Geburt noch nicht einmal entdeckt waren. Die meisten derjenigen, die heute am Leben sind, wären ohne moderne Gesundheitsfürsorge bereits von irgendetwas dahingerafft worden, dennoch neigen Menschen dazu, wütend gegen die Gesundheitsfürsorge zu protestieren, ohne sich auch nur ein wenig Gedanken darüber zu machen, was dort gut läuft.

Der wütende Protest gegen die Mängel der Welt ist eine Angewohnheit, die sich leicht aufbauen lässt. Viele Menschen sehen darin sogar eine Fähigkeit, auf die sie stolz sein können. Sie wissen nicht, dass sie sich in einem Teufelskreis befinden, der dafür sorgt, dass sie ständig auf Katastrophenszenarien konzentriert sind, damit sie sich weiterhin gut fühlen können. Aber wir alle haben die Wahl.

Erwartungen und eine Schachtel Pralinen

Wenn Sie sich eine Praline aus der Schachtel aussuchen, birgt dies das Risiko einer Enttäuschung, denn eine andere Praline könnte Ihnen besser schmecken. Noch enttäuschter sind Sie vielleicht, wenn Sie sehen, dass sich ein anderer die Praline nimmt, auf die Sie gehofft hatten. Am Ende fühlen Sie sich schlecht, selbst wenn Sie eine eigentlich köstliche Praline genießen. Der Unterschied zwischen Ihrer Traumpraline und Ihrer »enttäuschenden« Praline ist äußerst gering, aber darauf konzentrieren Sie sich.

Ihr Gehirn baut Erwartungen hinsichtlich dessen auf, was Sie glücklich machen wird, und es sieht die Welt durch die Linse dieser Erwartungen. Sie können den Rest der Story darum herum weglassen, weil Ihr Gehirn so darauf konzentriert ist, was zuvor funktioniert hat.

Wir alle sehen die Welt durch eine Linse, die in unserer Kindheit und Jugend aufgebaut wurde, weil das Gehirn in dieser Zeit höchst formbar ist. Diese Linse arbeitet jedoch völlig unrealistisch. Ein junger Mensch beispielsweise stellt sich vor, dass er ganz obenauf ist, wenn er keine Hausarbeit erledigen und keine Zubettgehzeit befolgen muss. Aber sobald er sich der Herausforderung gegenübersieht, sich um seine eigenen Bedürfnisse zu kümmern, fühlt er sich nicht mehr wie der Herr des Universums, und er fragt sich, was falsch gelaufen ist.

Sie glauben vielleicht, dass etwas mit der Welt nicht stimmt, oder mit Ihrem Chef, Ihrem Partner, Ihrer Kultur, Ihnen selbst. Sie geben nie den Gehirn-Schaltkreisen die Schuld, die die Wirklichkeit mit Ihren jugendlichen Erwartungen vergleichen, weil diese Schaltkreise funktionieren, ohne dass es Ihnen bewusst ist.

Ich habe eine Freundin, die sich immer über das Essen beklagt, das sie in einem Restaurant bekommt. Sie wählt es natürlich selbst, aber sobald es eintrifft, erscheint es ihr nicht in Ordnung. Sie blickt dann verlangend zu den Bestellungen anderer Leute hinüber. Ich habe das Gefühl, dass ich meine Mahlzeit nicht genießen kann, wenn ich mit ihr zusammen bin, also gehe ich nicht mehr mit ihr zum Essen.

Oft höre ich, wie sich Studenten über die Schwierigkeit beklagen, Seminare auszuwählen. Aber ich höre ebenfalls, wie sie sich beklagen, wenn sie keine auswählen können, weil einige Seminare verpflichtend sind. Sie schätzen die Wahl nicht, wenn sie eine haben, aber sie lamentieren, wenn sie keine haben.

Wenn Sie in vergangenen Zeiten gelebt hätten, so hätten Sie keine Wahl hinsichtlich Ihrer Karriere, Ihrer Glaubensansichten oder gar Ihres Geschlechtspartners gehabt. Sie wären von Gruppenerwartungen eingeschränkt gewesen. Sie hätten sich wohl vorgestellt, dass es ein ewiger Segen sein würde, könnten Sie sich nur Ihren Partner aussuchen, Ihre Arbeit und andere Aspekte Ihres Lebens. Wenn Sie jedoch jetzt diese Wahl haben, macht Sie das nicht glücklich. Denn Ihr Gehirn sucht unermüdlich weiter nach mehr und konzentriert sich auf die Hindernisse. Es tut einfach nur die Arbeit, für die es entworfen wurde.

Unglücksgefühle werden oft einer »schlechten Auswahl« zugeschrieben. Was umgekehrt bedeutet, dass eine »gute Auswahl« möglich ist. Die Wahrheit ist etwas komplizierter. Jede Wahl hat Vor- und Nachteile. Sobald Sie etwas aussuchen, sehen Sie die Nachteile Ihrer Wahl aus der Nähe. Die Vorstellung fällt leicht, dass alles komplett wunderbar wäre, wenn Sie nur das andere gewählt hätten. Aber falls eine erneute Wahl möglich wäre, stünden die Chancen gut, dass Sie durch die andere Wahl enttäuscht würden. Sie könnten Ihr ganzes Leben mit Lamentieren über Ihre Wahlen verbringen, wenn Sie sich nicht angewöhnen, das Gute in dem zu sehen, was Sie gewählt haben. Aber selbst eine »gute Wahl« kann Sie nur kurzzeitig glücklich machen, weil Glückshormone nur kurze Zeit ausgeschüttet werden. Wenn Sie sich also bemühen, eine »gute Wahl« zu treffen, besteht die erste Wahl, die Sie treffen müssen, darin, wie Sie mit Ihren eigenen Glückshormonen umgehen.

Wenn Sie sich entschließen, glücklich zu sein, wird Ihr Gehirn Dinge finden, über die Sie glücklich sein können. Sie werden nach wie vor Frustrationen und Enttäuschungen erleben, werden jedoch Wege finden, sich dennoch glücklich zu machen. Wenn Ihre Wege zum Glück nicht von selbst zünden, werden Sie gesunde Möglichkeiten finden, sie anzukurbeln.

Das können Sie auf der Stelle tun.

Niemand hindert Sie daran.

Niemand kann das für Sie tun.

Und Sie können es nicht für jemand anderen tun.

Ihre Glückshormone werden nicht die ganze Zeit über sprudeln, aber Sie benötigen nicht jeden Augenblick ein »Spitzen«-Erlebnis. Sie können das unausweichliche Absinken Ihres Glückshormonspiegels akzeptieren, anstatt davon auszugehen, dass etwas nicht stimmt. Sie müssen das Absinken nicht mit ungesunden Angewohnheiten übertünchen. Sie können es einfach als Beweis dafür nehmen, dass sich Ihr inneres Säugetier auf die beste ihm mögliche Art und Weise um Sie sorgt.

Der Umgang mit diesem Gehirn, das wir von unseren Vorfahren geerbt haben, ist nicht leicht. Es ist die Herausforderung, die das Geschenk des Lebens mit sich bringt.

In Kontakt bleiben

Abonnieren Sie bitte meinen Newsletter *Private Lives of Primates* über *www.InnerMammalInstitute.org.*

Und schreiben Sie mir, wenn Sie etwas Erstaunliches über das innere Säugetier entdecken. Besonders bin ich daran interessiert, wie Sie es Ihren Freunden, Ihrer Familie und Ihren Kollegen erklären.

Loretta@InnerMammalInstitute.org

Empfohlene Literatur

Im Folgenden liste ich ein paar höchst lesenswerte Quellen zum Säugetiergehirn auf (zumeist auf Englisch, einige Bücher sind aber auch auf Deutsch erhältlich). Ich beurteilte sie danach, wie fesselnd sie ihr Thema beschreiben. Diese Liste führt jeweils die besten Titel in einer Kategorie auf.

Bester Anfang

Sir David Attenborough, Oprah Winfrey: *Life* (Naturdokumentarfilmreihe, u.a. *Das Wunder Leben*)

Diese BBC-Filmserie zeigt hypnotisierende Bilder von Verhaltensweisen, die ein Überleben in freier Natur begünstigen. Attenborough erklärt diese mit seiner üblichen Offenheit und Klarheit, und Oprah Winfrey spricht die US-amerikanische Fassung (Discovery Channel). Die Aufnahmen sind überwältigend in ihrer Schönheit und ihrem Detailreichtum, und die Geschichte, wie die Aufnahmen entstanden, machen sie umso fesselnder. Ich war so fasziniert von dieser Filmreihe, dass ich sämtliche Serien von Attenborough recherchierte und so einen ganz guten Überblick über das Überlebensverhalten von Säugetieren, Reptilien, Vögeln, Insekten und sogar Pflanzen erhielt. Schließlich begriff ich, dass Attenborough nicht nur der Sprecher ist, sondern auch der Kopf hinter der Technologie, die es ermöglichte, Bilder des Lebens in der Wildnis seit den Fünfzigerjahren aufzunehmen. Seine Autobiografie, *Life on Air*, ist eine sehr bescheidene Erzählung über die Beharrlichkeit, die die Tatsachen des Lebens in unsere Wohnzimmer gebracht hatte. Den Ritterschlag hat er sich wirklich verdient!

Bestes Buch, das ich nicht mehr aus der Hand legen konnte

Robert Sapolsky: *A Primate's Memoir. A Neuroscientist's Unconventional Life Among the Baboons*

Robert Sapolsky ist Hochschullehrer an der Stanford University School of Medicine und schießt in Afrika mit dem Betäubungsgewehr auf Paviane, um Proben von neurochemischen Stoffen in deren Gehirnen zu entnehmen. Sapolskys sorgfältige Verknüpfung von Verhaltensbeobachtung und neurochemischen Daten hat ihm wissenschaftliche Anerkennung eingebracht, aber in diesem Buch erzählt er die persönliche Geschichte hinter seiner Arbeit. Er malt ein lebendiges Bild von Massai-Dörfern und bewaffneten Wildhütern, denen er während seiner Arbeitstage in der kenianischen Savanne begegnet ist. Und er zieht beeindruckende Parallelen zwischen der sozialen Dynamik akademischer Wissenschaft und sozialer Dynamik bei Pavianen.

Sapolskys Untersuchungen der Geschlechtshormone wird beschrieben in seinen Büchern *Monkeyluv* und *The Trouble with Testosterone*. Aber sein Hauptbeitrag konzentriert sich auf die Stresshormone. Sapolsky suchte nach einer Verbindung zwischen Stress und Krankheit, und in seinem populären Buch *Why Zebras Don't Get Ulcers* (dt. *Warum Zebras keine Migräne kriegen. Wie Stress den Menschen krank macht*, 1998) berichtet er von seinen Ergebnissen. Als jemand, der ebenfalls aus Brooklyn stammt, verstehe ich sein Interesse an Stress. Aber ich wollte auch die Glückshormone verstehen, also las ich weiter.

Beste Beschreibung, wie sich bewusste und automatisierte Gedanken mischen

(Jonah Lehrer: *How We Decide* (dt. *Wie wir entscheiden. Das erfolgreiche Zusammenspiel von Kopf und Bauch,* 2009)

In diesem Buch wird gezeigt, wie wir unsere verbalen und nonverbalen Gedankenprozesse miteinander kombinieren, wenn wir eine Entscheidung treffen. Lehrer arrangiert die neuesten Forschungsergebnisse, um zu erklären, warum die besten Entscheidungen stark auf den nonverbalen Prozessen beruhen. Individuen, die geschickt für einen Informationsaustausch zwischen ihrem Bewusstsein und Unterbewusstsein sorgen können, treffen bessere Entscheidungen. Der Autor erläutert diese Fähigkeit anhand von Beispielen aus dem Alltag, angefangen von seiner Schwierigkeit, sich ein Frühstücksmüsli auszuwählen, bis hin zu den Entscheidungen eines Piloten bei einer Bruchlandung. (Lesen Sie es nicht in einem Flugzeug!) Ein weiteres brillantes Buch des Autors ist: *Proust Was a Neuroscientist* (dt. *Prousts Madeleine. Hirnforschung für Kreative*, 2010). Darin zeigt er auf, wie Prousts Beschreibungen seiner sensorischen Erfahrungen korrekt das vorwegnahmen, was Wissenschaftler später darüber lernten, wie wir sensorischen Input dekodieren.

Beste Einführung in die soziale Angst von Primaten

Frans de Waal: *Chimpanzee Politics. Power and Sex Among Apes* (dt. *Unsere haarigen Vettern,* 1983/2007)

Wenn Ihnen die Vorstellung schwerfällt, wie Schimpansen sich über Ränke und Intrigen Status erarbeiten, dann ist dies das Buch für Sie. De Waal verbrachte zwei Jahre mit der Beobachtung einer großen Gruppe von Schimpansen in Gefangenschaft und beschrieb deren Alltagsleben in allen Einzelheiten – wie bei einer Soap. Er schilderte die gefährlichen Liaisons, die sich anbahnenden Koalitionen und die beständigen sozialen Abwägungen, auf die Schimpansen sich einlassen, um in ihrer

Welt voranzukommen. Seine Geschichten über die Schimpansengesellschaft wird Sie an Menschen erinnern, die Ihnen bekannt sind, und Sie werden zu schätzen wissen, wie ein Gehirn komplizierte soziale Beziehungen ohne Worte bilden kann. Die Ausgabe anlässlich des fünfundzwanzigsten Erscheinens umfasst auch gute Fotos.

Beste Erklärung für die emotionale Achterbahnfahrt

Loretta Graziano Breuning: *I, Mammal: Why Your Brain Links Status and Happiness*

Die meisten Menschen behaupten von sich, ihr Status sei ihnen gleichgültig, aber kleine Fortschritte oder Rückschritte in unserem sozialen Status lösen überraschend starke Gefühle aus. In diesem Buch wird der Grund dafür erklärt. Es zeigt, wie das Säugetiergehirn Sie mit dem guten Gefühl von Serotonin belohnt, wenn Sie einen kleinen Vorteil über einen Rivalen erringen, und wie Sie Ihr Säugetiergehirn mit dem schlechten Gefühl von Cortisol aufschreckt, wenn Sie einen kleinen Vorteil verlieren. Es ist nicht leicht, ein Säugetier zu sein, aber der fröhlichen Beschreibung tierischer Statussuche folgen eine Reihe Übungen, um mit Ihrem inneren Statussucher Frieden zu schließen.

Beste Beschreibung vom Geschäftsleben der Affen

Dario Maestripieri: *Macachiavellian Intelligence. How Rhesus Macaques and Humans Have Conquered the World*

Laut dieses italienischen Neurobiologen aus dem Labor in Parma, das die Spiegelneuronen entdeckt hat, sind Affen »Macachiavellaner«. Rhesusaffen werden hinsichtlich der Intelligenz nur vom Menschen übertroffen – wenn man Intelligenz als die Fähigkeit definiert, in neuer Umgebung zu überleben. Makaken können überall überleben, ebenso wie Menschen. Sie leben überall auf der Erde, selbst in den Innenstädten Asiens und den verlassenen Tempeln der Regenwälder. Ihre sozialen Fähigkeiten sind der Schlüssel für ihre Begabung, sich verschiedenen Umgebungen anzupassen. Was nicht bedeutet, dass sie Händchen halten und »Kumbaya« singen. Dieses Buch beschreibt die sozialen Fähigkeiten der Makaken ohne viel Zuckerguss oder akademisches Theoretisieren. Wir sehen, wie sie sich ihre Freunde und Geliebten auswählen. Wir lernen, wie sie ihre Kinder aufziehen und wann sie ihre Kinder loslassen, damit sie Unabhängigkeit entwickeln. Die empirische Wissenschaft ist kombiniert mit lebhaften Geschichten des Privatlebens von Affen, beobachtet in der Wildnis. Ich fand's wunderbar!

Bester Wettstreit hinsichtlich eines krankheitsbezogenen Blicks auf das Gehirn

Robert Whitaker: *Anatomy of an Epidemic. Magic Bullets, Psychiatric Drugs, and the Astonishing Rise of Mental Illness in America*

Bei der Debatte um die Grenzen der Psychopharmakologie geht es oft hoch her, aber dieses Buch ist keine simple Tirade gegen Pillenverkäufer. Es ist eine wohlbegründete und höchst lesenswerte Erklärung der Versuchung, an die Verhaltensmedizin zu glauben. Die Grenzen und Kompromisse von Medikamenten werden klar umrissen und das Versprechen von Alternativen wird untersucht.

Beste Einführung in das menschliche Gehirn

Steven Pinker: *How the Mind Works (dt. Denken. Wie das Denken im Kopf entsteht,* 2011)

Pinker erklärt die Befunde der Neurowissenschaft in Alltagssprache und mit klugen Verweisen auf die Popkultur. Er geht dorthin, wohin die Beweise führen, anstatt auf einen intellektuellen Erfolgszug aufzuspringen. Unsere physiologische Ausstattung macht uns zu mehr als bloß einem Produkt kulturellen Trainings, versichert er uns. Mehr über die evolutionären Grundlagen des menschlichen Denkens findet sich in seinem ausgezeichneten Buch *The Blank Slate: The Modern Denial of Human Nature* (dt. *Das unbeschriebene Blatt. Die moderne Leugnung der menschlichen Natur*, 2017).

Beste Feldforschung

Dorothy L. Cheney and Robert M. Seyfarth: Baboon Metaphysics. The Evolution of a Social Mind

Mit Mitte zwanzig schrieb Charles Darwin in sein Notizbuch: »Derjenige, der den Pavian versteht, würde mehr in Richtung Metaphysik gehen als Locke.« Cheney und Seyfarth nahmen Darwins Herausforderung an und führten einfache Experimente mit wilden Pavianen durch. So zeichneten sie zum Beispiel die verschiedenen Laute von Pavianen auf und spielten sie wieder ab, um die Reaktionen anderer Paviane darauf zu analysieren. Ihre Ergebnisse erhellen die Verbindungen zwischen Sozialverhalten und Fortpflanzungserfolg. Paviane treffen ständig ausgeklügelte soziale Entscheidungen hinsichtlich Paarung und Kinderaufzucht. Ein soziales Wesen zu sein, bedeutet nicht, jederzeit »nett« zu allen zu sein, und dieses Buch zeigt, wie ein Pavian entscheidet, wen er bevorzugt und wann. Die früheren Arbeiten der Autoren über Meerkatzen, *How Monkeys See the World* (dt. *Wie Affen die Welt sehen. Das Denken einer anderen Art*, 1994), werfen ein großartiges Licht darauf, wie das Primatengehirn an seine Bedürfnisse zum Überleben herangeht.

Bestes Gegengift für negative Einstellungen

Loretta Graziano Breuning: *Beyond Cynical: Transcend Your Mammalian Negativity*

Zynismus ist weit verbreitet, weil er sich so gut anfühlt. Er hilft Ihnen, sich anderen überlegen zu fühlen (Serotonin), soziale Bindungen aufzubauen (Oxytocin) und Belohnungen umzudefinieren, sodass sie sich anfühlen wie in greifbarer Nähe (Dopamin). Aber Sie müssen auf das Negative konzentriert bleiben, um das gute Gefühl des Zynismus zu genießen. Dieses Buch bietet einen Weg aus diesem Teufelskreis, und es unterstützt den Schwung des Buchs, das Sie gerade in der Hand halten. Sie können sich neu vernetzen und sich gut in der Welt fühlen, in der Sie tatsächlich leben, anstatt darauf zu warten, dass sich das Glück im versprochenen Land ihrer Einbildung einstellt.

Beste Einführung in das limbische System des Menschen

Joseph LeDoux: *The Emotional Brain. The Mysterious Underpinnings of Who We Are*

Dies ist eine übersichtliche Beschreibung des Gehirnsystems, das wir von früheren Säugetieren geerbt haben, insbesondere die Amygdala. Sie hilft uns, die Verbindung zwischen unseren Körperteilen und unseren subjektiven Wahrnehmungen herzustellen und so die mentale Aktivität zu bemerken, die wir eher mit neurochemischen Stoffen als mit Worten ausführen. Das Buch legt mehr Gewicht auf negative Emotionen wie Furcht und auf Krankheit statt Normalität. Aber es ist immer noch eine höchst lesenswerte Beschreibung dessen, was unter der Motorhaube abläuft. LeDoux' anderes großartiges Buch *Synaptic Self: How Our Brains Become Who We Are* ist eine ausgezeichnete Erklärung dessen, wie wir alte Erfahrungen speichern und wieder hervorholen, um neue Erfahrungen zu verarbeiten.

Beste Sammlung von Forschungsergebnissen zum Glück

Stefan Klein: *Die Glücksformel. Oder: Wie die guten Gefühle entstehen, 2014* (engl. *The Science of Happiness: How Our Brains Make Us Happy – and What We Can Do to Get Happier*)

Klein führt in das breite Spektrum der Forschung über das Glück auf höchst zugängliche Art und Weise ein. Das Buch hat keine übergreifende Theorie, ist jedoch ein guter Weg, um das eigene Wissen über die Glückshormone zu erweitern.

Beste Begriffsbildung nonverbaler Gedanken

Temple Grandin: *Animals in Translation* (dt. *Ich sehe die Welt wie ein frohes Tier. Eine Autistin entdeckt die Sprache der Tiere,* 2014)

Die Autorin ist Autistin und führende US-amerikanische Spezialistin für den Entwurf von Anlagen für die kommerzielle Viehhaltung. Sie glaubt, dass ihr Autismus beim Verständnis dessen hilft, wie Tiere denken. Sie erklärt, dass Tiere detaillierter sehen als Menschen. Menschen lernen, Details zu ignorieren, sobald sie das abstrakte Muster in diesen Details entdeckt haben. Grandin gelingt es, die idealisierten Vorstellungen von Tieren zu umgehen, die ein Ergebnis der Projektion einer eigenen idealisierten Welt auf die Tierwelt ist. Ihre Erkenntnisse basieren auf einer lebenslangen unmittelbaren Erfahrung mit Bauernhoftieren, ebenso auf einem Abschluss in Tierwissenschaft. Ihre Beschreibungen des tierischen Denkens helfen uns beim Verständnis der Reaktionen unseres eigenen Gehirns auf die Welt unter den verbalen Abstraktionen, die unsere Aufmerksamkeit dominieren.

Bester Einblick in ein glückliches Zuhause und einen glücklichen Club

Robert Ardrey: The Territorial Imperative. A Personal Inquiry Into the Animal Origins of Property and Nations

Der »monogamste« Primat ist der Gibbon, also fragt man sich natürlich, wie er den Zauber am Leben erhält. Anscheinend tun sich Gibbon-Paare zusammen und kämpfen gegen ihre Nachbarn – und verteidigen so die Fruchtbäume, die ihren Nachwuchs am Leben erhalten. Dieses Buch ist eine faszinierende Beschreibung des weitreichenden sozialen Dominanzverhaltens von Tieren. Die Muster sind geradezu unheimlich vertraut, und Ardrey zeigt deutlich, wie sie durch natürliche Selektion und nicht durch bewusste Absicht hervorgebracht werden. Die starke Bindung von Menschen an ihre kleine Ecke in der Welt erscheint sinnvoll, sobald man dieses Buch gelesen hat.

Beste Einführung in unsere Neurochemie

Candace Pert: *Molecules of Emotion. The Science Behind Mind-Body Medicine* (dt. *Moleküle der Gefühle. Körper, Geist und Emotionen,* 2001)

Diese wissenschaftliche Denkschrift ist eine perfekte Mischung aus Neurowissenschaft und der persönlichen Geschichte der Forscherin. Candace Pert war eine frühe Befürworterin der Idee, dass chemische Substanzen Ursache für Emotionen sind. Sie war wesentlich an der Entdeckung der Opiatrezeptoren im Gehirn beteiligt, die zum Verständnis dessen führte, dass der Körper seine eigenen Opiate produziert.

Bester Einblick in soziale Dominanz bei Säugetieren

Cesar Millan: *Cesar's Way. The Natural, Everyday Guide to Understanding and Correcting Common Dog Problems* (dt. *Tipps vom Hundeflüsterer. Einfache Maßnahmen für die gelungene Beziehung zwischen Mensch und Hund,* 2007)

Dies ist nicht bloß ein »Hundebuch«. Es erklärt die Arbeitsweise des Säugetiergehirns anhand von Erfahrungen mit Hunden, die jeder gemacht hat. Wir alle haben Hunde gesehen, die um Dominanz kämpften. Millan begriff, dass es Hunde aufreizt, wenn die Hierarchie unklar ist. Sie versuchen, sich so lange die Dominanz zu sichern, bis sie dominiert werden. Sie sind ruhiger, wenn die hierarchischen Beziehungen geklärt sind. Dieses Buch erzählt die faszinierende Geschichte, wie Millan dies herausfand. Er wuchs auf einem mexikanischen Bauernhof mit Arbeitshunden auf. Er sah, dass sie nicht aggressiv waren – wie die Hunde seines Nachbarn –, weil sein Großvater sie anführte. Einem »Schoßhund« ist er erst nach seinem Umzug nach Hollywood begegnet. Dort traf er auf extrem neurotische Schoßhunde, die geliebt und geknuddelt wurden, jedoch unermüdlich um Dominanz zu kämpfen hatten. Seine Lebenserfahrung ergibt eine großartige Geschichte und einen großartigen Beitrag zu unserem Verständnis des Säugetiergehirns.

Bestes Buch zur Entwicklung des Kindes

Po Bronson und Ashley Merryman: *Nurture Shock. New Thinking about Children* (dt. *10 schockierende Wahrheiten über Erziehung,* 2010) Bronson hatte spät im Leben Kinder und erwartete, dass sie sich von seinen wohlmeinenden Händen formen ließen. Er entdeckte, dass Kinder eher durch das lernen, was man tut, statt durch das, was man sagt. Wer hätte das gedacht? Das inspirierte ihn zum Studium der Neurowissenschaft und zu einer neuen Haltung hinsichtlich seiner langgehegten Vorurteile darüber, wie »unsere Gesellschaft« mit »unseren Kindern« umgehen solle. Er entdeckte, dass das kindliche Gehirn aus direkter zwischenmenschlicher Erfahrung lernt und nicht aus theoretischen Predigten, wie die Welt funktionieren sollte. Das erscheint völlig sinnvoll, wenn man die Spiegelneuronen versteht (die in diesem Buch nicht direkt angesprochen werden).

Bronson stellt seine eigene Illusion infrage, dass beständiges Lob einem Kind beim Vorankommen hilft. Übermäßiges Lob für mittelmäßiges Bemühen sendet die falsche Botschaft aus, begreift er. Kinder sind gute Beobachter dessen, was belohnt wird und was nicht. Wenn mittelmäßige Anstrengung übermäßiges Lob erhält, bauen Kinder kein Vertrauen in ihre eigenen Fähigkeiten auf. Bronson kämpfte gegen seinen Drang an, seine Kinder mit Anerkennungen zu überschütten. Seine Ehrlichkeit in dieser Hinsicht macht das Buch humorvoll und ermutigend. Leider bemerkt Bronson seine eigene Voreingenommenheit hinsichtlich des zukünftigen Status seiner Kinder nicht. Leser, die mit der sozialen Dominanz des Säugetiers vertraut sind, werden das deutlich erkennen.

Beste Sozialgeschichte unseres natürlichen Drangs nach Status

Alain de Botton: *Status Anxiety* (dt. *StatusAngst*, 2006)

Dieses Buch erkundet die Gründe, warum der Status uns wurmt und was wir dagegen tun können. Die menschliche Beschäftigung mit der guten Meinung anderer ist seit Jahrtausenden von Philosophen auseinandergenommen worden. Alain de Botton ist ein britischer Philosoph mit einem unterhaltsamen Stil und einem erfrischenden Mangel an Bitterkeit. Er bietet eine fesselnde Geschichte von den Bohemiens, deren verdächtige Zurückweisung bürgerlicher Wertvorstellungen oft Tarnung für ein Privatleben war, das von der Jagd nach Geld, Ruhm und dem Ausstechen anderer geprägt war. Er erklärt die Versuchung, der Welt für das weit verbreitete Gefühl, in gewisser Hinsicht zu kurz gekommen zu sein, die Schuld in die Schuhe zu schieben. Das Buch quillt über vor historischen Beispielen, wie zum Beispiel Duellen wegen der »Ehre«, und zeigt, dass Statusangst immer Teil des menschlichen Lebens war.

De Botton schrieb viele weitere Bücher über Glück, die philosophisch sind, ohne tödlich langweilig zu sein. Sein Schreibstil wird besonders diejenigen Leser ansprechen, die eher eine Vorliebe für Literatur und Geschichte als für Naturwissenschaft haben.

Bester Klassiker

Edward O. Wilson: *Sociobiology*

Dies ist das Buch, mit dem alles anfing, und es ist eine gute Lektüre, obwohl es ursprünglich ein Lehrbuch war. Es führt Sie durch das Sozialverhalten einer breiten Vielfalt von Tieren und stellt den Wert für das Überleben einer jeden Verhaltensweise absolut klar dar. Sie werden viele Muster erkennen, die Sie an Ihnen bekannte Menschen erinnern.

Bester »Oldie«

Carl Sagan: *The Dragons of Eden. Speculations on the Evolution of Human Intelligence* (dt. *Die Drachen von Eden. Das Wunder der menschlichen Intelligenz,* 1978)

Dieses Buch gewann 1978 den Pulitzerpreis, und der Grund dafür ist leicht zu erkennen. Sagans berühmte Fähigkeit zur Spekulation und Popularisierung ist hier auf die ferne Vergangenheit angewandt und nicht auf ferne Galaxien. Der Titel verweist auf die reptilienhaften Ängste, die die ersten Mensch geerbt haben mögen. Zum Glück spekuliert das Buch ebenso über angenehme wie über unangenehme

Emotionen unserer frühesten Vorfahren. Sagans Vorstellungen von menschlicher Kognition sind weitestgehend von der Neurowissenschaft bestätigt worden, die Jahrzehnte später aufkam. Und er wagt, positiv zu sein, indem er sagt: »Wenn wir wirklich von dort herkamen, sind wir sehr weit gekommen.«

Bester Bildband über den menschlichen Fortschritt

Otto L. Bettmann: *The Good Old Days. They Were Terrible!*

Historische Zeichnungen dienen zur Illustration der unangenehmen Aspekte vergangener Tage. Der Autor ist ein angesehener Historiker und Gründer des Bildarchivs der New York Public Library, der öffentlichen Bibliothek in New York. Er bringt Humor in seine Beschreibungen der Unsicherheiten und Härten des Alltagslebens in der Vergangenheit. Das Buch überwindet das weitverbreitete Vorurteil vom Leben, das in modernen Zeiten immer schlimmer wurde.

Beste Erklärung von Vorprogrammierung

Daniel Coyle: *The Talent Code. Greatness isn't Born, It's Grown* (dt. *Die Talentlüge: Warum wir (fast) alles erreichen können*, 2009)

Der Autor wollte die Frage klären, warum so viele Spitzenleute auf einem Gebiet oft aus Trainingszentren kommen. Coyle untersuchte diese »Brutstätten des Talents«, um zu lernen, was die Trainer dort richtig machen. Die Antwort, die er fand, beruht auf einem wenig bekannten Aspekt der Gehirnfunktion: Die Myelinisierung von Neuronen. Wiederholung baut die Myelinhüllen auf, die Neuronen effizient machen. Wir entwickeln große Talente, wenn wir verschiedene Fähigkeiten genügend oft wiederholen, um Bündel von Neuronen zu myelinisieren. Als Resultat früher wiederholter Erfahrung verfügen wir alle über myelinisierte neuronale Pfade. Aber wir werden oft frustriert, wenn wir bemüht sind, solche Pfade bewusst aufzubauen. Coyles Untersuchung entdeckte die bestimmte Art von Wiederholung, die Myelinisierung und somit neue Fähigkeiten fördert.

Beste Hoffnung für die Zukunft

John McKinnon: *An Unchanged Mind. The Problem of Immaturity in Adolescence*

Reife erfolgt nicht automatisch mit der Zeit. Sie muss erlernt werden. Wir alle werden hilflos geboren und benötigen andere, um unsere Bedürfnisse zu befriedigen. Wir werden von der Erwartung beruhigt, dass sich andere um unsere Bedürfnisse kümmern, und lernen dadurch das Überleben, dass wir auf unsere Bedürfnisse aufmerksam machen. Dennoch müssen wir alle nach und nach lernen, unseren eigenen Bedürfnissen selbst nachzukommen. Was ist, wenn dieser Wechsel nicht stattfindet? Was ist, wenn ein Mensch von anderen erwartet, dass sie sich für immer um seine Bedürfnisse kümmern? Er erwartet das vielleicht nicht bewusst, aber die Belohnungsstruktur in seinem Leben hat ihn womöglich dahingehend trainiert. Die sich daraus ergebende Unreife erhält in der modernen Welt das Etikett »Krankheit«. Sie ist aber keine Krankheit – sie ist eine Kluft, die durch Lernen geschlossen werden kann. Wenn Sie in der Vergangenheit keine realistischen Erwartungen und Fähigkeiten erlernt haben, für sich selbst zu sorgen, können Sie das jetzt lernen. McKinnon hat auch eine hilfreiche Fortsetzung veröffentlicht: *To Change a Mind: Parenting to Promote Maturity in Teenagers (etwa: Erziehung zur Förderung der Reife bei Teenagern).*

Register

Über die Autorin

Loretta Graziano Breuning wuchs umgeben von Unglücksgefühlen auf und war entschlossen, daraus etwas Sinnvolles zu machen. Von den Theorien über menschliche Motivation, die sie in der Schule lernte, war sie nicht überzeugt, daher suchte sie weiter. Als sie erfuhr, welche Effekte Neurotransmitter auf Tiere haben, ergaben menschliche Enttäuschungen für sie plötzlich einen Sinn. Daher gab sie die Lehre auf und gründete das *Inner Mammal Institute.*

Dr. Breuning promovierte an der Tufts University in Medford, Massachusetts, und machte ihren Bachelor of Science an der Cornell University Ithaca, beides in Interdisziplinärer Sozialwissenschaft. Sie ist emeritierte Professorin für Management an der California State University, East Bay, und schrieb weitere Bücher, *darunter I, Mammal: Why Your Brain Links Status and Happiness* und *Beyond Cynical: Transcend Your Mammalian Negativity.* Sie verfasst außerdem den Blog *Your Neurochemical Self* auf PsychologyToday.com.

Das *Inner Mammal Institute* stellt Werkzeuge zur Verfügung, die Menschen dabei unterstützen, mit ihrem inneren Tier Frieden zu schließen. Es hat Tausenden von Menschen geholfen, mit ihren neurochemischen Hochs und Tiefs umzugehen. Entdecken Sie Ihr inneres Säugetier auf *www.InnerMammalInstitute.org.*

Nach dem College verbrachte Loretta Breuning ein Jahr in Afrika als Freiwillige der Vereinten Nationen. Sie erlebte die Korruption, die wirtschaftliche Entwicklung untergräbt, und entschloss sich, ihre Studenten eine Alternative zu lehren. Sie verfasste das Buch *Grease-less: How to Thrive Without Bribes in Developing Countries* und hielt Vorträge über dieses Thema in China, Armenien, auf den Philippinen und in Albanien.

Gegenwärtig arbeitet sie ehrenamtlich als Dozentin am Oakland Zoo, wo sie Führungen zum Thema »Sozialverhalten von Säugetieren« veranstaltet. Und sie wundert sich jeden Tag über die Gemeinsamkeiten zwischen einer Dokumentation über das Verhalten wilder Tiere und den Texten beliebter Liebeslieder.